Dirk Fahlenkamp, Kurt J. G. Schmailzl, Severin Lenk

Der alternde Mann

Theorie und Praxis der Testosterontherapie

Springer
Berlin
Heidelberg
New York
Barcelona
Hongkong
London
Milan
Paris
Singapore
Tokyo

Dirk Fahlenkamp, Kurt J. G. Schmailzl, Severin Lenk

Der alternde Mann
Theorie und Praxis der Testosterontherapie

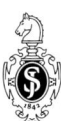

Impressum

Anschriften der Herausgeber:

Prof. Dr. med. Dirk Fahlenkamp
Klinik für Urologie
Ruppiner Kliniken GmbH
Fehrbelliner Str. 38
16846 Neuruppin

Steffen Lebentrau
Klinik für Urologie
Ruppiner Kliniken GmbH
Fehrbelliner Str. 38
16846 Neuruppin

Prof. Dr. med. Severin Lenk
Universitätsklinik und Poliklinik
für Urologie der Charite
Humboldt-Universität zu Berlin
Schumannstr. 20/21
10117 Berlin

Priv. Doz. Dr. Dr. med. Kurt J. G. Schmailzl
Medizinische Klinik A
Ruppiner Kliniken GmbH
Fehrbelliner Str. 38
16846 Neuruppin

Produktion, Satz: Agentur B&S, Berlin
Druck: Druckerei Conrad, Berlin

ISBN 3-540-41518-1

Die Deutsche Bibliothek – CIP-Einheitsaufnahme

Springer-Verlag Berlin Heidelberg New York
Fahlenkamp, Dirk; Schmailzl, Kurt J. G. ; Severin
Lenk: Der alternden Mann – Theorie und Praxis der
Testosterontherapie

Mit 74 Abbildungen

Vorwort

Die Lebenserwartung der Bevölkerung in den Industrieländern stieg im vergangenen Jahrhundert stetig. Während zunächst das Älterwerden an sich im Vordergrund stand, fokussiert sich das Interesse in neuerer Zeit in Richtung Qualität des Alterungsprozesses. Fragen des Wohlbefindens, der Vitalität und der Lebensqualität insgesamt haben das Streben nach einem hohen Alter, das oft mit zunehmender Gebrechlichkeit und Verlust der Lebensqualität einhergeht, in den Hintergrund gedrängt. Ein Blick auf die Statistik zeigt uns, dass Frauen länger leben als Männer.

Der Prozentsatz der Frauen, die zumindest passager eine Hormonersatztherapie erhalten, ist höher als derjenige der Männer, obwohl etwa ein Drittel aller Männer über 60 einen konstanten Androgenmangel aufweisen. Man spricht von klimakterischen Beschwerden der Frau und meint, dass sie, zwar lästig sind, doch in absehbarer Zeit vorübergehen. Die Strategien gegen die klimakterischen Beschwerden der Frauen sind anerkannt hocheffizient und lange schon fester Bestandteil der modernen Gynäkologie. Neben bewußten Lebensstiländerungen spielt dabei eine gezielte Hormonersatztherapie eine wichtige Rolle.

Bei Männern redet man über die Midlifecrisis, wohl meinend, dass sie weit eher psychosozial denn hormonell bedingt sei. Der „alternde" Mann geht auch weniger kritisch und aufmerksam mit seiner Gesundheit um. Es gibt praktisch keine regelmäßige Vorsorgeuntersuchung bei einem „Männerarzt". Gebrechen werden oft resignierend akzeptiert, von einem Eingestehen nachweislich sinkender Kraft mit dem Alter ist der Mann noch weit entfernt.

In der Mitte des Lebens: Die Karriere hat das High hinter sich, das Haus ist gebaut, die Ehe geschieden oder schon lange im siebenten Jahr, die Kinder sind ins wirkliche Leben entlassen, der Körper zeigt Roststellen trotz Fitnessstudio und die Hormone sind auch nicht mehr das, was sie einmal waren, nur der Kopf ist immer noch unbelehrbar.

Frauen dagegen, konstatierte Hemingway, hätten es leichter. Sie fielen um die 50 herum hin, stünden wieder auf und gingen von da an auf ebener Straße. Ein Mann würde langsam und stetig bergab gleiten; er stemme sich dagegen, es helfe nichts.

Es gibt auch die Gegenbeispiele: Fontane fing in der Midlifecrisis an Romane zu schreiben. Wer das Sublimieren weniger gut beherrscht, ist zurückgeworfen auf exotische Kräuter und Lebensberater aller Couleur.

Unlängst konnte die Welt bestaunen, wie sich ein quirliger John Glenn mit 77 Jahren noch einmal auf den Weg in den Weltraum machte und sogar gesund wieder zurückkehrte.

Ein mögliches Szenario: Es sei denn, sein Arzt kommt auf den Gedanken, er könne zu jenem Drittel gehören, das einen Testosteronspiegel unterhalb des unteren Referenzwertes von 12 nmol/l aufweist. Auch wenn viele geklagte Beschwerden des alternden Mannes viele Ursachen haben, so dass sie im Einzelfall nicht exklusiv auf den Hormonmangel zurückgeführt werden dürfen, ist der schleichende Androgenentzug eine Facette des Alterns, deren medikamentöse Restaurierung der Seneszenz wieder mehr Farbe verleihen könnte.

Der Urologe, der „Männerarzt" schlechthin, und der Kardiologe widmen einen Großteil ihrer Bemühungen den gesundheitlichen Problemen des alternden Mannes. Beide stoßen auf organübergreifende Zusammenhänge. Herz und Potenz haben viele Querverbindungen. Gemeinsamkeiten der Spezialgebiete im Kontext des physiologischen und pathologischen Alterns aufzuzeigen, um den Zusammenhang des deprivierten Menschen besser zu begreifen, ist Anliegen dieses Buches. Der Zielstellung eines wirklich willkommenen Alterns wollen wir dabei ein kleines Stück näherkommen.

Neuruppin, Dezember 2000
D. Fahlenkamp, K. J. G. Schmailzl, Severin Lenk

Inhaltsverzeichnis

1 Die Geschichte der Testosteronbehandlung
(D. Fahlenkamp)

Die Sehnsucht nach ewiger Jugend ist wahrscheinlich so alt wie die Menschheit. Nicht weniger alt ist auch die Frage nach den Ursachen des Alterns und die Suche nach Möglichkeiten, etwas dagegen zu tun. Des aufrechten Ganges gerade erst mächtig geworden, begann der Mensch mit viel Phantasie Mittel auszuprobieren, die ihm das viel zu kurze irdische Dasein verlängern sollten.

Untrennbar verbunden mit der Angst vor dem Älterwerden ist die Furcht vor dem Verlust der sexuellen Potenz des Mannes. Sie galt schon damals als Markenzeichen der Manneskraft schlechthin.

Die um 1700 v. Chr. auf Zaubertafeln niedergelegten Inschriften des Tempels der Ischtar, der Göttin der Liebe, verkünden, dass Männer, die sich nicht

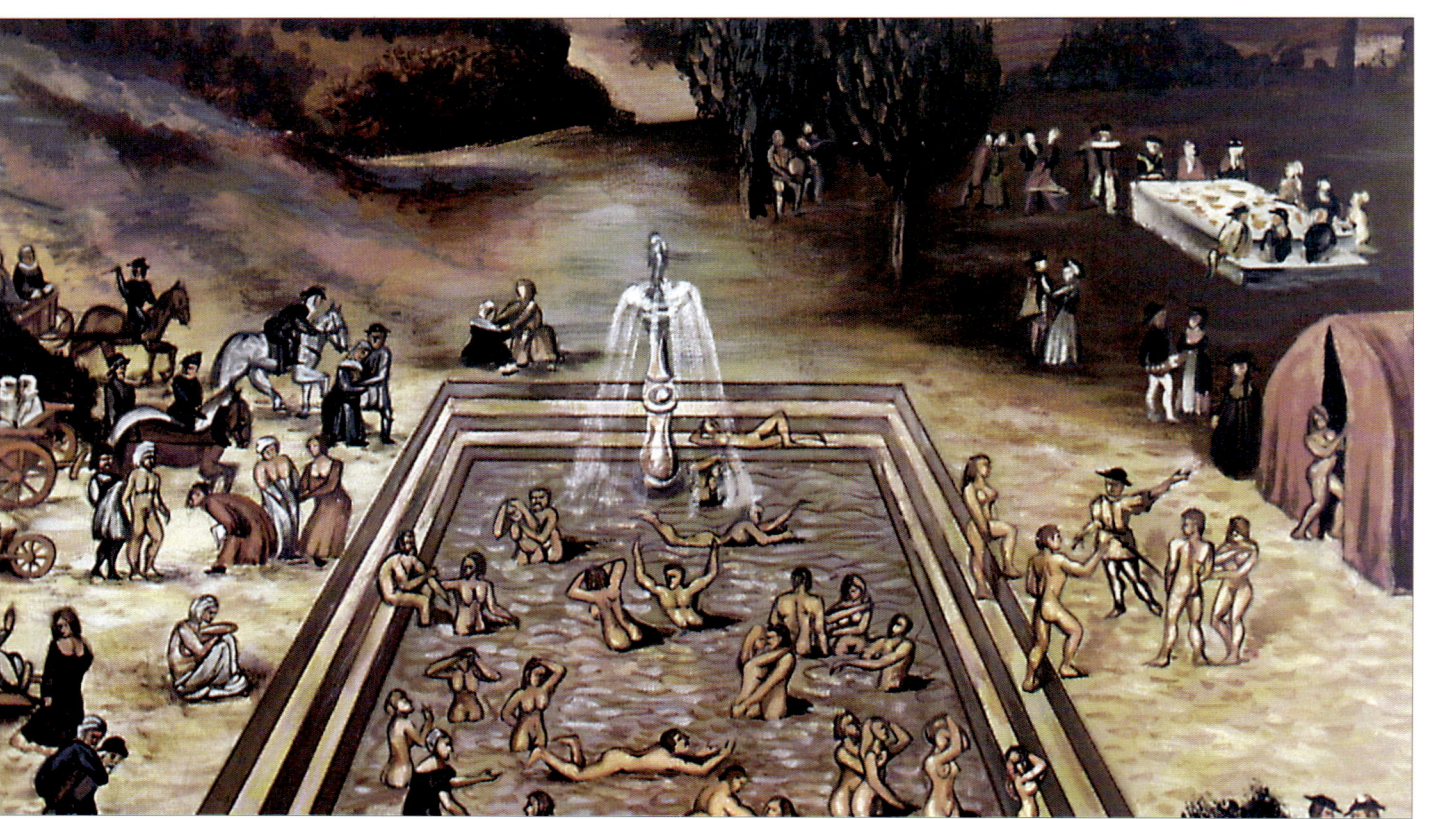

Abb. 1   nach Lucas Cranach d.Ä., Jungbrunnen (1546). Hier wird der alte Traum der Menschheit wahr: Alte, Kranke und Sieche nähern sich (im Bild von links) krank und alt dem Jungbrunnen, steigen hinein und verlassen ihn nach einer Badekur jung und kräftig.

Schon an der Wiege der menschlichen Zivilisation, im alten Babylon, finden sich Belege für die Angst vor dem Älterwerden. Älterwerden wurde vor allem als Synonym für körperlichen Verfall, zunehmende Schwäche und Hilflosigkeit gedeutet. Dass mit dem Alter Lebenserfahrung und wie immer man sie definiert, ein Zuwachs an Weisheit verbunden ist, wiegt den sichtbaren äußerlichen Gestaltwandel nicht hinreichend auf.

an ihre göttlichen Mannespflichten hielten, pausenlos von Dämonen heimgesucht würden. Man weiß, dass der Besuch von Dämonen selten Gutes bedeutet. Die Gesetzestafeln verkünden dem Leser aber auch hilfreiche Zeremonien, die nur in magischer Reihenfolge wiederholt angewandt werden müssen und dann vor Krankheiten und dem Verlust der männlichen Lendenkraft zu schützen imstande sind.

Im ältesten überlieferten Grundgesetz der zivilisierten Welt, dem Gesetzeskodex von Hammourapi (1728–1686 v. Chr.), sind sogar ganze 64 von 252 Artikeln dem Familienrecht gewidmet. Unter anderem war festgelegt, dass sich eine Frau von ihrem Ehemanne trennen darf, wenn dieser seinen ehelichen Pflichten nicht mehr nachkommt. Diese Pflichten werden der Vollständigkeit halber im weiteren für jedermann verständlich und detailgetreu definiert.

Der Phallus wurde im alten Ägypten als Symbol der Zeugung und der männlichen Kraft geradezu institutionalisiert. Ganze Tempelanlagen wurden diesem männlichen Organ geweiht. In den nach ihren späteren Entdeckern benannten Papiri Ebers, Passalaquas und Hearst wurde beschrieben, mit welchen Tricks und Mitteln man die die Stehkraft dieses Organs stimulieren kann. Mixturen mit adrenalinhaltigen Substanzen versprachen den besten Effekt.

Dass der Harn schwangerer Frauen besondere Stoffe enthalten muss, wurde auch schon vermutet. Ein einfacher Schwangerschaftstest, der das Geschlecht des Ungeborenen sicher vorhersagen lässt, war damals lange Zeit als Standard der pränatalen Geschlechtsdiagnostik in Gebrauch: Der Urin der Schwangeren wurde gleichmäßig über frische Gerste und Weizen gegossen. Wuchs danach der Weizen am schnellsten, konnte ein Knabe erwartet werden. Wuchs dagegen die Gerste schneller, stand die Geburt eines Mädchens bevor.

Die wahrscheinlich weitverbreitetste Geschichte zum Thema männliche Impotenz handelt im antiken Griechenland. Sie wurde in vielen teils unterschiedlichen, jedoch stets facettenreichen Nuancen überliefert: Die Göttin der Liebe, die wunderschöne Aphrodite, vereinigte sich in einem Liebesrausch mit Dionysos, dem Gott des Phallus und des Weins. Als Ort der historischen Paarung wird eine wunderschöne Badebucht an der östlichen Südküste der Insel Zypern in der Nähe der Stadt Paphos angenommen. Wer schon einmal dort war, dem wird einleuchten, dass sich dieser Ort geradezu ideal zur göttlichen Paarung eignet. Die eifersüchtig zürnen-

de Mutter der Aphrodite, ihr Name war Hera, missgönnt ihrer Tochter diesen Liebesrausch. Fluchbeladen berührt sie daher den schwangeren Bauch Aphrodites mit einem Zauberstab. Diese bringt alsbald einen sonderbar missgestalteten Knaben zur Welt. Der Knabe wird mit einem imposanten

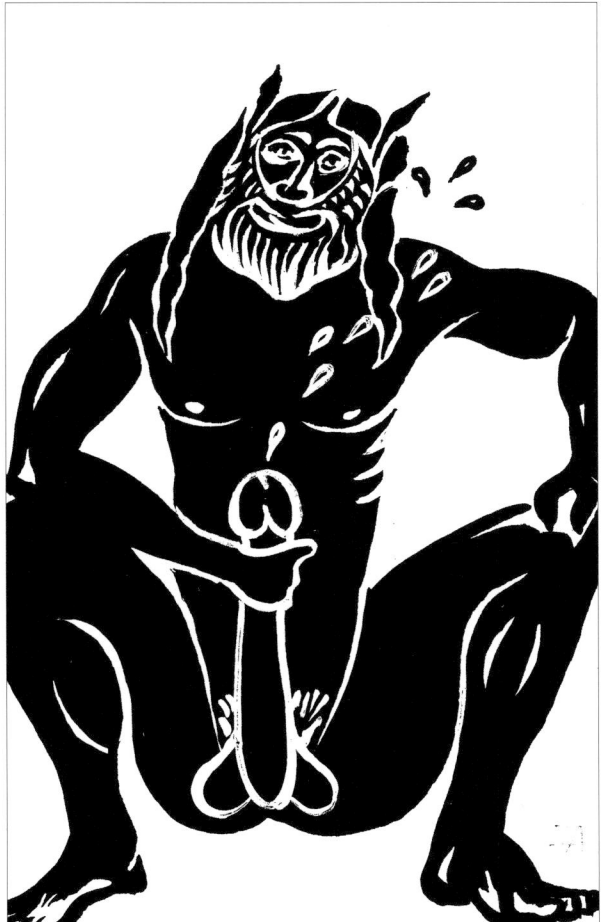

Abb. 2 Priapos, nach einer Darstellung auf einer griechischen Vase

Megapenis geboren, der zusätzlich noch mit einer Dauererektion versehen ist. Aphrodite ist natürlich überhaupt nicht froh ob dieser peinlich-auffälligen Missgestalt und gibt den Knaben weit weg zur Pflege.

In fremder Umgebung gedeiht der Knabe prächtig. Er hört fortan auf den besonders in Urologenkreisen eindeutige Assoziationen hervorrufenden Namen Priapos. Es dauert nicht lange, da stellt Priapos allen Frauen des näheren Umfeldes in eindeutiger Absicht nach. Wer jetzt erwartet, dass die betroffenen Frauen den Knaben entsetzt zurückwiesen, sieht sich getäuscht. Das Gegenteil war der Fall. Der ständig potente Knabe mit dem Überglied erweckt das Interesse aller Frauen der antiken Ge-

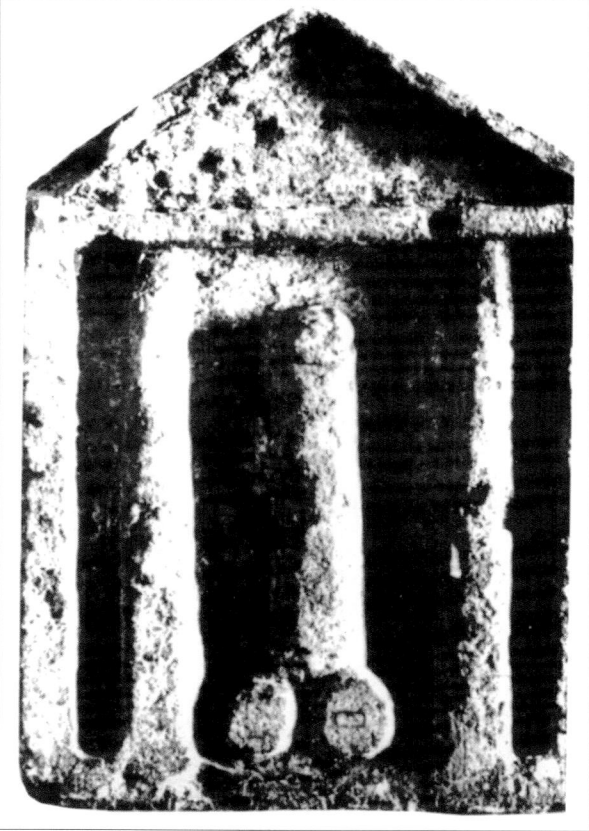

Abb. 3 Hausaltar in Rom, der Priapos huldigt (Brenot, Männliche Impotenz)

gend. Schnell spricht sich herum, dass dieser Bursche mit der Dauererektion wahre Wunder zu vollbringen im Stande ist. Die Ehemänner der von Priapos nachgestellten Frauen sehen den Fall natürlich anders. Sie wittern wenig Gutes. Sie räumen der penilen Anziehungskraft des auffälligen und lebenslustigen Knaben große Gefahr für Sittlichkeit und Ordnung auf der Insel ein. Schadensbegren-

zung war also angesagt. Priapos wird von ihnen in ein fernes Exil verstoßen, einer sich bis in die aktuelle Neuzeit fortsetzenden Praxis frustrierter Herrscher folgend. Aber die Geschichte geht noch weiter. Göttervater Zeus, als weiser, lebenserfahrener, gerechter, aber ebenso allseits potenter und allzeit fruchtbarer Mann bekannt, bestraft die eifersüchtigen Priapos-Vertreiber auf eine harte, aber originelle Weise: Mit sofortiger Wirkung werden sie impotent. In der damaligen Zeit eine drakonisch anmutende Strafe. Das Schicksal der Bestraften war jedoch nicht hoffnungslos. Zeus wäre nicht weise, wenn er nicht einen Ausweg aufzeigen würde. Im Orakel von Dodona wird den mit Impotenz bestraften Männern verkündet, dass sie ihre Manneskraft wiederbekämen, wenn sie Priapos zurückkehren ließen und in jedem Hause ein Altar aufgestellten, der dem potenten Knaben huldigt. Priapos gilt seitdem als Verkörperung üppiger Fruchtbarkeit und als Gott der Geschlechtslust. Man muss davon ausgehen, dass dieses Orakel ernst genommen wurde. Es verging nicht viel Zeit, bis dass es in Griechenland kaum ein Haus ohne Priaposaltar gab.

In Folge fand der Priaposkult über Griechenland hinaus in der gesamten antiken Welt weite Verbreitung. Der Kult erfuhr aber auch eine erweiterte Sinngebung: Ein potenter Phallus galt fortan nicht nur als Sinnbild männlicher Kraft allein, sondern darüber hinaus als Beschützer und Glücksbringer des Haushalts schlechthin.

Der alleinige Glauben an die Wirkung des Phalluskults muss schon frühzeitig seine Strahlkraft eingebüßt haben. Zweifel müssen die Menschen der antiken Welt geplagt haben, ob der häusliche Priaposschrein allein die Kraft besitzt, die Paarungsbereitschaft des Mannes zu erhalten. Schon im Altertum wurde mit verschiedensten Hilfsmitteln, Zubereitungen und Extrakten auf eine oft ganz pragmatische Art und Weise versucht, Männern die geschwächte Lendenkraft zu erhalten oder zu verbessern. In gemeinsamem Interesse verbunden, unterstützten sich Männer und Frauen dabei sehr intensiv und offenbar auch unbekümmert. Petrons Satyrgeschichten geben der Nachwelt nicht wenige

Hinweise, welche Naturprodukte die besten Resultate versprach. Die Applikationsformen wurden in der Regel lustvoll kombiniert: Als wirksames Präludium galt ein Becher Wein. Ein in Öl, abgestoßenem Pfeffer und Brennesselsamen eingeriebener Lederphallus setzte die sexuelle Stimulation dergestalt fort, als dass dieser scharf gewürzte Gegenstand rektal eingeführt wurde. Er muss dort alsbald eine starke Wirkung entfaltet haben. Jedoch nicht genug, denn nun wurde die empfindliche Gegend unterhalb des Bauchnabels bis zu den Oberschenkeln, das „Gemächt" eingeschlossen, mit Kressensaft, Stabwurz und einem Büschel junger Brennesseln „gemächlich" gegeißelt. Schwer vorzustellen, dass diese intensive Behandlung wirkungslos blieb.

Ausgehend von der medizinischen Schule des Hippokrates (460–377 v. Chr.) auf der Insel Kos im 5.–4. Jahrhundert vor Christus durchzog der Begriff von den vier Grundstoffen, den sogenannten vier Elementen, das ganze Mittelalter.

Im Traktat „Über die Natur des Menschen" werden diese vier Elemente als Säfte klassifiziert: das *Phlegma* (der Schleim), das *Blut,* die *gelbe Galle* und die *schwarze Galle.* So ungenau diese Beschreibung zunächst auch scheint, völlig falsch war sie nicht. Sie ging von der Beobachtung aus, dass Krankheiten des Menschen in Veränderungen des „chemischen Gemisches" dieser Säfte ihren Ursprung haben und zieht daraus weitgehende therapeutische Schlüsse: ein in sich logisches System von Diagnose und Therapie.

In diesem Zusammenhang sehr interessant ist die hippokratische Beschreibung der Erektion und des Samenergusses:

„Vom gesamten Körper verlaufen Blutgefäße und Nerven nach dem Geschlechtsteil. Wenn letzteres gerieben, erhitzt und voll wird, befällt ihn eine Art Kitzel und von da aus teilt sich Lustgefühl und Hitze dem ganzen Körper mit … So wird beim Menschen aus der schäumenden Flüssigkeit das Stärkste und Fetteste abgesondert und gelangt nach dem Rückenmark … Ist der Samen in dieses Rückenmark gelangt, so nimmt er seinen Weg an den Nie-

ren vorbei … Von den Nieren gelangt er durch die Mitte der Hoden in den Geschlechtsteil …"

Der Glaube, dass die Samenflüssigkeit dem Rückenmark entstammt und die Samenflüssigkeit die Hoden lediglich durchfließt, hielt sich sogar bis in die Renaissance. Erst die in dieser Zeit in Mode gekommenen Leichenöffnungen verschafften vie-

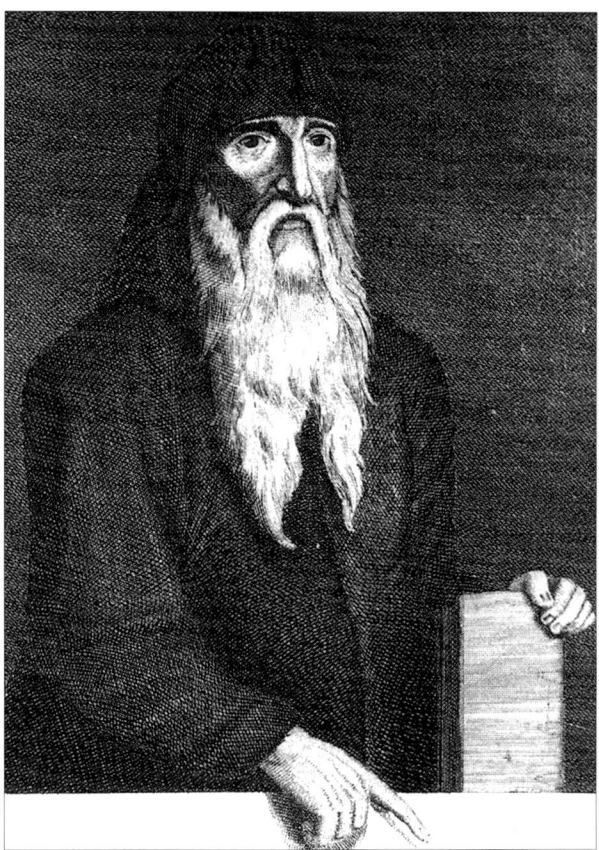

Abb. 4 Hippokrates (460–377 v. Chr.), (unsignierter Kupferstich)

len Heilkundigen genauere anatomische Kenntnisse. So konnte die abenteuerlich anmutende Herkunft des männlichen Samens schließlich widerlegt werden. Gewiss erkannte Hippokrates aber schon, dass den Hoden eine Schlüsselfunktion der männlichen Fruchtbarkeit innewohnt. Er beschreibt die Impotenz der Eunuchen wie folgt:

„Die Eunuchen ergießen deshalb keinen Samen, weil bei ihnen der Samengang weggenommen wird. Der Weg führt nämlich unmittelbar durch Hoden, und es verlaufen dünne und zahlreiche Nerven aus dem Hoden nach dem Glied …"

der Kraft der Tiere, insbesondere des Widders, des Ebers oder des Stieres, die oft mit übergroßen Geschlechtsorganen Penis und Hoden abgebildet wurden. Als Symbole der anziehender Männlichkeit, aber auch als Zeichen gefürchteter Aggressi-

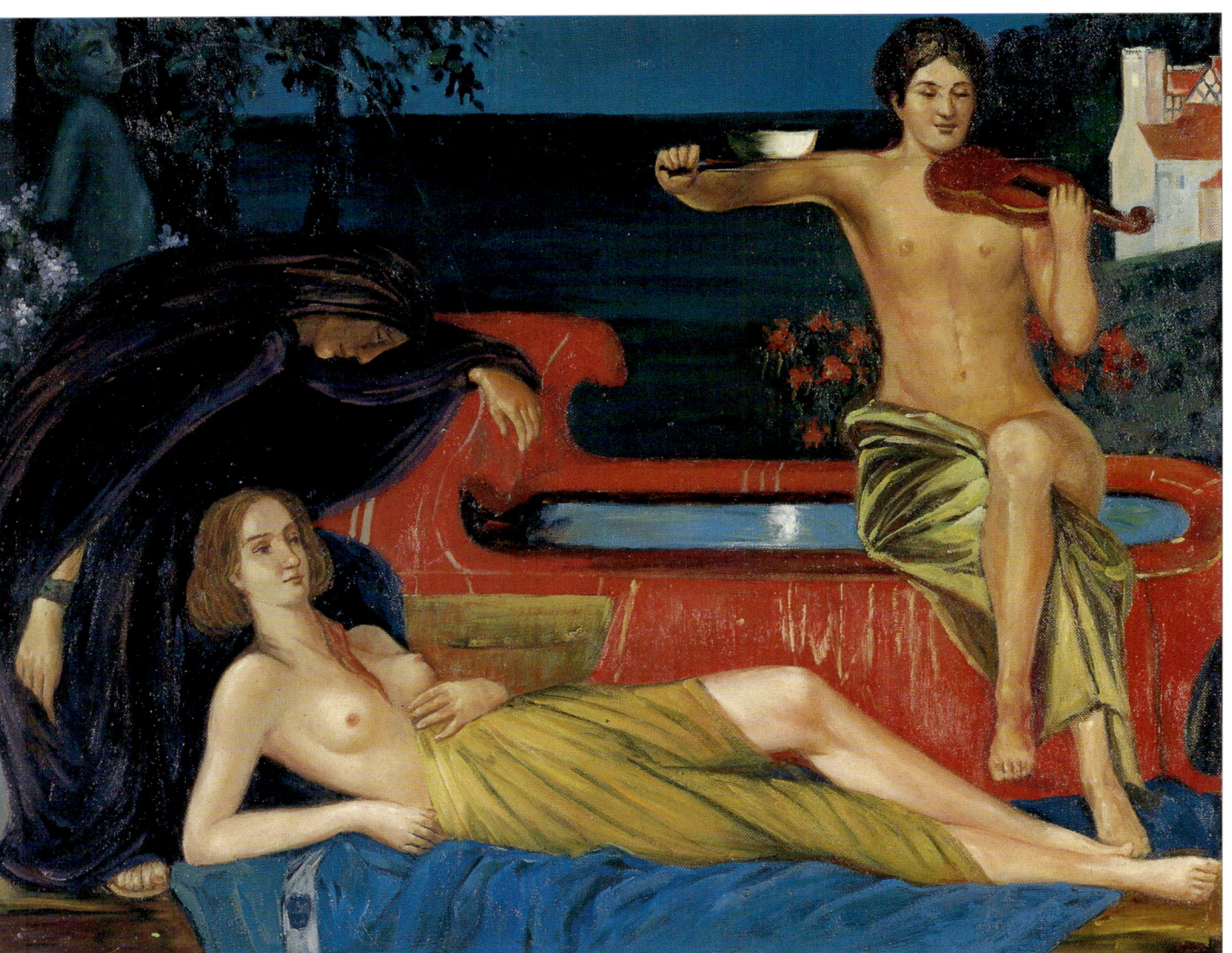

Abb. 5   nach Oskar Zwintscher, Die Melodie, 1903

Schon in frühester Zeit vermuteten die Menschen einen Zusammenhang zwischen Jugend, Männlichkeit, Kraft und funktionsfähigen Hoden. Auf vielen Zeichnungen des frühen Altertums dominieren sinnbildliche Darstellungen des Mythos von

vität wurden diese Organe verstanden und verehrt. In späteren Epochen wurden die Tiere zunehmend durch Männer mit eregiertem Penis ersetzt. Viele dieser oft in exhibitionistischer Pose abgebildeten Männer kann man heute noch bewundern. Übrigens wurden diese sehr freimütigen Darstellungen der Genitalien während es Mittelalters als sündhaft gegeißelt und auch aktiv zensiert. Die anstößigen Stellen unter der Gürtellinie wurden mit Feigenblättern oder Tüchern übermalt, Zeugen dieser Zensur haben in vielen Galerien der Welt die Zeiten überdauert und können dem staunenden Publikum präsentiert werden.

Der Zusammenhang zwischen Zeugungsfähigkeit und unversehrter Hodenfunktion war wohl schon damals bekannt. Offenbar wurde aber auch schon vermutet, dass den Hoden ein wesentlicher Quell jugendlicher Manneskraft beikommt. So waren Extrakte, die aus Hoden von als besonders kräftig geltenden Tieren wie Stieren und Hammeln gewonnen wurden, als Aphrodisiaka und Kraftspender in vielen Kulturkreisen weit verbreitet.

Chinesische und indische Ärzte verabreichten altersschwachen Patienten schon vor mehr als 1 500 Jahren frische Tigerhoden. Alte Priester verspeisten regelmäßig Hoden von Opfertieren in dem festen Glauben, verlorene Manneskraft und jugendliche Frische zurückzubekommen. Ohne eine wissenschaftlich fundierte Grundlage dafür zu haben, hielt sich bis weit über das Mittelalter hinaus die übliche Praxis vieler Heilkundiger, bei verschiedensten Leiden und Krankheiten, oft auch nur zur Prophylaxe, das Verspeisen von Hoden in allen nur denkbaren Zubereitungsformen zu verordnen.

Verlorene Kraft und Energie, die den Hoden zugeschrieben wurde, sollte so zurückerworben werden. Gestützt wurde diese Therapie durch zahlreiche Beobachtungen an kastrierten Tieren und an Eunuchen.

Die Entfernung der Hoden schien den betroffenen Tieren und Männern wichtige Eigenschaften genommen zu haben. Die Erkenntnis, dass es sich bei diesen kleinen eiförmigen Organen des männlichen Geschlechtes um ganz besondere Kraftspender handeln muss, griff weite Bahn.

So ungebrochen dieser epochenüberdauernde Glaube an die Kraft männlicher Keimdrüsen auch

war, es wurden zu allen Zeiten auch andersartige, sehr vielfältige und interessant anmutende „Alternativmethoden" zur Verjüngung auch ältester Greise praktiziert. Manche dieser Methoden waren lebensgefährlich und mussten mit dem Tode bezahlt werden.

Papst Innozenz VIII. (1432–1492), pikanterweiser wegen seines sehr unmoralischen Vorlebens, aber auch wegen seiner „Hexenbulle" eine besondere Berühmtheit unter den Renaissancepäpsten, bezahlte seine Verjüngungstherapie mit dem Tode: Er ließ sich nach babylonisch–ägyptischem Vorbild das Blut dreier junger Römer in seinen welken Organismus übertragen und verstarb einen Tag nach dieser Behandlung.

Weniger gefährlich dagegen war die therapeutische Idee des niederländischen Arztes Herman Boerhaave (1668–1738), der auch als Begründer der modernen klinischen Krankenbeobachtung gilt. Er vermutete in der Körperwärme einen wichtigen Parameter jugendlicher Kraft und zog daraus therapeutische Schlüsse. Dem schwer senilen Bürgermeister von Amsterdam rezeptierte er zwei lebenslustige Jungfrauen ins Bett, die mit ihren blühenden Körpern dem Alten wieder auf die Beine helfen sollten. Es ist leider nicht überliefert, wie weit, wie lange und mit welchem Erfolg dieser originell anmutende Therapieansatz von Erfolg gezeichnet war. Auch die neuerdings bei jeder neueingeführte Therapie als Standard auftauchende Frage, ob ein zweiter Therapiearm, quasi als Placeboarm vorhanden sei, kann nicht hin-

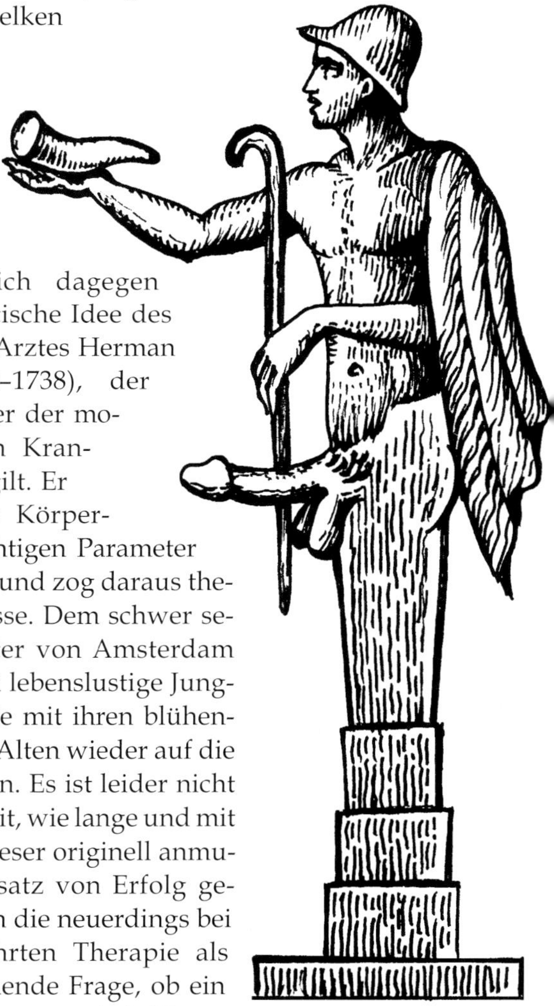

Abb. 6 Darstellung von Merkur mit eregiertem Phallus

reichend genau beantwortet werden. Soviel ist sicher, der Proband überlebte.

So verschiedenartig die beiden o. g. alternativen Therapieansätze zur Erhaltung jugendlicher Frische und längerer Lebensdauer auch waren, immer wieder fokussierte sich das Interesse der Heilkundigen im weitesten Sinne auf die Verwendung männlicher Keimdrüsen verschiedenster Säugetiere.

Gegen Ende des 17. Jahrhunderts setzten sich einige umwälzende Entdeckungen in der damaligen neueren Medizin durch, die eine Reihe von bis dahin geltenden Irrtümern korrigierte. William Harvey (1578–1657), ein in Folkstone, England, geborener Kaufmannssohn, studierte in Cambridge und Padua Medizin und arbeitete danach als praktischer Arzt. Nebenbei war er auch am St. Bartholomews Krankenhaus tätig und wirkte im College of Physicians. Er führte auch Sektionen an Menschen durch und wirkte als Leibarzt englischer Könige. Er entdeckte und entwickelte das Konzept des Blutkreislaufes mit dem Herzen als zentralen Antriebsmotor und gilt heute als ein Wegbereiter der neuzeitlichen Medizin.

Das Herz galt zwar auch schon in der Hippokratischen und Aristotelischen Medizin als ein Zentralorgan, aber nicht des Kreislaufs sondern der Lebens insgesamt. Galen ging sogar soweit, dass er in seiner Lehre das Herz in die drei Verdauungsprozesse von Magen, Darm und Leber einschaltete. Die Entdeckung des Blutkreislaufes war dann auch eine wichtige Grundlage für neue Erkenntnisse der Entwicklung des Lebens.

1651 veröffentlichte Harvey in London auch sein Buch über die Zeugung der Lebewesen und kommt zu der Erkenntnis, dass alles Leben aus dem Ei kommt. Bis zu diesem Zeitpunkt galt immer noch das Postulat der Urzeugung, das davon ausging, dass der embryonale Organismus schon relativ vollständig im männlichen bzw. weiblichen Samen präformiert ist.

Thomas Willis (1621–1675), der von der Entdeckung des Blutkreislaufes durch Harvey erfahren ha-

ben musste, kam zu der interessanten Erkenntnis, dass „das Blut neue und lebendige Kraft schöpft, wenn es die Hoden durchströmt". Mit dieser Erkenntnis war er zunächst noch nicht sehr weit entfernt vom dem, was schon Hippokrates herausfand.

Der Franzose Theophil de Bordeu (1722–1776) beschreibt ein Jahrhundert später sehr anschaulich die Wirkung dieser geheimnisvollen Stoffe, die aus den Hoden zu kommen schienen. Von der Existenz der Hormone jedoch konnte auch er noch nichts wissen. Angeregt durch die Beobachtung kastrierter Tiere kam er zu der Erkenntnis:

„Jedes Organ ist eine Werkstatt, von der eine spezifische Substanz in das Blut ausgeschüttet wird." Zumindest was einen Teil der Hodenfunktion angeht, lag er mit dieser Ansicht auch unter heutigen Kenntnissen nicht so falsch. Er schlussfolgerte, dass den Tieren durch den Verlust der Hoden wichtige Eigenschaften abhanden kamen.

Die eigentliche Geburtsstunde der modernen Androgentherapie, wahrscheinlich sogar der Endokrinologie insgesamt, ist jedoch weit jüngeren Datums. Sie ist auf das Jahr 1889 datiert und vor allem mit dem als Neurologen bekannten Franzosen Charles Eduard Brown-Séquard verbunden.

Die Naturwissenschaften Physik, Chemie, Physiologie und Biochemie hatten in der Zwischenzeit einen enormen Entwicklungsschub erfahren. Davon partizipierte in besonderem Maße auch die Medizin, die bis dahin noch fast ausschließlich auf Empirie und Erfahrungen der Altvorderen begründet war. Wissenschaftliche Methoden revolutionierten fortan die Medizin und ließen rationale Therapieansätze entstehen. Die auf Empirie beruhenden Heilkunst des Altertums wurde zunehmend ergänzt oder ganz verdrängt. Das Zeitalter bahnbrechender Experimente, oft begleitet von zufälligen Entdeckungen, begann.

Brown-Séquard (1817–1894), der zunächst den Kaufmannsberuf erlernte, dann kurze Zeit als Schriftsteller arbeitete, studierte schließlich Medizin und entwickelte sich zu einem äußerst innovativem Arzt. Das hochbegabte Multitalent arbeitete als praktischer Arzt und hielt nebenbei auch Vorlesungen in Frankreich, England und den USA. Als ausgesprochen reiselustiger Doktor soll er in der Zeit seiner praktischen Tätigkeit den Atlantik 60 mal mit dem Dampfschiff überquert haben. Daneben galt sein Interesse vor allem der Neurologie und Physiologie und hier vor allem den endokrinen Organen. Er war der festen Überzeugung,

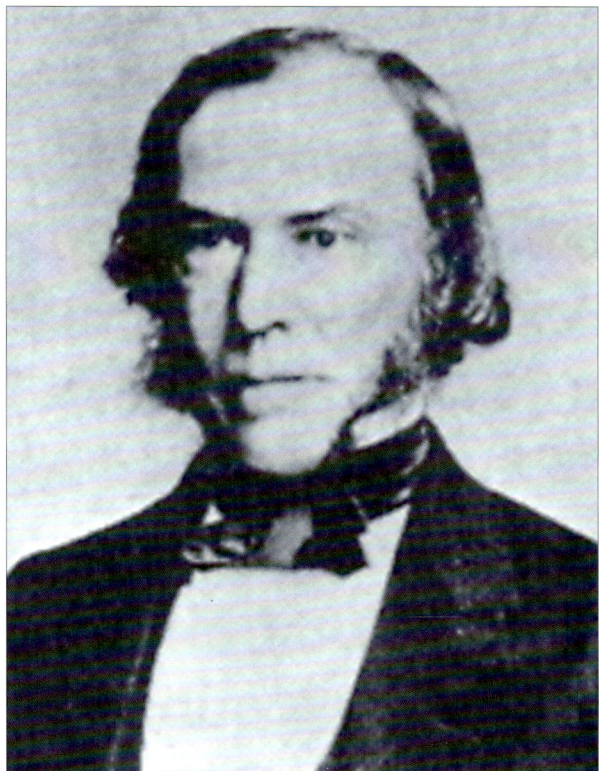

Abb. 7 Charles Eduard Brown-Séquard

dass alle Organe durch bestimmte bisher nicht bekannte Stoffe miteinander kommunizieren. Neben seinen elementaren Untersuchungen zur Funktion der Nebennieren gehören seine verwegen anmutenden Selbstversuche mit Hodenextrakt von verschiedenen Tieren zu den Sternstunden der Endokrinologie. Ausgehend von der Beobachtung, dass subkutane Injektionen der Samenflüssigkeit junger Tiere zur Steigerung der Kraft bei alten Artgenossen führen kann, bereitete er systematisch die

Übertragung dieser Erkenntnisse auf die Anwendung am Menschen vor. Überlegungen des deutschen Arztes Christoph Wilhelm Hufeland (1762–1836), die er in seiner Schrift „Makrobiotik oder die Kunst, das menschliche Leben zu verlängern" 1796 veröffentlichte, gaben ihm dabei wesentliche Impulse. Hufeland schreibt darin sinngemäß, dass sich in den Zeugungssäften des Mannes eine solche vitale Kraft konzentriert, dass der kleinste Teil davon neues Leben schaffen kann. Er schlussfolgerte: Was Leben spenden kann, muss auch Leben erhalten.

Die Bezeichnung Hormon gab es damals noch nicht. Testosteron war noch nicht analysiert und als Substanz unbekannt. Unklar war auch, ob in der Samenflüssigkeit selbst oder in den „festen Bestandteilen" des Hodens die erhofften Kräfte stecken und so theoretisch von einem Individuum auf das andere übertragen werden können. Bekannt war aber schon die sogenannte „innere Sekretion" von Stoffen, die der Göttinger Arzt, Physiologe und Biologe Arnold Adolph Berthold (1803–1861) nachwies. Er bediente sich dabei eines interessanten Tierexperimentes: Er schnitt jungen Hähnen die Keimdrüsen heraus. Unbehandelt würde dies zur Entwicklung von Kapaunen, womit man die dicken, geschlechtslose Hühnervögel ohne die typisch männlichen Attribute wie Kämme, Lappen, Sporen und Krähvermögen bezeichnet, führen. Berthold transplantierte jedoch die zuvor entfernten Keimdrüsen denselben Tieren an verschiedenen Stellen des Körpers unter die Haut, und konnte normal entwickelte Hähne vorführen. Er schlussfolgerte, dass bestimmte Stoffe der Keimdrüsen über das Blut an die Zielorgane transportiert würden. Bertholds Experimente waren wohl auch eine der Grundlagen für die mutigen Selbstversuche Charles Eduard Brown-Séquards.

Er war festen Glaubens, dass der alternde Mann einem Kastraten gleiche und durch eine Behandlung mit Hodenextrakt in seinem Zustand gebessert werden könnte. Zunächst experimentierte Brown-Séquard mit altersschwachen Hunden, die er auf der Straße auflas und denen er pürierte Keimdrüsenextrakte junger Meerschweinchen injizierte. Die gleiche Prozedur mussten junge Kaninchen über sich ergehen lassen. Er war sicher, bei einigen der so behandelten Tiere Verjüngungseffekte zu beobachten. Er entschloss sich nun zu seinen inzwischen berühmt gewordenen Selbstversuchen: Im reifen Alter von 72 Jahren, er fühlte sich, wie er sagte beängstigend erschöpft, injizierte sich Brown-Séquard innerhalb von 16 Tagen sechs mal ein wäßriges Extrakt aus Hoden von Hunden und Meer-

der ersten Injektion und in verstärktem Maße während der darauf folgenden Tage eine vollständige Umwandlung in ihm vorging. Neben einer allgemeinen Kräftigung verspürte er auch „andere Kräfte, die nicht verloren, jedoch vermindert waren, sich bemerkenswert verbessert haben".

Er drückte sich damit vornehm zurückhaltend aus, die Botschaft wurde jedoch von seinen Zuhörern

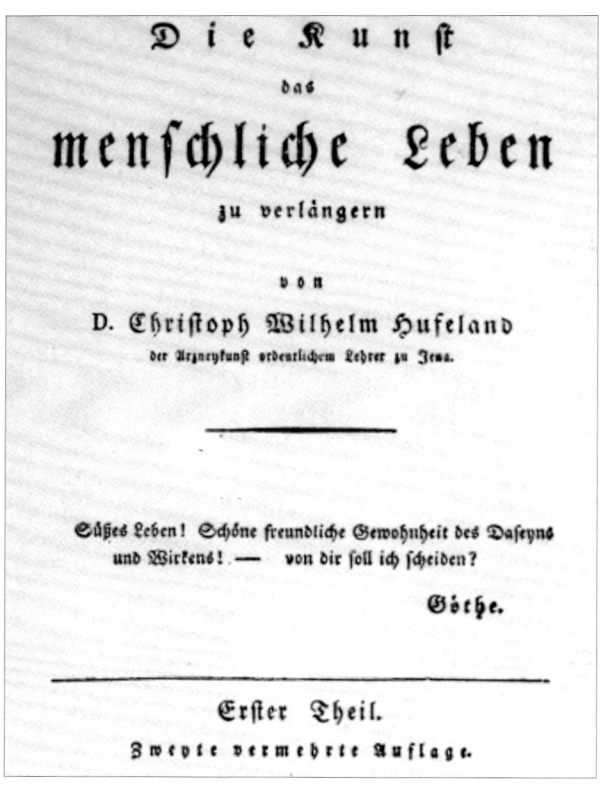

Abb. 8 Titelblatt der zweiten Auflage von Hufelands Schrift über Lebensverlängerung

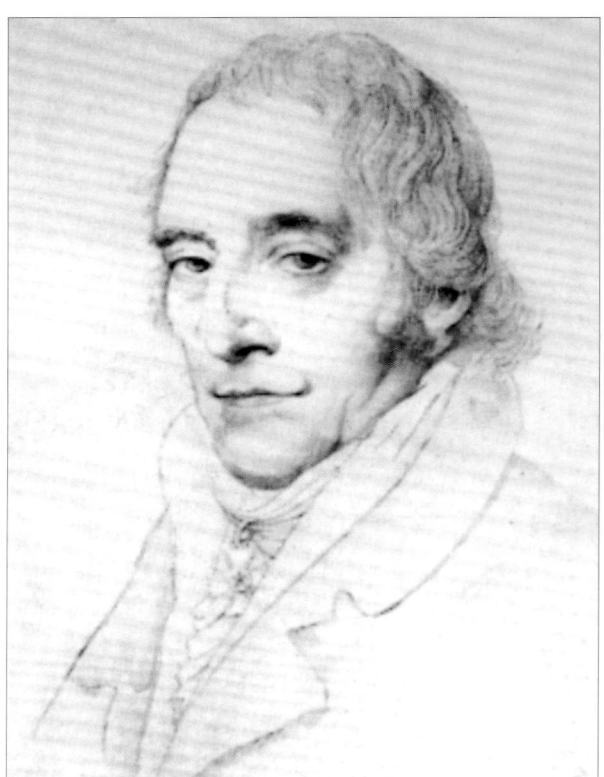

Abb. 9 Christoph Wilhelm Hufeland (Stich nach Ferdinand Jagemann)

schweinchen in die Unterhaut seiner Oberschenkel. Er verspürte zunächst zwar vor allem Schmerzen, muss aber von der seiner Meinung nach verjüngenden Wirkung begeistert gewesen sein.

Enthusiastisch berichtete er am 1. Juni 1889 vor Kollegen der „Gesellschaft für Biologie" in Paris über die Veränderungen, die er nach diesen Injektionen an sich selbst beobachten konnte. Er teilte den ungläubigen Zuhörern mit, dass schon am Tage nach

verstanden. Brown-Séquard war fest davon überzeugt, dass er sich nach der Injektion um Jahre jünger fühlte. Die Zuhörer indes, die dem alten Mann am Rednerpult gespannt zuhörten, waren zwar beeindruckt von diesen Versuchen, hielten diese aber ganz offensichtlich für lächerliche bis tragische Entgleisungen eines senilen Wissenschaftlers.

Brown-Séquards schien jedoch wie von einer fixen Idee besessen. Er beschrieb begeistert, dass er Kräfte zurückerhielt, die er schon lange verloren hatte. Die Laboratoriumsarbeit ermüdete ihn nicht mehr, und er konnte stundenlang im Stehen experimentieren, ohne sich wie zuvor hinzusetzen. An manchen Tagen konnte er sogar, wie er berichtete, zu Fuß nach Hause gehen und die Treppen zu seiner Wohnung ungestüm wie einst emporzueilen.

Es gibt keinen Zweifel, dass Brown-Séquard mit der sich selbst injizierten Dosis kaum eine messbare Testosteron-Wirkung erzielt haben kann. Die tägliche Sekretion des Testosterons, das fortlaufend in den Blutkreislauf abgegeben und kaum im Hodengewebe gespeichert wird, ist tausendmal größer als die Menge, die er sich theoretisch mit dem hergestellten wäßrigen Hodenextrakt zuführen konnte. Man muss auch davon ausgehen, dass das injizierte Hodengemisch kurze Zeit später vom Körper abgestoßen wurde und herauseiterte. Stimuliert durch eine Autosuggestion Brown-Séquard´s, die Opotherapie (Gewebssafttherapie) als Mutter der testikulären Hormontherapie war mit seinem Selbstversuch auf eine spektakuläre Weise aus der Taufe gehoben.

Das Echo dieser Selbstversuche war groß und wurde schnell in alle Welt verbreitet. Zahlreiche Scharlatane, Wundertäter und Quacksalber wurden emsig tätig, und die Technik der „verjüngenden Hodensafteinspritzungen" wurde als profitables Geschäft vermarktet.

Brown-Séquards Selbstversuche mit wäßrigem Hodenextrakt waren aber auch der Anstoß für die sich nun entwickelnde hormonelle „Ersatztherapie" des weiblichen Geschlechts.

Den eigentlichen Stoff, dem Brown-Séquard die gefühlten Verjüngungseffekte zuschrieb, das geheimnisvolle Hodenhormon, kannte man aber immer noch nicht. Schon bevor das Hormon jedoch chemisch analysiert und dann kurze Zeit später auch synthetisiert wurde, setzte aufgrund der Brown-Sequard'schen Selbstversuche eine beispiellose „Altersbekämpfung" mit Hoden- bzw. Hodenextrakt verschiedener Spezies ein.

So transplantierte z. B. der Wiener Physiologe Eugen Steinach (1861–1944) in unzähligen Tierversuche Hoden verschiedener Tiere von jung auf alt. Er bemerkte, dass sich nach Übertragung von Hoden jüngerer Tiere auf ältere Tiere ein Verjüngungseffekt einstellt. Er kam zu der Überzeugung, dass ein Mann so alt ist wie seine endokrinen Drüsen. Er war auch der Inaugurator einer „Verjün-

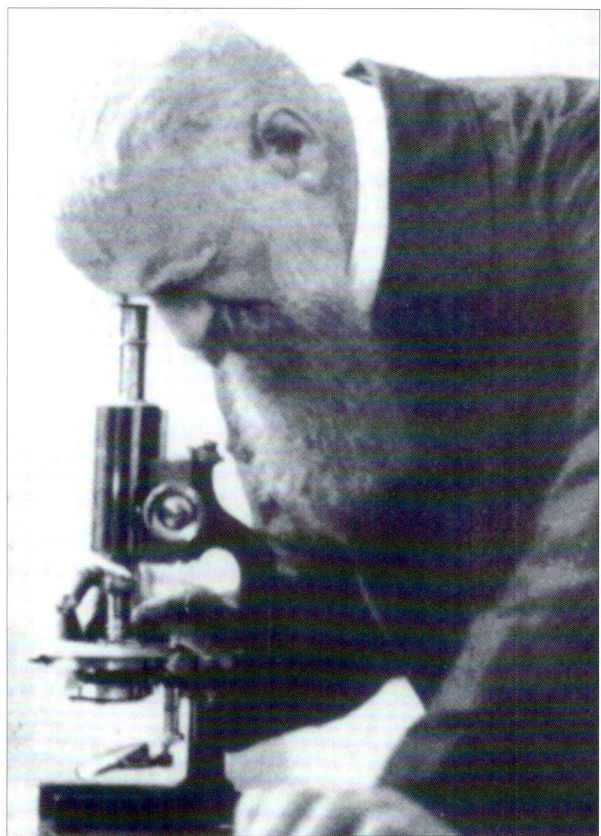

Abb. 10 Eugen Steinach (aus dem Buch „Streiflichter aus der Geschichte der Urologie")

gungstherapie", die sich bis bis in die zweite Hälfte des 20. Jahrhunderts hielt. Steinach bemerkte, dass nach der Unterbindung von Samenleitern bei Ratten die Hoden größer wurden. Auch alte schläfrige Hunde begannen nach Vasektomie wieder intensiv mit dem Schwanz zu wedeln. Er schlussfolgerte, dass dieser Wachstumsschub der Schlüssel zum Erfolg einer Therapie gegen das männliche Altern ist. Am 1. November 1918 führte er zusammen mit einem Chirurg eine Vasoligatur bei einem Menschen durch. Der operierte Patient war überzeugt, nach der Operation zu neuer Kraft und Potenz gekommen zu sein. Diese Mitteilung muss sich wie ein Lauffeuer verbreitet haben. Tausende ältere Männer, nicht nur in Wien, ließen sich in der Folgezeit auf diese Art, wie sie glaubten, verjün-

handlung geheimzuhalten und berichtete darüber sehr freimütig.

Eugen Steinach wurde 83 Jahre alt und gilt neben Brown-Séquard als einer der Pioniere der Hormonforschung.

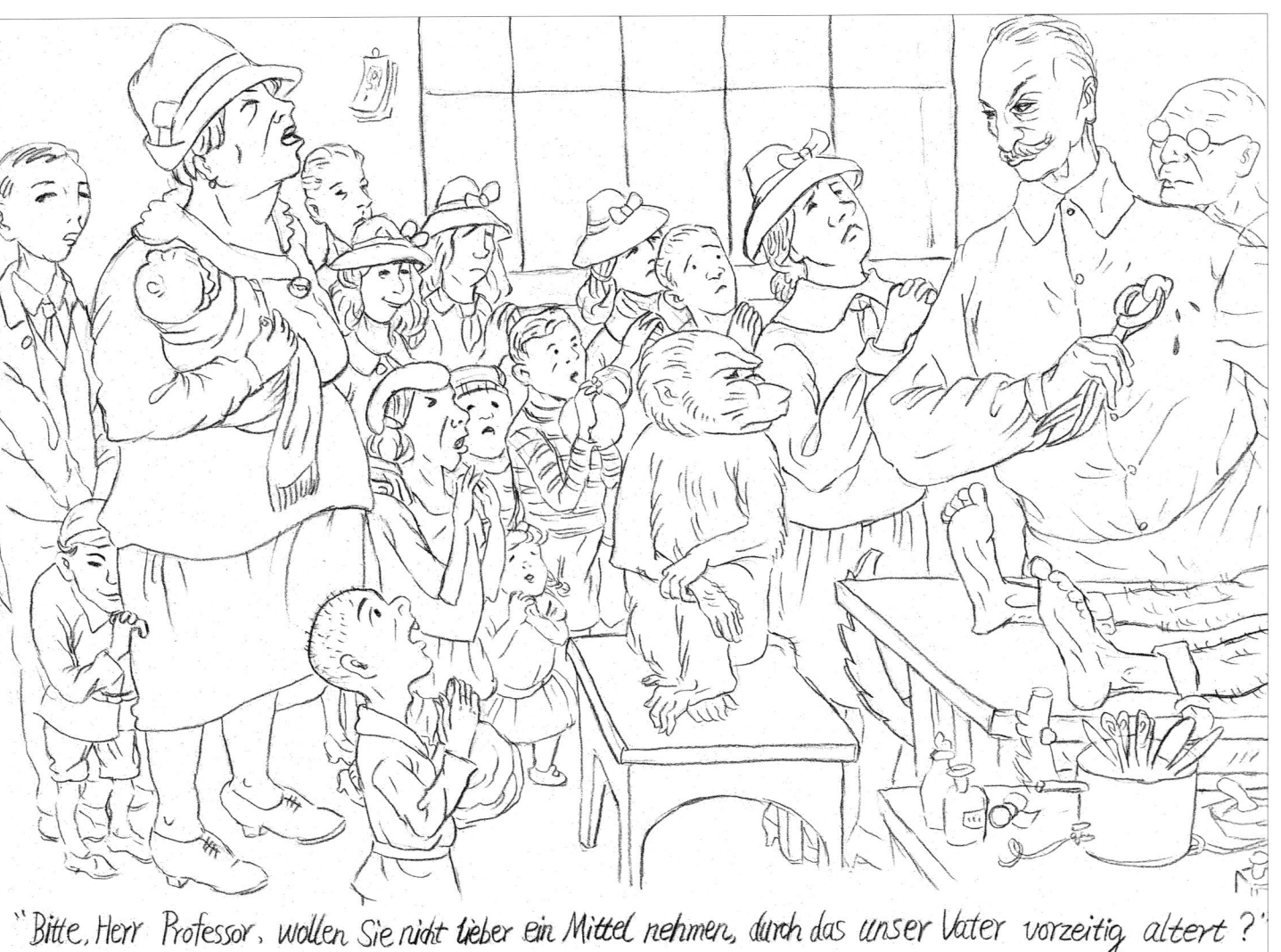

"Bitte, Herr Professor, wollen Sie nicht lieber ein Mittel nehmen, durch das unser Vater vorzeitig altert?"

Abb. 11   nach Thomas Theodor Heine „Bei Voronoff" (Simplizissimus, 1927)

gen. Einer der bekanntesten Patienten die sich in Hoffnung auf eine Vitalisierung die Samenleiter durchtrennen ließen, war Sigmund Freud. Er hielt es übrigens auch nicht für notwendig, diese Be-

Mit der Überzeugung, dass die Hoden bei der Vitalität des Mannes eine Hauptrolle spielen, war auch Eugen Steinach zu seiner Zeit nicht allein: Serge Voronoff (1866–1951), ein in Paris lebender Russe, transplantierte Hoden verschiedener jüngerer Tiere auf ältere artgleiche Empfänger. Auf die Idee kam er während seiner Tätigkeit als Arzt in Ägypten. Bei der Betreuung der Eunuchen des Sultans fiel ihm auf, dass diese sehr viel früher altern als andere Männer. Jahre später, 1920, inzwischen als Direktor des Laboratoriums für experimentelle Chirurgie am Collège de France in Paris lebend, übertrug er schließlich Hodengewebe von Affen auf Menschen. Er transplantierte allerdings nur relativ kleine Portionen des entnommenen Hodengewebes orthotop in die Keimdrüsen von Männern. Die übertragenen

ten. Voronoff wurde schließlich durch die Übertragung von Schimpansenhoden auf alte Männer steinreich. Seine Transplantationspraktiken erfuhren danach in aller Welt viele Nachahmer. Der Amerikaner Stanley ging soweit, von exekutierten Gefängnisinsassen die Hoden zu entnehmen und Bedürftigen in das Scrotalfach zu transplantieren. Die größte Sorge bereitete ihm, dass die Zahl der Exekutionen zu gering war. Allen Unternehmungen dieser Art gemeinsam war, dass zumeist nur Teile des Hodens in verschiedene Körperregionen, unter die Haut, in Muskel oder auch in das Scrotum übertragen wur-

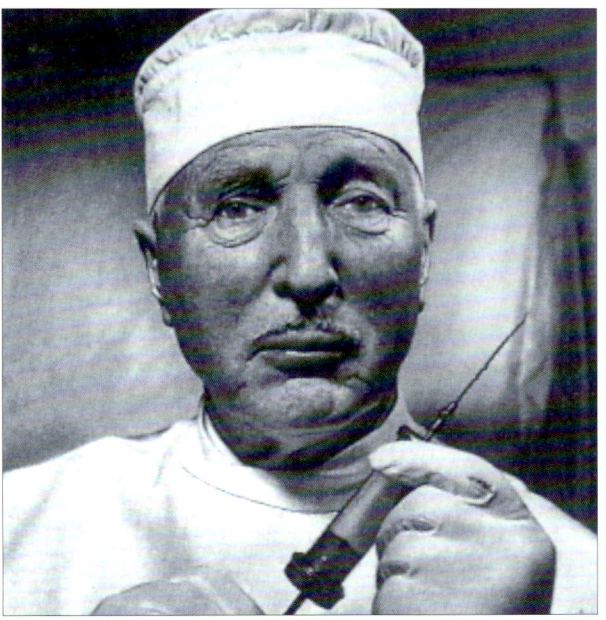

Abb. 12 Paul Niehans (1882–1971), Begründer der Frischzelltherapie

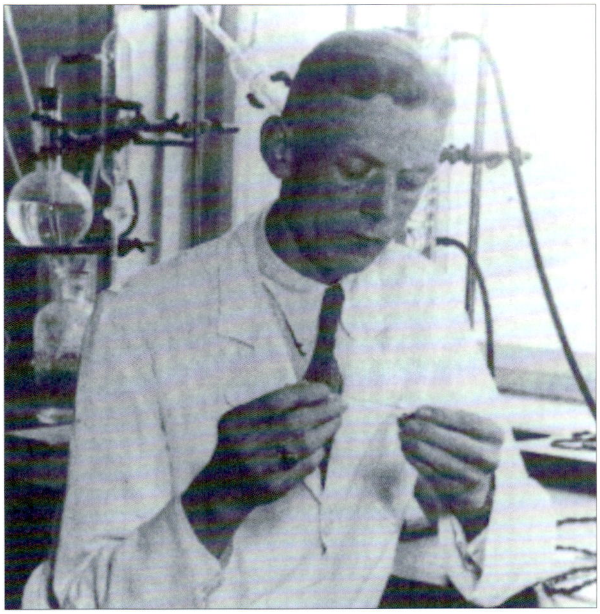

Abb. 13 Adolf Butenandt in seinem Labor im Kaiser Wilhelm Institut für Biochemie in Berlin

Gewebsteile entfalteten dann, so versprach er, in den folgenden 1–2 Jahren einen Verjüngungseffekt bei den Behandelten.

Dieser Eingriff wurde über die Stadtgrenzen von Paris hinaus sehr bekannt, der Name des Operateurs Voronoff auch. Der Ansturm von alternden Interessenten auf diese spektakuläre Verjüngungskur muss enorme Ausmaße angenommen haben. Die Affen drohten auszusterben. Die französische Regierung entschloss sich, eine Zeit lang die Affenjagd in den Kolonien zu verbieten und Affenfarmen einzurich-

den. Die verpflanzten Hodenteile starben meist binnen Stunden beim Empfänger ab, müssen jedoch die Behandelten von ihrer Wirksamkeit überzeugt haben.

Einen Abbruch erlebte diese Art der „Verjüngungseingriffe" aber trotzdem erst mit der Entdeckung des „Hodenhormons" Testosteron.

In der „Zellulartherapie" des Schweizer Arztes Paul Niehans (1882–1971) lebten dann die Techniken der Einspritzung lebender Zellen in verfeinerter Form fort. Niehans behandelte mit der von ihm entwickelten Frischzelltherapie sogar den schwerkranken Papst Pius XII. und bewirkte offenbar sogar eine Genesung des alten Patienten. Niehans wurde dadurch weltberühmt. Er wurde Mitglied der „Päpstlichen Akademie der Wissenschaften" und versuchte in der Folgezeit seinen Therapieansatz ohne weitere naturwissenschaftliche Grundlagenforschung auf das gesamte Krankheitsspektrum auszudehnen. Einer kritischen Überprüfung durch anerkannte Vertreter der Universitätsmedizin, die 1954 die Verfahren der Frischzelltherapie systematisch zu erproben begann, hielt diese Therapieform allerdings nicht stand.

Leopold Ruzicka (1887–1976), ebenfalls ein Chemiker, konnte 1934 in Zürich Androsteron aus Cholesterin synthetisieren.

Damit waren die zwei der wichtigsten Syntheseschritte der Sexualhormone bekannt. Zusammen mit Butenandt erhielt Ruzicka 1939 für diese Leistung den Nobelpreis für Chemie.

1935 gelang Károly Gyula David (1915–1945), einem im Amsterdamer Institut von Ernst Laqueur arbeitender Ungar, erstmals die Reindarstellung des „Hodenhormons" aus Stierhoden.

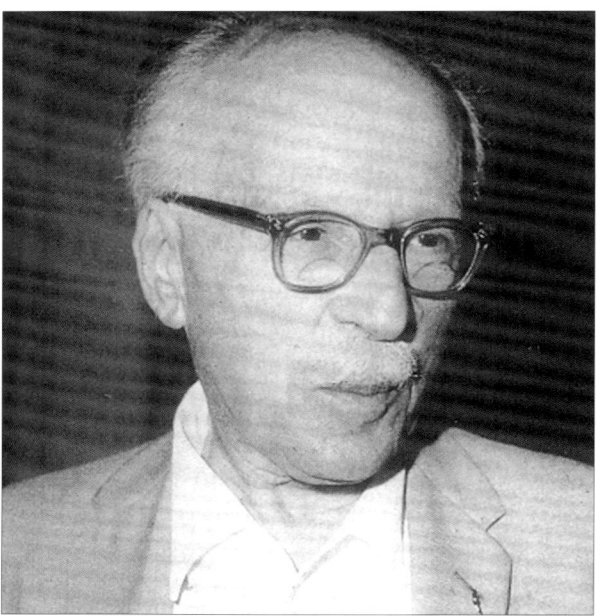

Abb. 14 Leopold Ruzicka (1887–1976)

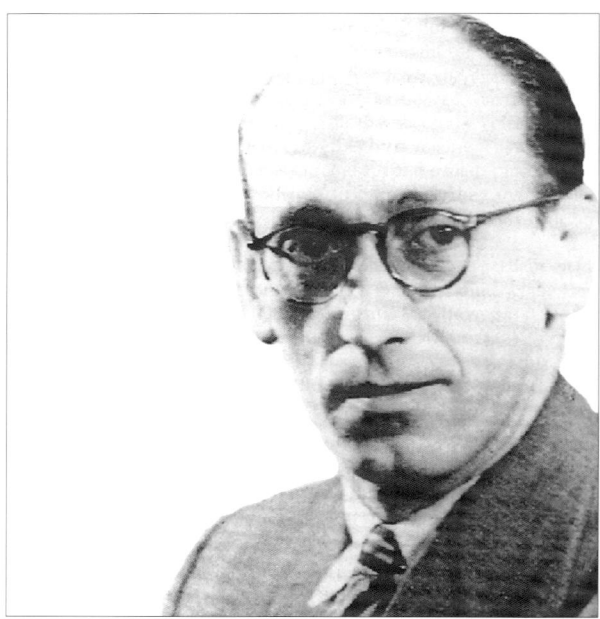

Abb. 15 Károly Gyula David (1915–1945)

Vier Männer und deren Arbeitsgruppen waren es dann vor allem, die zunächst mit der Isolierung und schließlich auch mit der synthetischen Gewinnung dieses Hormons, das später den Namen Testosteron bekam, untrennbar verbunden sind: Adolf Butenandt (1903–1995), einem Chemiker, gelang 1931 in Göttingen die Isolierung von Androsteron aus 25000 Liter männlichen Harn.

Der Name des Hormons war bis dahin aber noch immer nicht festgelegt. In der Arbeitsgruppe von Ernst Laqueur (1880–1947), einem nach Holland emigrierten jüdischen Wissenschaftler, wurde dann schließlich auch der Name Testosteron, des stärksten androgenen Hormons, geprägt. Laqueur gründete übrigens 1923 zusammen mit dem niederländischen Unternehmer van Swanenberg die Firma Organon, die bis heute wissenschaftlich und wirtschaftlich sehr erfolgreich auf dem Gebiet der Hormonpräparate aktiv ist.

Literatur

1. Bellinger GJ: Sexualität in den Religionen der Welt. Komet, Rechen (1999)

2. Bettendorf G: Zur Geschichte der Endokrinologie und Reproduktionsmedizin. Springer, Berlin (1995)

3. Brenot PH: Männliche Impotenz, eine historische Perspektive. Lésprit du Temps, Le Bousca (1996)

4. Hauri D: Die Entwicklung chirurgischer Behandlungsverfahren bei der erektilen Dysfunktion. Urologe B (2000) 40:362–366

5. Karger-Decker B: Ärzte im Selbstversuch. Köhler & Amelang, Leipzig (1981)

6. Medvei VC: The history of clinical endocrinology. Parthenon Publishing Group, Lancs. New York (1993)

7. Titus Petronius Arbiter: Petrons Satyrgeschichten. Reclam, Leipzig (1986)

8. Toellner R: Hippokrates und die griechische Medizin des klassischen Zeitalters. In: Toellner R, Herausgeber. Illustrierte Geschichte der Medizin, Band I, Andreas, Vaduz (1992) 351–338

9. Schott B: Die Chronik der Medizin. Chronik Verlag (1993)

10. Schultheiss D, Denil J: Androgentherapie und Verjüngungsoperationen vor 1935. In: Streiflichter aus der Geschichte der Urologie. Springer, Berlin (1999) 185–193

11. Stanley LL, Kelker GD: Testicle transplantation. JAMA (1920) 74:1501–1503

12. Vague J: Die Geschichte der Endokrinologie bis zum Zweiten Weltkrieg. In: Toellner R, Herausgeber. Illustrierte Geschichte der Medizin, Band 5, Andreas, Vaduz (1992) 2679–2700

13. Wilson J: Charles-Edouard Brown-Séquard and the Centennial of Endocrinology. J Clin Endocrin Met (1990) 71:1405–1409

2 Physiologie der Hodenfunktion

(D. Fahlenkamp)

2.1 Anatomie

(D. Fahlenkamp)

Die Hoden sind beim Mann doppelseitig angelegte Organe und haben vor allem zwei Funktionen: Sie sind Hauptproduzent der männlichen Geschlechtshormone und Ort der Spermienproduktion. Sie sind damit in besonderer Weise für die Ausbildung und Aufrechterhaltung des männlichen Phänotypus verantwortlich. Dieser funktionelle Dualismus der Hoden begründet auch die Sonderstellung der Hoden innerhalb der endokrinen Organe.

Die Hoden wandern im Verlaufe ihrer Organogenese aus dem Körperinneren, dem Ort ihrer embryologischen Anlage in der Nierenloge bis zur Geburt in ihren späteren, ganz speziell präparierten Aufenthaltsort, das Scrotum. Diese scheinbar so ungeschützte Organlage gewährleistet die für die intakte Hodenfunktion notwendige kühlere Temperatur, die um etwa zwei Grad unter der Körperkerntemperatur liegt. Schaffen die Hoden diese für ihre intakte Funktion wichtige Wanderung nicht zeitgemäß bis zum Ende des ersten Lebensjahres, drohen funktionelle Schäden bis zum vollständigen Organausfall. Die Gefahr der Entstehung maligner Hodentumoren erhöht sich.

Der größte Raum innerhalb des eiförmigen Hodens wird vom tubulären Kompartiment, den Hodenkanälchen (Tubuli seminiferi) eingenommen. Er wird von Bindegewebssepten in 200–300 Lobuli untergliedert. Die Lobuli laufen im Rete testis zusammen. Jeweils drei der etwa 50 cm langen stark geschlängelt verlaufenden Tubuli seminiferi bilden einen Lobulus. Umhüllt wird dieses feine Netzwerk der Hodenkanälchen von einer weißlichen, relativ derben Bindegewebskapsel, der Tunica albuginea. Ein gesunder Hoden beinhaltet jeweils durchschnittlich 600 Hodenkanälchen in einer Gesamtlänge von etwa 350 Metern Tubuli seminiferi. Wenn man beide Organe zusammenzählt, können in den insgesamt etwa 700 Metern Tubuli seminiferi pro Tag 10 bis 20 Millionen Samenzellen gebildet werden.

Zwischen diesem, die enorm anmutende Reproduktionskraft des Mannes erzeugenden Zellgeflecht der Tubuli seminiferi, liegt das interstitielle Kompartiment. Hier befinden sich die etwa 500 Mio. hormonproduzierenden Leydig-Zellen. Sie sind gleichmäßig neben den versorgenden Blut- und Lymphgefäßen sowie Nerven in das Interstitium zwischen den Tubuli seminiferi eingebettet.

Der größte Teil des Hodenvolumens wird mit etwa 85–88 % von den Samenkanälchen, den Tubuli seminiferi, den als Stützgerüst eingelagerten Sertoli-Zellen sowie peritubulären Zellen gebildet. Der verbleibende Teil von 12–15 % wird vom Interstitium eingenommen.

Spermatogenese

Die Spermatogenese findet in den Tubuli seminiferi statt. Sie beginnt mit der Teilung der Stammzellen und führt schließlich in einem dreiphasigen Zyklus, der beim Menschen etwa 16 Tage dauert, zu reifen Spermien. Wichtig ist, dass neben dieser festen 16-tägigen zeitlichen Abfolge der Spermatogenese auch eine konkrete räumliche Reihenfolge der Produktion der Samenzellen innerhalb der Tubuli existiert. An der Basis der schleifenförmigen Tubuli starten die aus den Urkeimzellen entstandenen diploiden Spermatogonien, um sich während weiteren Fortbewegens bis zum Ziel zu haploiden Spermatiden zu entwickeln.

Die menschliche Spermatogenese dauert zwar im Vergleich mit anderen Säugetieren am längsten, ist aber z. B. gegenüber der Laborrate weit weniger „effektiv". Die Keimzelldichte als Maß der Effektivität beträgt im Speziesvergleich beim Menschen nur etwa ein Drittel der Dichte bei der Ratte und etwas mehr als die Hälfte der Spermienproduktion nicht-humaner Primaten. Es ist also davon auszugehen, dass der Entwicklungsweg der Spermatogonien ausgesprochen verlustreich ist und sich nur „die Besten" zu reifen Spermien entwickeln können. Aber der Weg der Spermien ist mit der Reifung im Hodengewebe noch nicht abgeschlossen. Sie haben noch eine 2 bis 11-tägige Passage durch die Nebenhoden vor sich, wo sie dann bis zur Ejakulation gespeichert werden. Die Wanderung der Spermien

Abb. 17 Schematischer Querschnitt durch Hoden und Nebenhoden. Nach: Jochenhövel, Männlicher Hypogonadismus (1999).

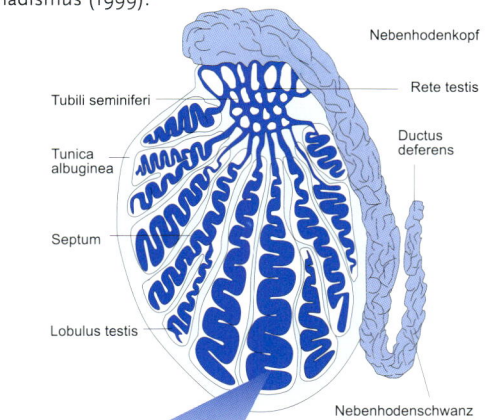

- Nebenhodenkopf
- Rete testis
- Tubili seminiferi
- Ductus deferens
- Tunica albuginea
- Septum
- Lobulus testis
- Nebenhodenschwanz

Abb. 18 Mikroskopischer Ausschnitt des Hodens mit Tubuli seminiferi und Interstitium. Nach: (Jochenhövel, Männlicher Hypogonadismus (1999).

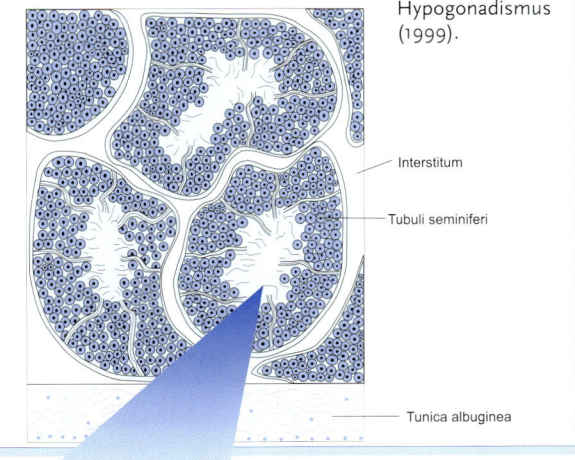

- Interstitum
- Tubuli seminiferi
- Tunica albuginea

Abb. 19 Histologischer Schnitt mit Anschnitten von 2 Tubili

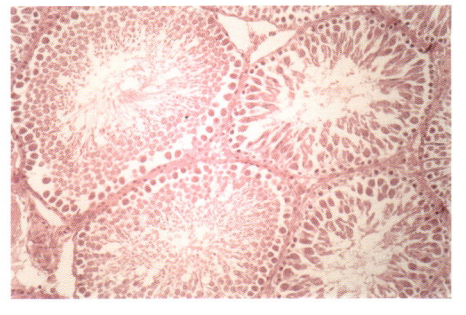

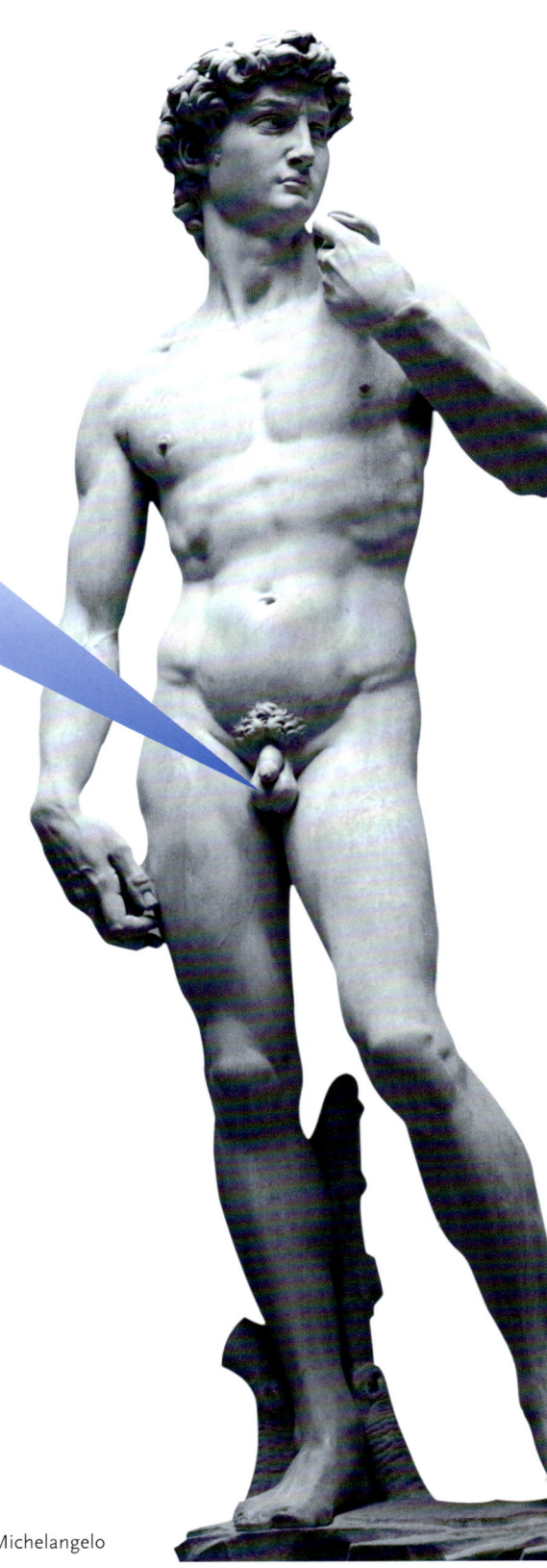

Abb. 16 David von Michelangelo

durch das Gangsystem der Nebenhoden, den jeweils 2–5 Meter langen Ductuli efferentes, beginnt am Nebenhodenkopf. Sie ist mit einer weiteren Reifung der Samenzellen verbunden. Eine Reihe von biochemischen und morphologischen Prozessen werden in den Nebenhoden in Gang gesetzt. Ohne diese Passage wären die Spermien weit weniger in der Lage, das weibliche Ovar zu befruchten.

So beginnt beim Übertritt der Spermien aus den Tubuli seminiferi in die Ductuli efferentes ein Konzentrationsvorgang, der durch die Absorption von Natriumionen und Wasser gekennzeichnet ist und bis zum Nebenhodenschwanz andauert. Aus der Praxis der Refertilisationsoperationen, der Epididymo-Vasotomie, ist bekannt, dass die Wahrscheinlichkeit der erfolgreichen Schwangerschaft desto mehr zunimmt, je weiter distal des Nebenhodenkopfes die Anastomose mit dem Samenleiter erfolgt.

Die Spermien werden schließlich bei der Ejakulation durch Kontraktionen der glatten Muskulatur der Ampulla ductus deferentis in die Urethra transportiert, wo sie nacheinander aber zusammen mit den Sekreten der Prostata und abschließend der Samenbläschen ausgeschwemmt werden. Vor dem Samenerguss haben die bulbourethralen Drüsen, sozusagen in Vorbereitung der Ejakulation die Harnröhre mit ihrem Sekret alkalisiert und gleitfähiger gemacht. Die größten Volumenanteile des Ejakulates werden von den Samenbläschen gebildet. Die akzessorischen Geschlechtsdrüsen steuern dabei verschiedene Sekretionsprodukte bei:

Die Samenblasen sezernieren Fruktose, Prostaglandine und Seminogelin, die Prostata steuert Zink, saure Phosphatase, Zitronensäure und prostaspezifisches Antigen bei, aus den Nebenhoden kommen neben den Spermien noch Carnitin, Glyzerophosphocholin und α-Glukosidase.

Androgensynthese

Die im Interstitium des Hodengewebes befindlichen Leydig-Zellen sind Hauptproduktionsort des wichtigsten Androgens, des Testosterons. Etwa 95 % des beim Mann gebildeten Testosterons werden in den Hoden gebildet und anschließend sezerniert. Nur 5 % der Testosteronproduktion entfallen auf die Nebennieren.

Für diese große Aufgabe beanspruchen die 500 Mio. Leydig-Zellen aber nur etwa 20 % des interstitiellen Raumes zwischen den Tubuli seminiferi. Adulte Leydig-Zellen sind reich an endoplasmatischem Retikulum und Mitochondrien. Sie haben damit Ähnlichkeit mit anderen steroidproduzierenden Zellen der Nebenniere und des Ovars. Die Proliferation der Leydig-Zellen und somit auch die Produktion des Testosterons in den Hoden wird durch einen übergeordneten Regelkreis, durch das Gonadotropin Luteinisierende Hormon (LH) gesteuert. Die Leydig-Zellen haben keine Speichermöglichkeit, so dass das produzierte Testosteron sofort unter LH-Steuerung in den Kreislauf abgegeben wird. Die tägliche Testosteronproduktion beträgt beim Mann etwa 6–7 mg. Die Ausgangssubstanz der Testosteronsynthese ist Cholesterin, das zum größten Teil in den Leydig-Zellen selbst synthetisiert wird.

Hoden und Nebenhoden werden durch ein komplexes Gefäßsystem versorgt, das zwei wichtige Funktionen zu erfüllen hat: Wie bei anderen endokrinen Organen werden die zum Stoffwechsel benötigten Metabolite an- und abtransportiert sowie die produzierten Hormone, hier die Androgene, mit dem Blut zu den Zielorganen gebracht.

Eine weitere, sehr originäre Funktion des Hodengefäßsystems ist die Regulation der testikulären Temperatur. Die Hodentemperatur liegt beim Mann zwischen 3 und 4 °C unter der Körperkerntemperatur. Der Hoden hat ein ausgeklügeltes „Klimasystem" zur Verfügung, mit dessen Hilfe die für seine Funktion wichtige Temperaturdifferenz aufrechterhalten werden kann. Die falten- und gefäßreiche Skrotalhaut ist sehr dünn und kann durch ihre relativ große Oberfläche bei Bedarf Wärme nach außen abgeben. Der zweite Regulator der Hodentemperatur ist mit dem venösen Plexus pampiniformis gegeben. Dieses System mehrfach gewundener Venen umgibt die versorgenden Hodenarterien und führt so zu einer weiteren effektiven Kühlung des vom Körper kommenden Blutes. Fällt diese Kühlfunktion aus, etwa bei der skrotalen Krampfader, der Varikozele, resultiert eine höhere Hodentemperatur, die bei längerem Bestehen zur Beeinträchtigung der Spermatogenesefunktion führen kann.

2.2 Biochemie der testikulären Hormonproduktion

(D. Fahlenkamp)

In fünf verschiedenen enzymatischen Schritten wird das zum größten Teil in den Leydig-Zellen selbst gebildete Cholesterin zu Testosteron umgewandelt. Aus Cholesterin mit zunächst 27 C-Atomen entsteht schließlich das auf 19 C-Atome oxidativ verkürzte androgene Hormon Testosteron.

Der geschwindigkeitsbestimmende und damit die Testosteronsynthese begrenzende Schritt ist die cytochromal gesteuerte Umwandlung des Cholesterins in Pregnenolon. Die enzymatische Aktivität der Synthese wird dabei durch LH von zentraler Stelle gesteuert. Aus Pregnenolon entsteht dann durch weitere Syntheseschritte Testosteron, das Hauptsyntheseprodukt der Hoden. Aus enzymatischen Gründen können nicht alle Pregnenolonmüleküle in Testosteron umgewandelt werden. Es werden daher, allerdings in weit geringerem Maße, auch 5α-Dihydrotestosteron (DHT), Androsteron, 17-Hydroxyprogesteron, Progesteron und Pregnenolon sezerniert.

Da die Hoden nur in geringem Umfang in der Lage sind, Testosteron zu speichern, erfolgt eine ständige, von der Produktion abhängige Sekretion des gebildeten Hormons in das Blut.

Im Blut wird Testosteron zu etwa 98 % an Transportproteine gebunden. Der größte Teil, etwa 60 %, ist dabei an ein spezielles Transportprotein, das β-Globulin sexualhormonbindende Globulin (SHBG), die restlichen 38 % sind locker an Albumine gebunden. Dieses spezielle Transportprotein SHBG kann sowohl Androgene als auch Östrogen binden, hat aber zu Testosteron eine höhere Affi-

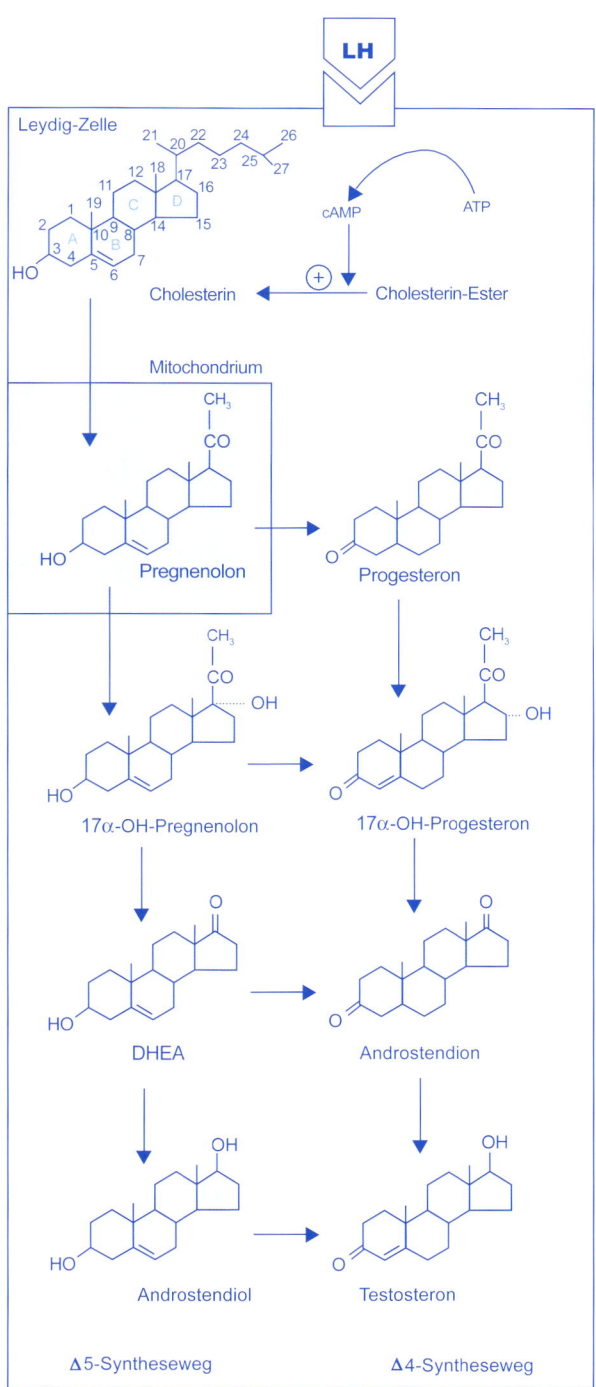

Abb. 20 Biosynthese der Bildung von Testosteron aus der Ausgangssubstanz Cholesterin. Nach: Jochenhövel, Männlicher Hypogonadismus (1999).

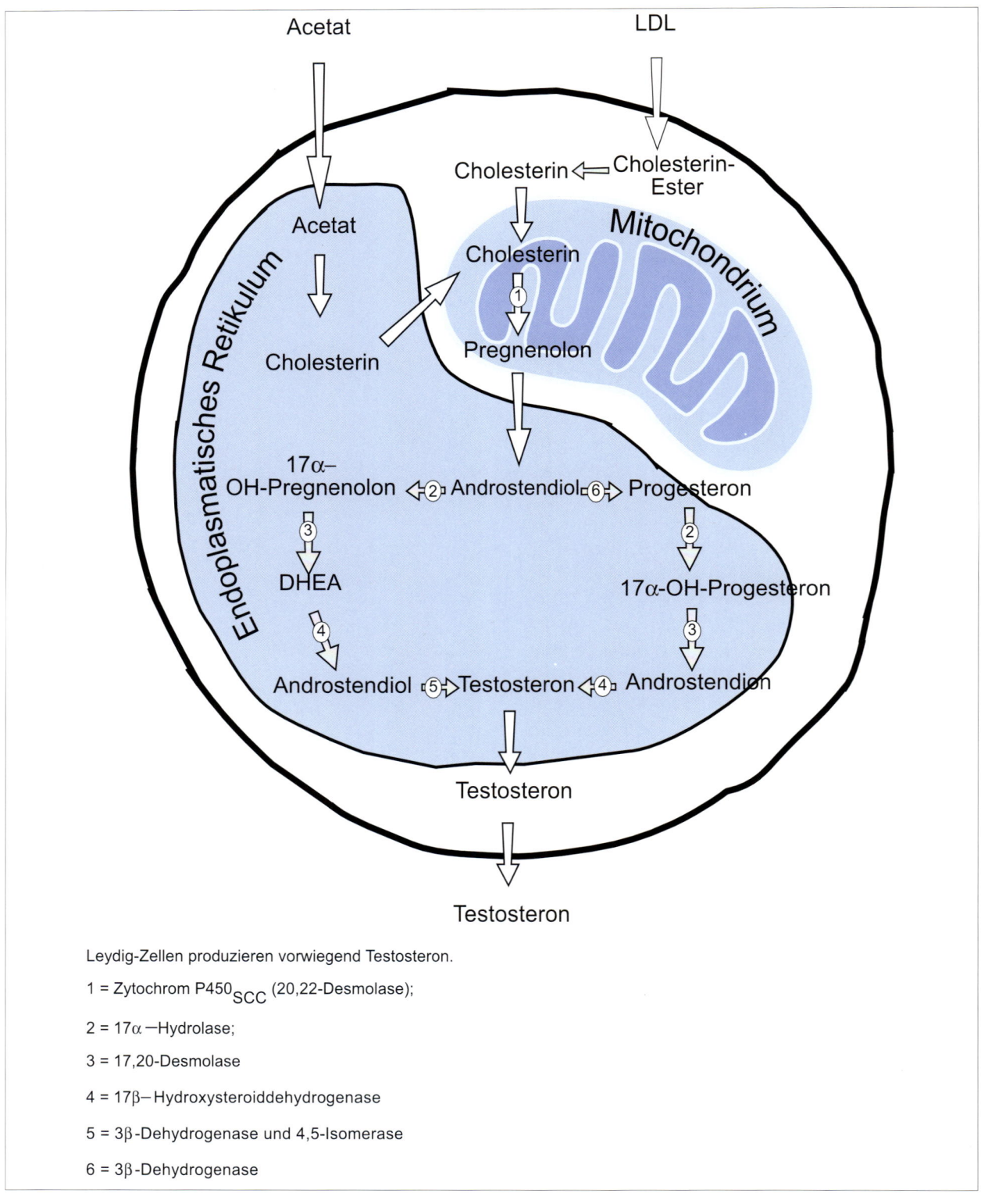

Abb. 21 Zelluläre Organisation der Steroidbiosynthese in den den Leydig-Zellen. Nach: Report aus der endokrionolgischen Forschung – Spezial (Sep. 1998).

nität als zu Östradiol. Es wird in der Leber und in den Hoden selbst gebildet. Ein relativ hoher Spiegel an SHBG, wie er z. B. durch Hyperthyreose, Hepatitis, Leberzirrhose oder auch eine Östrogentherapie hervorgerufen werden kann, führt durch die dann größere Bindung des Testosterons mit konsekutiver Verringerung des biologisch aktiven Hormongehaltes zu erniedrigten Serumtes-

als freies und damit biologisch aktives Testosteron bezeichnet. Nur dieser geringe Anteil des Testosterons kann in die Zellen der Zielorgane diffundieren und dort in zwei hochaktive Hormone enzymatisch metabolisiert werden: entweder zu 5α-Dihydrotestosteron (DHT) oder 17β-Östradiol. Die Umwandlung zu DHT findet im endosplasmatischen Retikulum unter der Einwirkung zweier

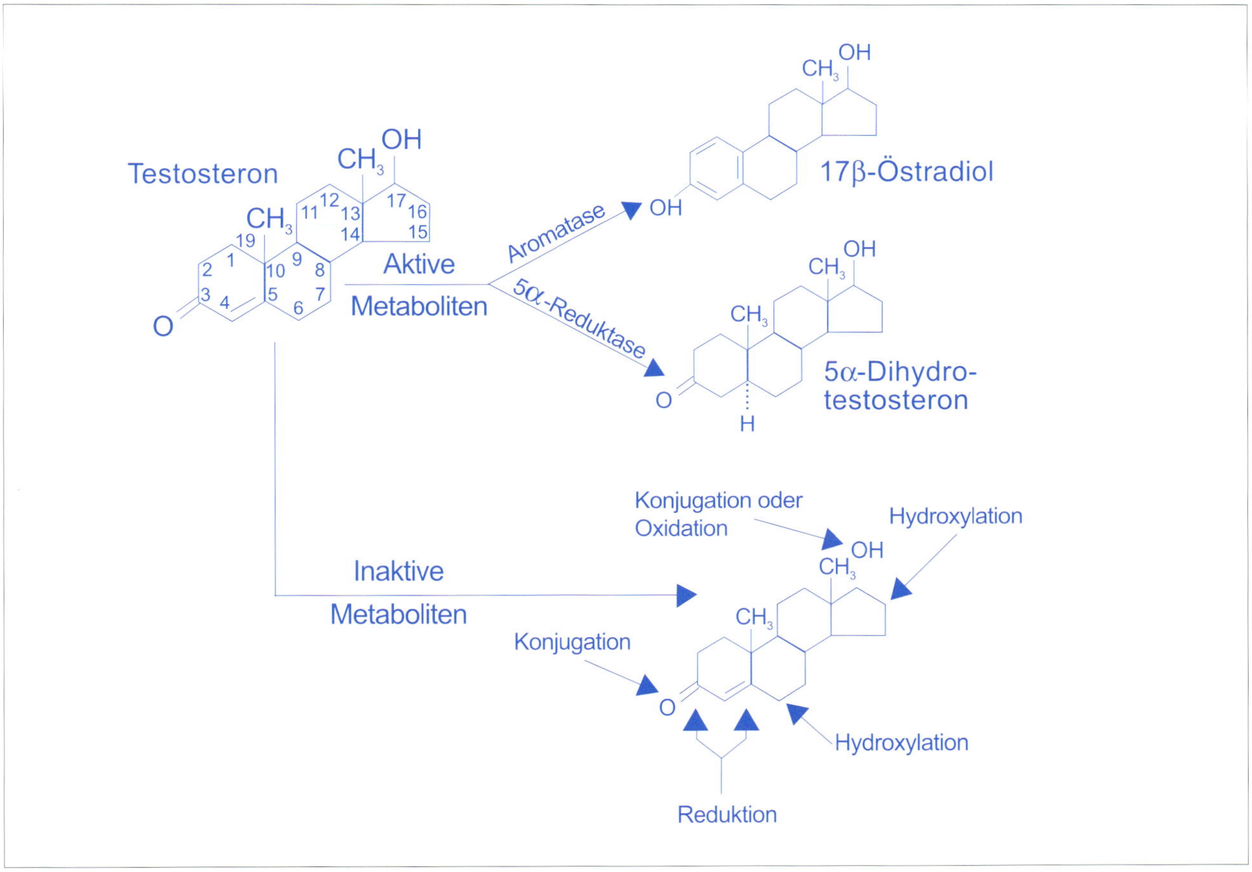

Abb. 22 Metabolismus von Testosteron in den Zielorganen. Nach: Jochenhövel, Männlicher Hypogonadismus (1999).

tosteronspiegeln. Andererseits ist durch eine vermehrte hepatische Produktion von SHBG und die dadurch resultierende relativ stärkere Bindung und Deaktivierung des Testosterons ein höherer biologisch wirksamer Östradiolspiegel die Folge.

Nur 2 % des Gesamttestosterons liegen in ungebundenem Zustand vor. Dieser geringe Anteil wird

Isoenzyme der 5α-Reduktase statt. Dabei werden etwa 20 % des DHT von den Hoden unmittelbar sezerniert, der größte Teil von 80 % entstehen in den peripheren Zielorganen. Beim Mann spielt DHT vor allem eine wichtige Rolle während des Wachstums sowie bei der Entwicklung der spezifischen männlichen Geschlechtsmerkmale. Eines dieser beiden Isoenzyme, die 5α-Reduktase Typ I, spielt daneben eine eminent wichtige Rolle beim Prostatastoffwechel des älteren Mannes. Eine typische „Altmännerkrankheit", die benigne Prostatahyperplasie wird durch eine relative Erhöhung von DHT, das sich durch eine sehr hohe Affinität an spezifische Androgenrezeptoren der Prostata lagert und das Prostatawachstum stimuliert, induziert.

In Hirn, Leber und Haut finden sich die Isoenzyme 5α-Reduktase Typ I, Typ II sind vor allem neben der Prostata noch in Hoden, Nebenhoden, Samenblasen, Genitalhaut und Haarfollikeln.

Neben der Bildung von DHT wird also auch beim Mann Östradiol gebildet. Die tägliche Menge Östradiol beträgt beim Gesunden etwa 30 mg, die vor allem im Fettgewebe und in der Prostata produziert werden. Das dafür notwendige Enzym Aromatase spielt offenbar ebenfalls beim älter werdenden Mann eine wichtige Rolle. Durch eine Steigerung der Stromahyperplasie der Prostata wird wiederum die Entwicklung der BPH gefördert.

Sowohl Testosteron als auch DHT werden in der Leber zügig in einem 2-phasigen Abbauprozess verstoffwechselt. Die abschließende Elimination aus dem Organismus erfolgt durch Reduktion zu 17-Ketosteroiden, die mit dem Urin ausgeschieden werden und dort zu diagnostischen Zwecken nachgewiesen werden können. Die Halbwertszeit des Testosterons im Plasma ist trotz Eiweißbindung durch die hohe Effektivität des enzymatischen Abbauprozesses sehr kurz, sie beträgt nur 10–12 Minuten. Dieser Umstand muss bei der Wahl einer Testosteronsubstitutionstherapie beachtet werden.

2.3 Exkurs: Übergeordneter Regelkreis

(D. Fahlenkamp)

Die Hoden sind in einen hormonalen Funktionskreislauf integriert, der von mehreren übergeordneten Zentren nach Art eines negativen Rück-

kopplungsmechanismus gesteuert wird. Cortex, Hypothalamus und Hypophyse sind dabei die zentralen Steuerorgane. Die Kommunikation zwischen diesen Organen geschieht durch Neurotransmitter und Hormone. Diese besonderen Botenstoffe regulieren entsprechend des Bedarfes Produktion und Sekretion der testikulären Hormonproduktion und sowie der Spermatogenese.

Dieser komplizierte Funktionskreislauf zur Regulation der Hodenfunktion ist schon während der Fetalzeit wirksam und nimmt u. a. Einfluss auf den Deszensus der Hoden. Störungen oder Eingriffe in den Hypothalamus-Hypophysen-Gonaden-Kreislauf während der Schwangerschaft können schon

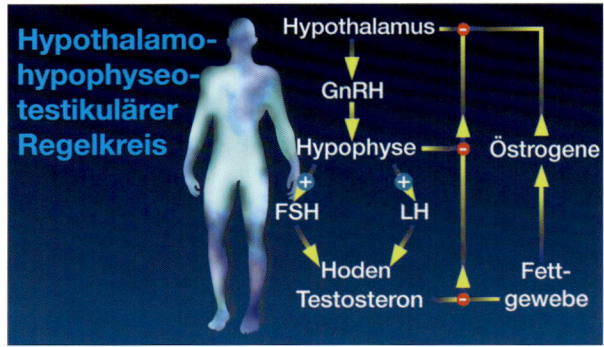

Abb. 23 Funktionskreislauf von Hoden, Hypothalamus und Hypophyse

während dieser Zeit irreparable Veränderungen an den Zielorganen induzieren.

So werden unter dem Einfluss von Testosteron bzw. DHT schon ab der 8. Schwangerschaftswoche die Differenzierung der zunächst noch identischen bipotenten Keimanlage zum genetisch festgelegten männlichen Phänotyp begonnen. Unter dem Einfluss von DHT werden so Prostata und die äußeren Geschlechtsorgane Penis und Scrotum herausgebildet.

Während in der ersten Hälfte der Schwangerschaft der mütterliche Organismus die Gonadotropine zur Stimulation der fetalen Leydig-Zellen beisteuert, übernimmt der fetale Organismus in der zweiten Hälfte zunehmend selbst diese Aufgaben. Das fetale Luteinisierende Hormon (LH) ist dann z. B. in der Lage, die fetalen Hoden zur Testosteronproduktion zu stimulieren. Um die Geburt sind die Serumtestosteronwerte des Neugeborenen sogar fast so hoch wie beim Erwachsenen. Sie sinken dann innerhalb des ersten halben Lebensjahres deutlich ab und sind bei männlichen wie weiblichen Säuglingen etwa gleich niedrig. Um das zehnte Lebensjahr beginnt dann die durch pulsatile Sekretionsmuster gekennzeichnete LH- und FSH-Produktion, die zur Pubertät in einen regelmäßigen Rhythmus übergeht, wie er beim erwachsenen Mann charakteristisch ist.

Der Hypothalamus gibt unter dem Einfluss kortikaler Neurotransmitter wie γ-Aminobutyrat, Katecholaminen und Endorphinen das Gonadotropin-Releasing-Hormon (GnRH) ab, das die Bildung und Freisetzung der Gonadotropine Luteinisierendes Hormon (LH) und Follikelstimulierendes Hormon (FSH) in der Hypophyse induziert. LH stimuliert in den testikulären Leydig-Zellen die Testosteronproduktion, FSH beeinflusst gemeinsam mit Testosteron die Spermatogenese in den Tubuli seminiferi.

GnRH wird zwar kontinuierlich, aber in altersabhängigen rhythmischen Pulsen vom Hypothalamus abgegeben. Beim erwachsenen Mann erfolgen diese Pulse in einem relativ festen Rhythmus von 90–120 Minuten. Dieser altersabhängige GnRH-Sekretionsrhythmus wird wiederum durch Androgene, Östrogene und Neurotransmitter angestossen bzw. moduliert. Durch exogene Reize kann die Freigabe der Neurotransmitter über den Cortex beeinflusst werden. Verändert sich dieser Rhythmus, ändert sich auch die Freigabe von GnRH und die Menge der von der nachgeschalteten Hypophyse abgegeben Mengen an LH und FSH. Produktion und Sekretion von Testosteron sind beim gesunden erwachsenen Mann durch einen typischen zirkadianen Rhythmus gekennzeichnet. Die höchsten Werte werden in den Morgenstunden, die um etwa 25 % geringeren niedrigsten Tageswerte dagegen am Abend erreicht.

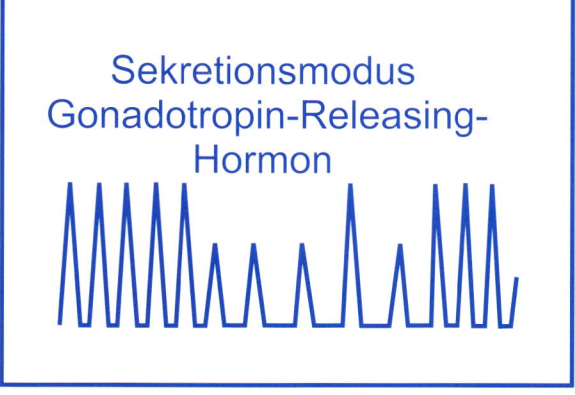

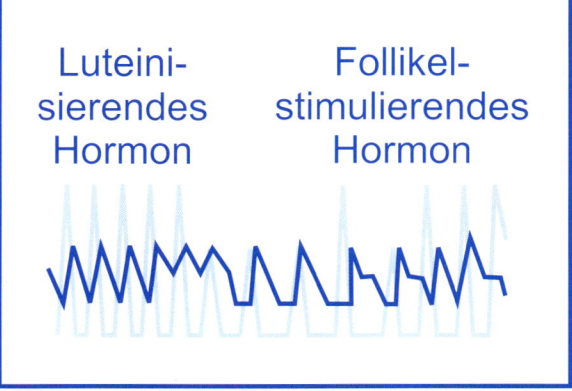

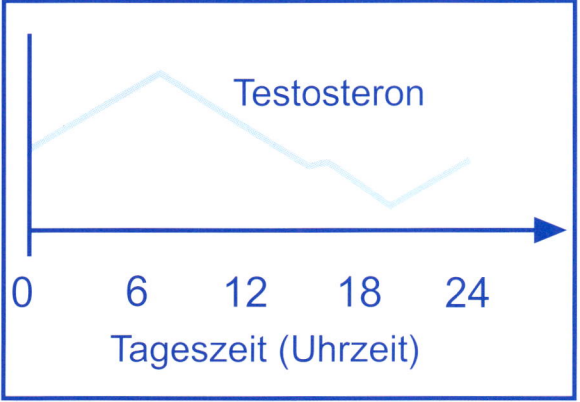

Abb. 24 Sekretionsmodus von GnRH, LH und FSH sowie der zirkadiane Rhythmus der Testosteron-Sekretion. Nach: Jochenhövel, Männlicher Hypogonadismus (1999).

Ein Anstieg von Testosteron im Serum bewirkt über einen negativen Rückkopplungsmechanismus eine Drosselung der Produktion und Sekretion von GnRH und den Gonadotropinen LH und FSH. Östrogen bewirkt, wenn auch etwas schwächer, eine ebenso negative Rückkopplung und bremst damit auch die Bereitstellung von GnRH, LH und FSH.

Literatur

1. Bagatell C, Bremner W: Testosterone in health and disease. Organon magazine on women & health (1999) 3:16–22

2. Jockenhövel F: Männlicher Hypogonadismus – Aktuelle Aspekte der Androgensubstitution. Uni-Med, Bremen (1999)

3. Kirby RS, Christmas TJ: Benigne Prostata-Hyperplasie. Mosby-Wolfe, London (1997)

4. Nieschlag E, Behre HM: Andrologie, Grundlagen und Klinik der reproduktiven Gesundheit des Mannes. Springer, Berlin (2000)

5. Nieschlag E, Behre HM: Testosterone – Action Deficiency Substitution. Springer, Berlin (1998)

6. Oddens B, Vermeulen A: Androgens and the aging male. The parthenons publishing group, New York (1996)

2.4 Testosteronwirkungen beim Mann

(D. Fahlenkamp)

Die Rolle des Androgenrezeptors

Testosteron wie auch die anderen Steroidhormone sind relativ niedrigmolekuläre Substanzen, die im Organismus die Rolle haben, Zellen zu spezifischen Proteinsynthesen anzuregen. Da aber jede Beeinflussung zellulärer Mechanismen auf der Ebene der Transskription der DNA geschieht, muss es einen Vermittler zwischen den Hormonen und dem relativ stabilen DNA-Molekül geben. Diese Rolle übernimmt der Androgenrezeptor.

Die biologischen Wirkungen des Testosterons bzw. seiner Abbauprodukte DHT und Östradiol in den Zielorganen sind also an das Vorhandensein und die Wirksamkeit eines spezifischen Polypeptides, des sogenannten Androgenrezeptors, gebunden. Nach Diffusion von Testosteron in die entsprechende Empfängerzelle wird das Hormon direkt oder entsprechend des organspezifischen Enzymbestandes erst nach Reduktion in DHT oder Östradiol an den Androgenrezeptor gebunden. Durch die Konjugation mit dem Steroid wird der Androgenrezeptor dermaßen konfirmiert, dass er nun in der Lage ist, sich mit der DNA in den Zellen des Zielorgans zu verbinden. Diese Bindung induziert auch die für das Zielorgan spezifischen intrazellulären Stoffwechselvorgänge. Ob das Vorhandensein der Androgenrezeptoren an gemeinsame Zelltypen oder durch völlig unterschiedliche Zellen gebunden ist, ist zur Zeit noch unklar. Es scheint jedenfalls so, dass in nahezu jedem Gewebetyp Androgenrezeptoren vorhanden sind, nur eben in unterschiedlichem Ausmaß.

Vor allem in den androgenabhängigen Organen wie den Muskeln, der Prostata oder den äußeren Geschlechtsorganen sind die Androgenrezeptoren in besonders großer Zahl vorhanden. Die Ausprägung der Androgenrezeptoren in den verschiedenen Geweben ist neben dem Zelltypus vor allem vom Alter des Organismus abhängig.

In Abhängigkeit vom Lebenalter stehen die verschiedenen spezifischen „Hauptwirkungen" des Testosterons im Vordergrund:

→ Embryonal- und Fetalzeit: sexuelle Differenzierung und Entwicklung der Geschlechtsorgane

→ Pubertät: Herausbildung der sekundären Geschlechtsmerkmale

→ Erwachsenenalter: männliche Sexualfunktionen und anabole Wirkungen

Mit der Befruchtung der weiblichen Eizelle durch die männliche Samenzelle ist der Genotyp chromosomal festgelegt. Die äußeren Genitalien bleiben jedoch zunächst bis zur 8. Lebenswoche vollkommen identisch ausgebildet. Selbst die Anlagen der Gonaden und der Keimleiter sind bis zu diesem Zeitpunkt bei beiden Geschlechtern noch gleich. Sie entwickeln sich erst unter hormoneller Einwirkung entsprechend ihrer im Genotyp festgelegten chromosomalen Fixierung weiter. Theoretisch kann also die sexuelle Differenzierung bis zu diesem Zeitpunkt bei entsprechender hormoneller Konstellation noch in beide Richtungen beeinflusst werden.

Die bei beiden Geschlechtern identisch angelegten Müller'schen und Wolff'schen Gangsysteme und der Sinus genitalis erfahren ab der 8. Lebenswoche ihre entscheidenden geschlechtstypischen Differenzierungen: Vereinfacht werden beim männlichen Geschlecht selektiv die Wolff'schen, beim weiblichen Geschlecht die Müller'schen Gänge in ihrem Wachstum gefördert. Umgekehrt gilt, dass das jeweils andere nicht geförderte Gangsystem weitgehend verkümmert und später nur noch in Rudimenten nachweisbar ist.

Beim männlichen Genotyp erfahren demnach alle im Wolff'schen Gangsystem angelegten Abkömmlinge ihre spezifische Differenzierung. Es werden Nebenhoden, Ductus deferens und Samenblase ausgeformt. Unter der Einwirkung von Testosteron, DHT und des Anti-Müllerian-Hormons erfahren diese Vorgänge ihre Induktion und Steuerung. Wenn aber z. B. das Anti-Müllerian-Hormon fehlt,

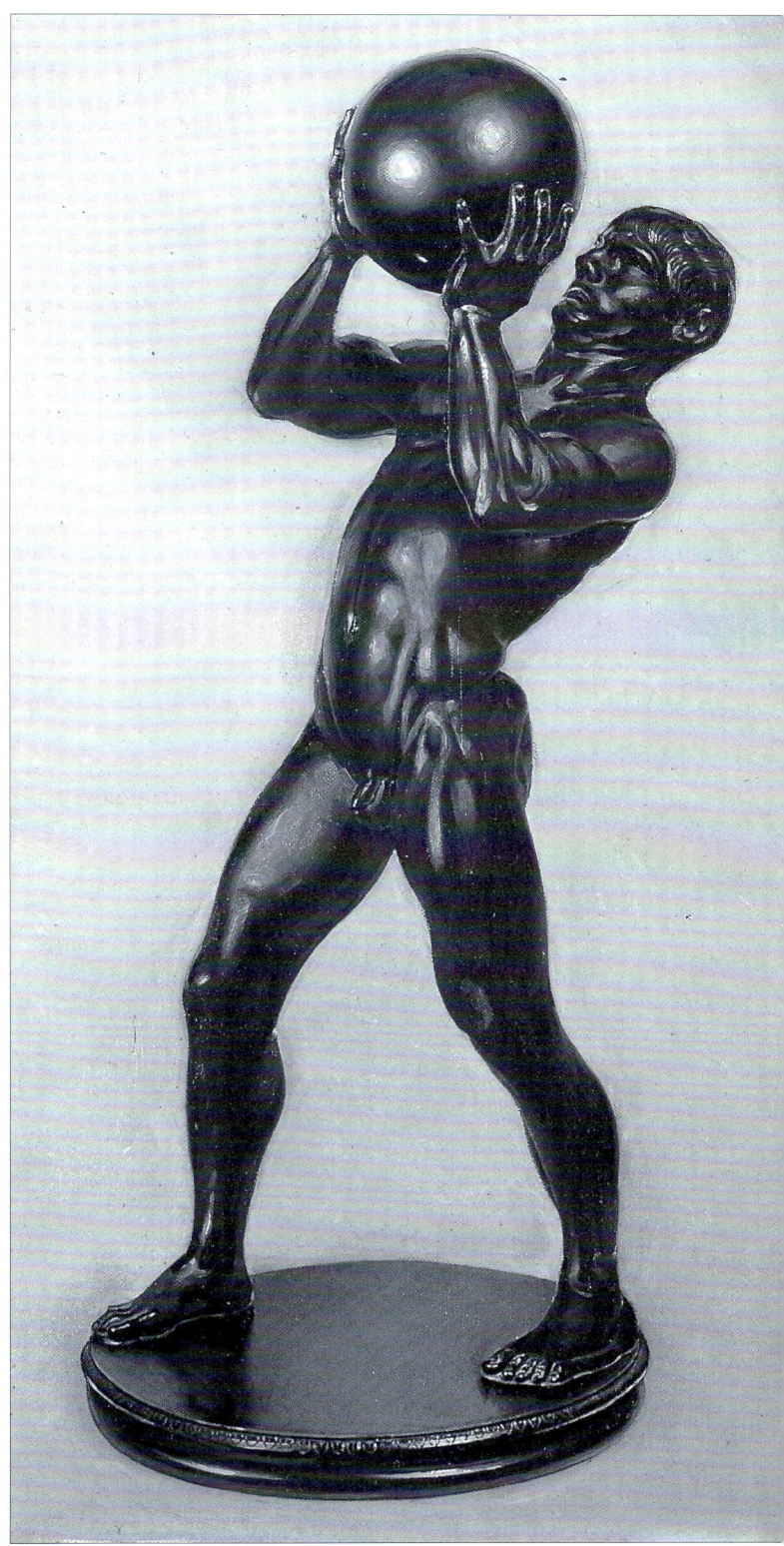

Abb. 25 nach Franz von Stuck, Athlet (1891/92)

entwickeln sich parallel zu den Derivaten des Wolff´schen Gangsystems (Nebenhoden, Ductus deferens und Samenblasen) auch noch Eileiter und Gebärmutter.

Aus dem bei beiden Geschlechtern zunächst identischen Genitalhöcker entwickeln sich beim männlichen Feten die Glans penis und das Corpus spongiosum, das auch die Urethralrinne, die spätere Harnröhre, umschließt.

Die Prostata entsteht im Sinus urogenitalis. Wenn diese erste „Formung" der Geschlechtsorgane, die sexuelle Differenzierung, etwa um die 14. Schwangerschaftswoche abgeschlossen ist, erfolgt unter weiterem Testosteroneinfluss das Größenwachstum der nun präformierten männlichen Geschlechtsorgane. Zu diesem Zeitpunkt erreicht die fetale Testosteronproduktion auch ihren Höhepunkt. Sie nimmt dann aber im weiteren Verlauf der Schwangerschaft wieder ab. Kommt es zu diesem Zeitpunkt zu hormonellen Störungen, die die Androgenwirkung schwächen, resultieren verschiedene Entwicklungshemmungen oder „Missbildungen".

Herausbildung der sekundären Geschlechtsmerkmale in der Pubertät

Zum Zeitpunkt der Geburt sind die Serumtestosteronwerte des männlichen Neugeborenen etwa so hoch wie beim Erwachsenen. Sie fallen dann aber innerhalb der ersten Woche stark ab und steigen noch einmal gegen Ende des zweiten Lebens-

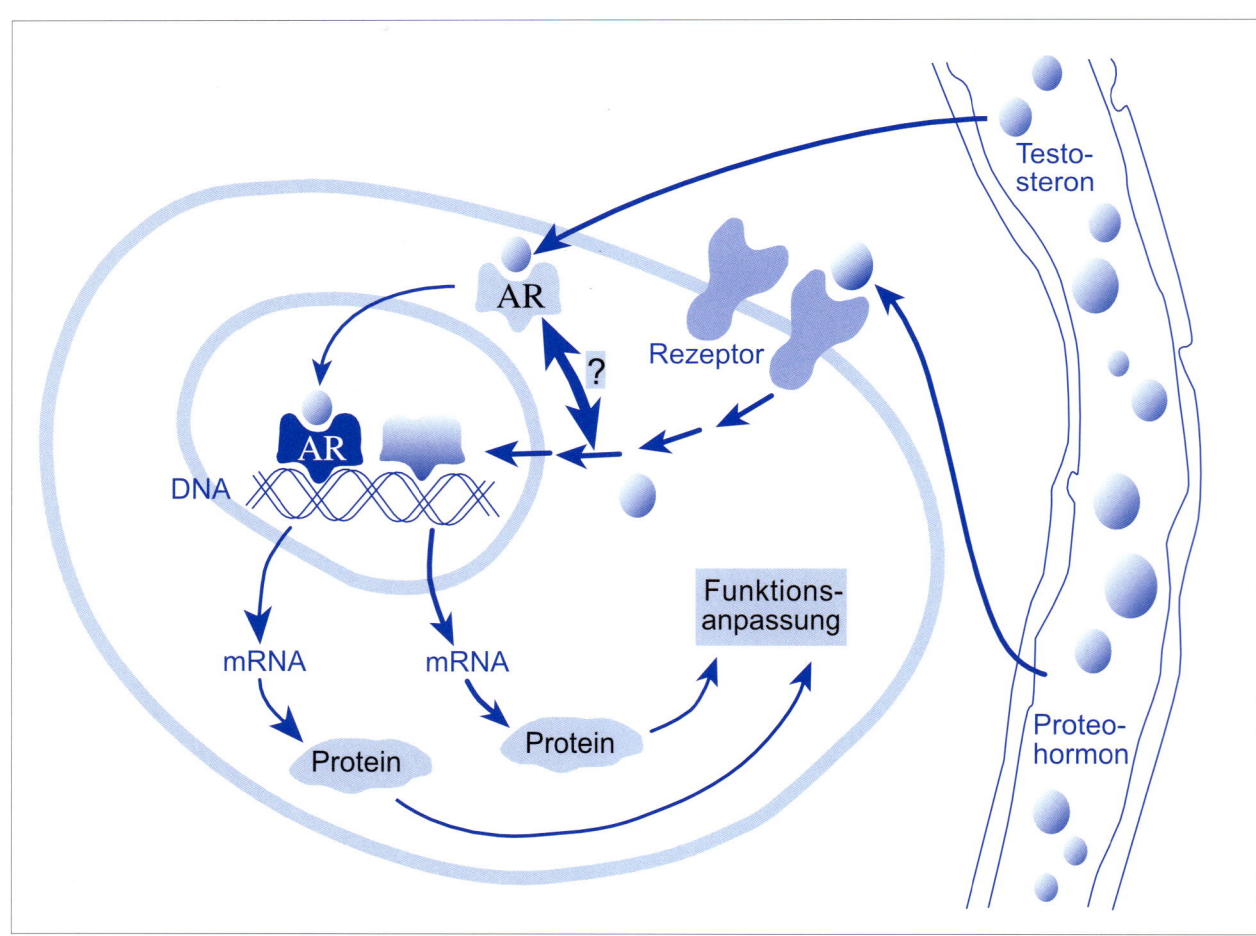

Abb. 26 Die Rolle des Androgenrezeptor (AR) als Vermittler der Hormonbotschaft an die zelluläre DNA. Modifiziert nach:Report aus der endokrionolgischen Forschung – Spezial (Sep. 1998).

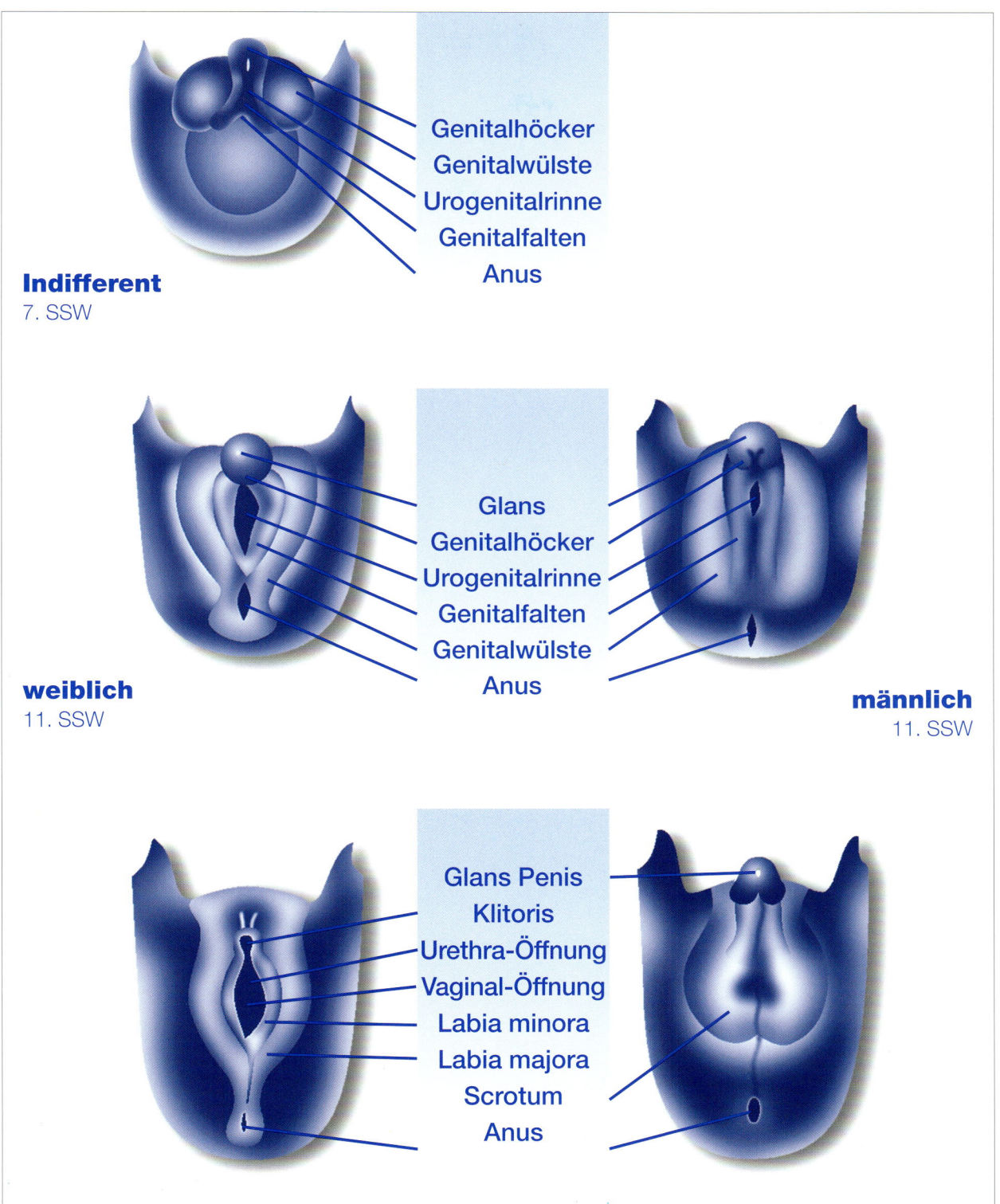

Indifferent
7. SSW

Genitalhöcker
Genitalwülste
Urogenitalrinne
Genitalfalten
Anus

weiblich
11. SSW

Glans
Genitalhöcker
Urogenitalrinne
Genitalfalten
Genitalwülste
Anus

männlich
11. SSW

Glans Penis
Klitoris
Urethra-Öffnung
Vaginal-Öffnung
Labia minora
Labia majora
Scrotum
Anus

Abb. 27 Fetale Differenzierung der äußeren Genitalien nach der 8. Schwangerschaftswoche aus dem zunächst noch indifferenten Geschlechtshöcker. Nach: Jochenhövel, Männlicher Hypogonadismus (1999).

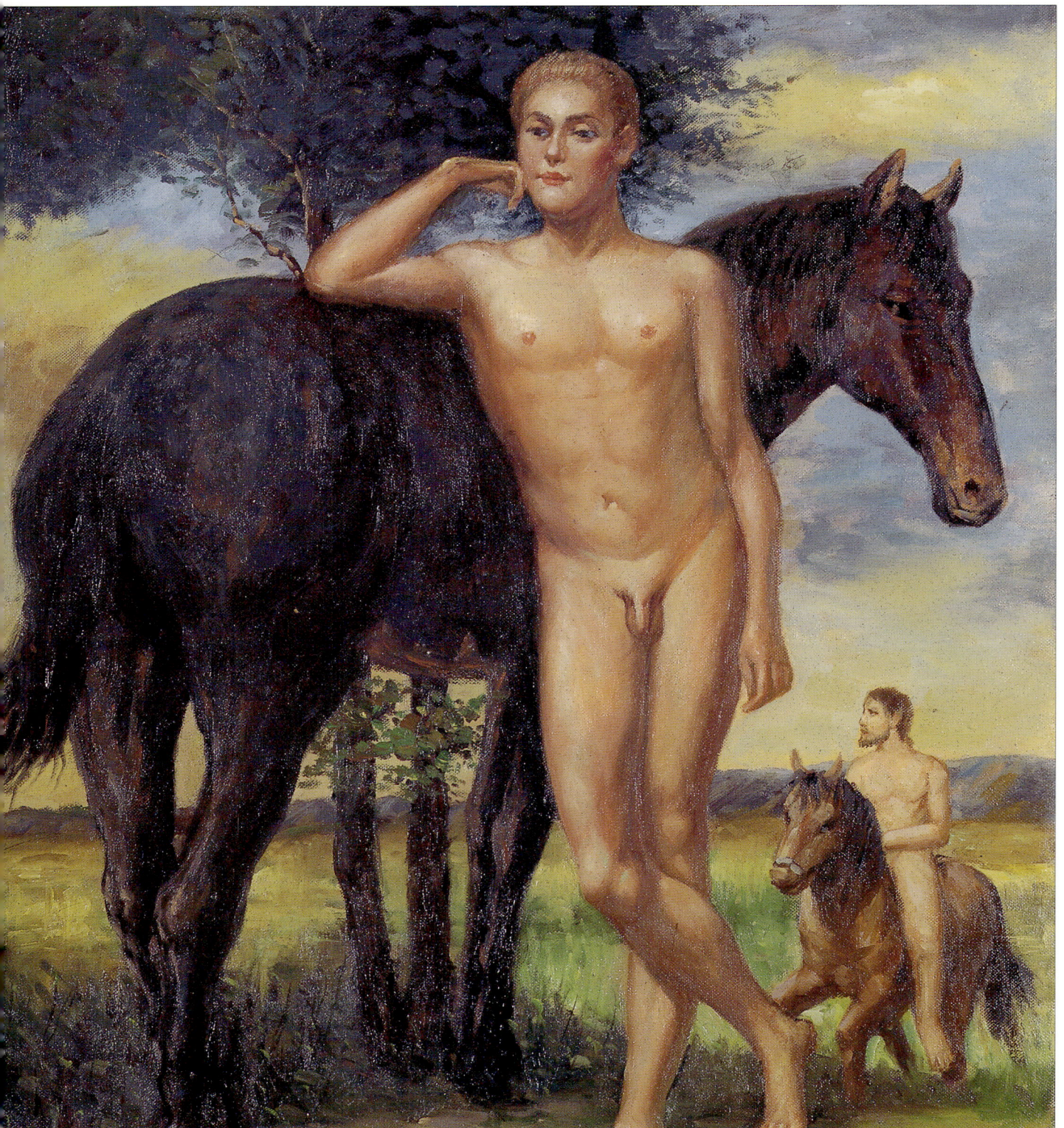

Abb. 28 nach Arthur Volkmann, Jüngling mit Pferd (1901)

monates auf ein hohes Niveau. Dann erfolgt erneut ein kontinuierlicher Abfall bis zum Ende des sechsten Lebensmonats. Auf diesem Niveau bleiben die Testosteronwerte dann bis etwa zum 7. Lebensjahr. Zwischen dem sechsten Lebensmonat und dem siebenten Lebensjahr sind die Serumtestosteronwerte bei beiden Geschlechtern etwa gleich hoch.

Im 7. Lebensjahr beginnt die Androgenproduktion der Nebenniere, was zu einem Anstieg der Testosteronwerte führt. Um das 10. Lebensjahr beginnt unter dem Einfluss von GnRH und der Gonadotropine, in erster Linie des LH, die Konzentration von Testosteron beim Knaben zu steigen.

Bis heute ist nicht vollkommen geklärt, welcher Mechanismus genau den Beginn der Pubertät auslöst. Es wird vermutet, dass ein im Fettgewebe gebildetes Hormon eine entscheidende Rolle spielt.

Die in der Pubertät beginnende pulsatile Sekretion von GnRH bewirkt die Produktion und Sekretion von LH und FSH, die zunehmend die Testosteronproduktion der Hoden stimuliert. Unter dem Einfluss der höheren Testosteronserumspiegel beginnen Hoden, Scrotum und Penis zu wachsen. Etwas später setzt die Entwicklung der Schambehaarung ein. Die Pubertätsentwicklung dauert unterschiedlich lange. Vom beginnenden Wachstum der äußeren Geschlechtsorgane Penis, Hoden und Scrotum bis zur vollen Ausprägung der Schambehaarung nimmt sie einen Zeitraum von vier bis fünf Jahren in Anspruch.

Das Wachstum der äußeren Genitalien erfolgt in der Embryonalphase streng DHT- abhängig. Sowohl ein Mangel an Testosteron als auch an 5α-Reduktase können zu Wachstumsstörungen führen, die sich klinisch bis zum intersexuellen Genitale auswirken können. Während der Pubertät erfolgen Wachstumsschübe von Hoden, Nebenhoden und Penis. Der Penis erreicht in dieser Phase seine endgültige Größe. Weder ein Androgenmangel noch zusätzliche Gaben von Testosteron können nach abgeschlossener Pubertät zu einer Größenänderung des Penis führen. Die Hoden können dagegen unter zusätzlicher Testosterontherapie deutlich an Größe

abnehmen. Den gleichen Effekt erzielen auch Östrogengaben. Supraphysiologische Testosterongaben und Östrogenzufuhr führen zur Inaktivitätsatrophie des Hodengewebes.

Wirkung von Testosteron auf das ZNS – Kognitive Funktion und Psyche

Die Wirkungen von Testosteron auf die zentralnervöse Steuerung, auf kognitive Funktionen und die Stimmung beschreiben neben den Gedächtnis- und Lernfähigkeiten in erster Linie die als spezifisch männlichen geltenden psychischen Verhaltensmuster des erwachsenen Mannes. Testosteron hat ausgeprägte psychotrope Wirkungen. Es gibt eine eindeutige Korrelation zwischen normalen Androgenspiegeln und solchen Parametern wie allgemeine Stimmungslage, geistige und körperliche Aktivität sowie Lern- und Leistungsfähigkeit und sexuelle Aktivität. Nachlassende Kraft, Antriebsschwäche, depressive Verstimmungen, nachlassende Libido und verminderte sexuelle Aktivität sind häufig vergesellschaftet mit niedrigen Testosteronspiegeln.

Schon in der fetalen und neonatalen und verstärkt dann in der präpubertalen Phase lassen sich spezifische testosteronabhängige Einflüsse nachweisen. Testosteron hat offenbar auch erhebliche Einflüsse auf die pränatale Hirnentwicklung, insbesondere die neurale Organisation des Gehirns. Gemeinsam mit DHT wirkt es auf verschiedene Strukturen des zentralen Nervensystems. Dabei sind die entsprechenden Rezeptoren nicht gleichmäßig über die verschiedenen Hirnabschnitte verteilt, sondern in bestimmten anatomischen Strukturen konzentriert. Untersuchungen an männlichen Säugetieren zeigten, dass es geschlechtsabhängige Unterschiede in der Entwicklung spezieller Hirnabschnitte gibt. Insbesondere im Bereich des Hypothalamus, Hippokampus und im limbischen System konnte eine starke Sexualsteroidabhängigkeit nachgewiesen werden. Diese Gehirnstrukturen erfahren eine besondere Entwicklung mit dem Beginn der Pubertät und sind geschlechtstypisch ausgeprägt. Eigenschaften wie Aggressivität, Sexualverhalten und körperliche Aktivität sind offenbar in weiten Bereichen androgenabhängig und werden mit diesen Hirnabschnitten verbunden.

Es ist bekannt, dass in den ersten Kinderjahren bis zum Beginn der Pubertät Mädchen gegenüber Jungen in verschiedenen Eigenschaften deutliche Vorteile aufweisen. Dazu gehören solche Eigenschaften

Wahrnehmung und in mathematischen Fähigkeiten Vorteile gegenüber Mädchen auf. Auch Eigenschaften wie Durchhaltevermögen und Initiativentwicklung sind bei Jungen stärker ausgeprägt.

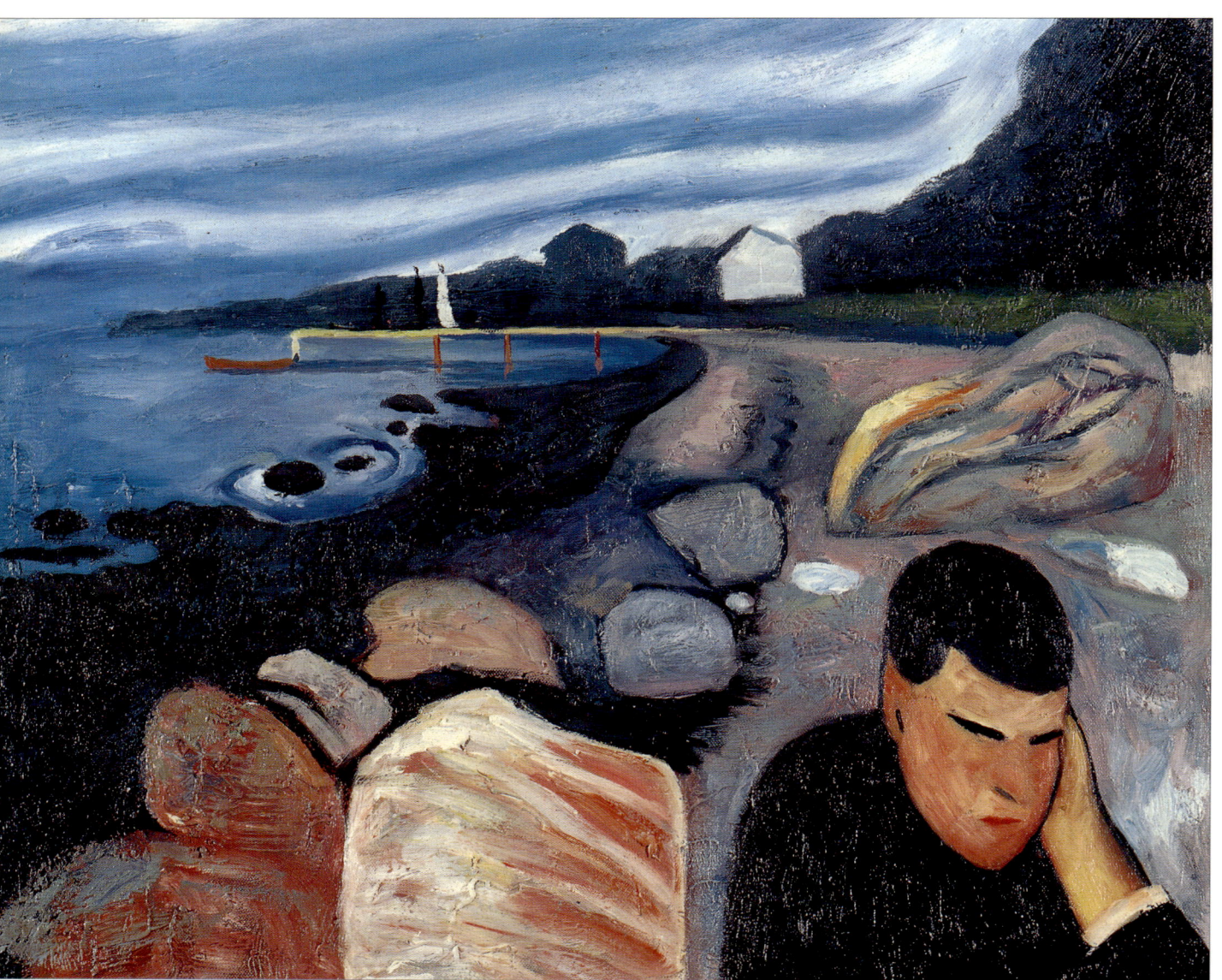

Abb. 29 nach Edvard Munch, Melancholie (1891–92)

wie die Fähigkeit, sich verbal auszudrücken, die Wortgeschwindigkeit, die Sprachgewandtheit und die allgemeine Wahrnehmungsgeschwindigkeit. Jungen weisen dagegen zumeist in nonverbalen, handwerklichen Eigenschaften, in der räumlichen

Andererseits spielen beim Menschen im Gegensatz zu anderen Säugern Einflüsse der psychischen und psychologischen Entwicklung sowie der Sozialisation eine entscheidende und mit zunehmendem Alter größere Rolle. Sie können das Verhalten nachhaltig beeinflussen und somit eine androgen fixierte Prägung unterdrücken. Typische Testosteronwirkungen auf das männliche Sexualverhalten sind vor allem die Entwicklung und Unterhaltung des sexu-

zahlreichen Studien gut untersucht und lassen sich mit Testosterongaben provozieren. Die immer noch weit verbreitete Ansicht, das die erektile Potenz testosteronabhängig ist, stimmt dagegen nur sehr

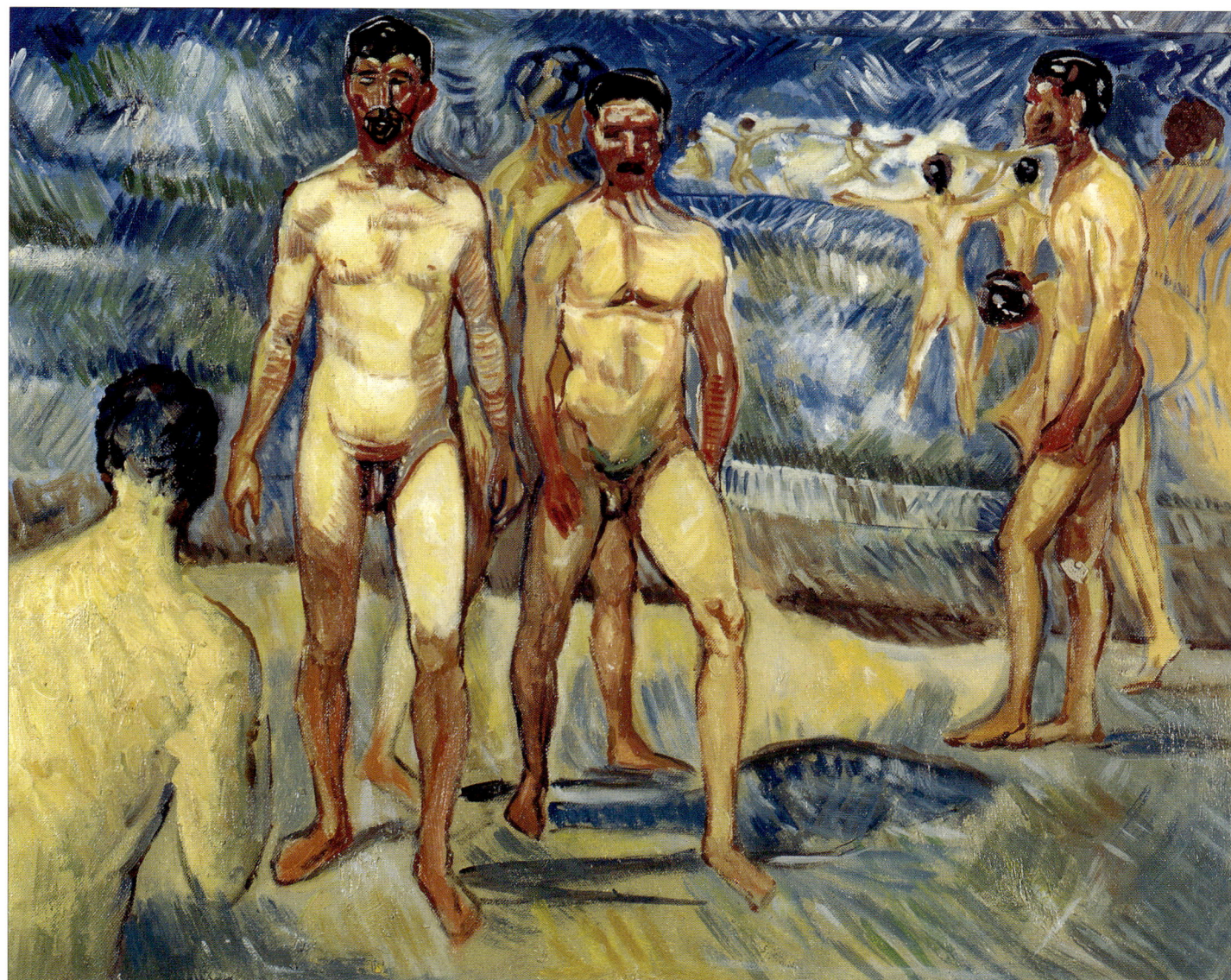

Abb. 30 nach Edvard Munch, Männer am Strand (1907)

ellen Interesses und sexueller Phantasien, der sexuellen Erregung, das Enstehen spontaner Erektionen, Erzeugung der Ejakulation und das Zustandekommen eines Orgasmus. Alle diese zentralnervös gesteuerten Verhaltensmuster sind in

eingeschränkt. Testosteron beeinflusst über die zentralnervöse Steuerung zwar die Libido, ist aber für die erektile Potenz nur von untergeordneter Bedeutung.

Muskulatur und Knochenstoffwechsel

Testosteron wirkt direkt auf die Muskeln durch Stimulation der Proteinsynthese in den Muskelfasern. Diese Wirkung ist zumindest unter physiologischen Bedingungen an das Vorhandensein von Androgenrezeptoren gebunden. Ob daneben auch androgenrezeptorunabhängige, durch supraphysiologische Dosen von Testosteron induzierte Wirkungen möglich sind, ist bis heute nicht zweifelsfrei geklärt.

An der Muskulatur ist ein spezieller insulinartiger Wachstumsfaktor, ein Mediator von Wachstumsprozessen, der die Produktion von Muskelproteinen stimuliert. Er ist auch rezeptorgebunden und wirkt direkt dem katabolen Effekt von Glukokortikoiden entgegen. Testosteron stimuliert diesen Wachstumsfaktor.

Der androgene Effekt des Testosterons auf das Muskelgewebe wird ausschließlich durch eine Hypertrophie der vorhandenen Muskelfasern erreicht, nicht durch eine Zunahme der absoluten Zahl an Muskelfasern. Nicht zuletzt zahlreiche sportwissenschaftliche Untersuchungen konnten belegen, dass eine Hyperplasie offenbar nicht stattfindet. Die Zunahme der Muskelmasse ist signifikant dosisabhängig und fand und findet in Vergangenheit und Gegenwart weitverbreitete missbräuchliche Anwendung in der Body-Builder-Szene, im Kraftsport und inzwischen auch im Leistungssport.

Bis zur Pubertät haben Knaben und Mädchen eine zunächst relativ gleiche Zusammmensetzung der Körpermasse. Insbesondere das Verhältnis Fett zu Muskelmasse weist keine wesentlichen Unterschiede auf. Mit der Pubertät verschieben sich dann die Verhältnisse geschlechtsabhängig: Die für das männliche Geschlecht typische Zunahme der Muskelmasse ist Ausdruck der nun verstärkt einsetzenden anabolen Wirkung des Testosterons auf das Zielorgan Muskel. Bei Frauen verschiebt dagegen die mit der Pubertät beginnende dominierende Östrogenwirkung die Relation in Richtung Fettgewebszuwachs.

Obwohl in den letzten zwei Jahrzehnten viele Fragen bezüglich des Knochenstoffwechsels geklärt werden konnten, gibt es immer noch viele unklare Details der direkten steroidalen Hormonwirkung. Ein großer Teil der physiologischen Vorgänge bei Gesunden konnten dabei durch Untersuchungen an Patienten mit Knochenstoffwechselstörungen geklärt werden. Seit langem ist bekannt, dass sowohl Testosteron als auch Östrogen anabole Wirkungen auf die Knochen haben.

Diese Wirkungen sind gekennzeichnet durch eine unmittelbare hormonelle Unterstützung der knochenaufbauenden Zellen, der Osteoblasten. Die direkte Wirkung von Testosteron ist dabei beim Mann von untergeordneter Bedeutung, da es in erster Linie als Lieferant des Abbauproduktes Östradiol in Erscheinung tritt. Östradiol ist dann auch der entscheidende Stimulator des Knochengewebes. So befinden sich auch entschieden mehr Östrogen- als Androgenrezeptoren im Knochengewebe.

Die Verstoffwechselung des Testosterons erfolgt direkt vor Ort in den Osteoblasten. Diese sind mit dem Enzym Aromatase ausgestattet, das sie in die Lage setzt, genügend Östradiol aus Testosteron zu bilden. Knochenresorptives Interleukin 1 und Prostaglandin E2 werden dabei von Testosteron gehemmt. Die direkte Wirkung des Testosterons beschränkt sich aber vor allem auf die Hemmung der knochenabbauenden Zellen, der Osteoklasten.

Während der Pubertät kommt es beim männlichen Jugendlichen durch die steigenden Testosteronkonzentrationen im Blut zu einem vermehrten Längenwachstum der Knochen, der mit dem Epiphysenabschluss seinen Abschluss findet. In dieser Phase werden die Androgenrezeptoren insbesondere in den hypertrophen Chondrozyten der Wachstumsplatten exprimiert. Die Dauer und Ausprägung dieses Prozesses ist von der zur Verfügung stehenden Testosteronmenge abhängig. Sind die Testosteronmengen im Serum relativ niedrig, wird das Knochenwachstum fortgesetzt und der Epiphysenschluss bleibt zunächst aus.

Testosteron wirkt sowohl direkt auf die Osteoblasten, stimuliert aber auch die Ausschüttung des somatotropen Hormons (STH), das selbst in den Knochenstoffwechel eingreift. Der vollständige Mechanismus der androgenen Effekte auf die Knochendichte ist zwar nicht vollständig geklärt, es gibt aber eindeutige Hinweise, dass er auch über androgenbindende Rezeptoren vermittelt wird. Auch in den Osteoblasten konnten spezifische Androgenrezeptoren nachgewiesen werden, die nach Bindung des Testosterons deren knochenaufbauende Wirkung stimulieren. Daneben gibt es Hinweise, dass Testosteron in den Kalziumstoffwechsel durch Aktivierung von Calcitonin und Vitamin D eingreift.

Der Aufbau der verschiedenen Knochen verläuft in zwar grundsätzlich in gleicher Weise hormonabhängig, aber keineswegs zeitgleich. So endet der Knochenaufbau der für das Längenwachstum verantwortlichen langen Röhrenknochen etwa mit dem 25. Lebensjahr, während der Aufbau der Wirbelsäulenknochen erst zwischen dem 30. und 35. Lebensjahr seinen Abschluss findet.

Das testosteronabhängige männliche Kehlkopfwachstum führt zu einer Verlängerung der Stimmbänder, die für den in der Pubertät typisch männlichen Stimmbruch verantwortlich ist. Die einmal erreichte, zumeist eine Oktave tiefere männliche Stimmlage ist irreversibel. Bei den zwischen dem 16. und 18. Jahrhundert berühmten Kastratensängern wurden vor Einsetzen des Stimmbruches die Hoden entfernt, um die knabenhafte Sopran- oder Altstimme zu erhalten. Ein nach der Pubertät einsetzender Testosteronabfall kann zumindest die Stimmlage nicht mehr beeinflussen.

Umgekehrt kann bei Männern mit verspätetem Einsetzen der Pubertät, einer Pubertas tarda, auch noch in späteren Alter durch gezielte Testosteronapplikation ein Kehlkopfwachstum mit konsekutiver Stimmlagenänderung erreicht werden.

Auf das Knochenmark wirken Testosteron als auch DHT direkt durch eine Stimulation der Erythropoese. Indirekt wird durch die Stimulation der Erythropoetinproduktion in den Nieren die Funktion des Knochenmarks unterstützt. Die direkte Testosteron- und DHT-Einwirkung auf die Erythropoese findet auch ihren klinischen Niederschlag in den höheren Hämoglobinspiegeln des Mannes gegenüber der Frau.

Fettstoffwechsel

Die Einflüsse der Geschlechtshormone auf den Fettstoffwechsel sind zwar seit langen bekannt. Trotzdem gibt es noch viele Unklarheiten, insbesondere was die androgenen Wirkungen des Testosterons auf den Lipistoffwechsel angeht.

Bis zur Pubertät gibt es zwischen Jungen und Mädchen keinen Unterschied im Serum-Lipidspiegel und Lipoproteinspiegel. Mit Einsetzen der Pubertät fällt bei Jungen jedoch das High-Density-Lipoprotein (HDL)-Cholesterin ab und Low-Density-Lipoprotein (LDL)-Cholesterin und Triglyzeride steigen an. Triglyzeride und LDL-Cholesterin werden als zwei Schlüsselsubstanzen bei der Entstehung der Atherosklerose angesehen. Mit Absinken des Testosteronspiegels beim Mann steigt ab dem 50. Lebensjahr das HDL-Cholesterin dann wieder an. Das Absinken von HDL-Cholesterin mit der Pubertät wird durch die von Testosteron initiierte Aktivitätssteigerung der Triglyzerid-Lipase in der Leber gefördert.

Bei Frauen in der Postmenopause bleiben die HDL-Cholesterinspiegel unverändert, während die LDL-Cholesterine signifikant steigen und mit einer höheren Rate an koronaren Herzkrankheiten korreliert sind.

Bei Männern konnten bisher keine sicheren Beziehung zwischen verschiedenen endogenen Testosteronspiegeln und der Häufigkeit von Myokardinfarkten aufgezeigt werden.

Testosterongaben führen bei hypogonadalen und adipösen Männern zu einer Abnahme des Körperfettgehaltes und Zunahme der Muskelmasse. In einer placebo-kontrollierten Kurzzeit-Studie mit 23 adipösen Männern konnte gezeigt werden, dass in der mit Testosteron behandelten Gruppe eine Abnahme des Körperfettes resultierte. Die Insulin-Resistenz, der Serum-Glucose-Spiegel und der diastolische Blutdruck nahmen ebenfalls signifikant in der Testosterongruppe ab. Der Mechanismus wird vor allem durch eine Mobilisation des Viszeralfettes erklärt, der auch computertomografisch nachgewiesen werden konnte. Die Autoren gehen von einem positiven Effekt einer Testosteronsubstitution aus, die ähnlich den postiven Effekten der Östrogentherapie bei postmenopausalen Frauen ist.

Andere Untersuchungen zeigten, dass mit einer GnRH-Applikation zur Unterdrückung der Testosteronproduktion bei jungen Männern ein 20 %-iger Anstieg des Serum-HDL-Cholesterins hervorgerufen wurde.

In einer anderen 4-Jahres-Studie wurden ältere Männer mit wöchentlichen Applikationen von 25 mg Testosteroncipionat i. m. behandelt. Es konnten wider Erwarten keine signifikanten Änderungen von HDL-, LDL- und Gesamtcholesterin nachgewiesen werden.

Es gibt aber inzwischen auch einige prospektive Langzeit-Untersuchungen mit Männern, bei denen unter gezielter Gabe von Testosteronpräparaten unabhängig von anderen vorhandenen Risikofaktoren eine Senkung der Infarkthäufigkeit erreicht werden konnte. Erklärt wird das unter anderem dadurch, dass durch Testosteronsubstitution ein nützlicher Effekt auf den Lipidstoffwechsel resultiert, der vor allem zu einem Rückgang des Gesamtcholesterols und der für die Atheroskleroseentstehung wichtigen Fraktionen des LDL-Cholesterols führt. Keine signifikanten Änderungen konnten dagegen bei den HDL-Cholesterinen nachgewiesen werden, denen eine protektive Wirkung der Atherosklerose zugeschrieben wird.

Vorliegende Daten inzwischen zwar zahlreicher, aber zumeist nur kurzzeitig angelegter Studien lassen derzeit nur den Schluss zu, dass die Erkenntnisse allenfalls sehr widersprüchlich sind. Weitere intensive Forschungen sind nötig, um den zweifellos engen Zusammenhang zwischen Testosteron, Östrogen und Fettstoffwechsel zu klären. Hier liegt möglicherweise einer der entscheidenden Schlüssel zur Klärung der Fragen, warum Männer signifikant häufiger Atherosklerose ausbilden und mit einer um etwa 7 Jahre kürzeren Lebenserwartung belastet sind.

Haut und Haare

Die Aktivität der Talgdrüsen wird durch Testosteron und wahrscheinlich auch DHT stimuliert. Auffälligstes Zeichen ist die in der Pubertät bei fast allen Jugendlichen auftretende Akne vulgaris. Sie ist auf das in diesem Zeitabschnitt verstärkte Wachsen der Talgdrüsen mit vermehrter Sebumproduktion zurückzuführen. Besonders im Gesicht-, Rücken- und Brustbereich sind diese Erscheinungen ausgeprägt. Lässt die Sebumproduktion dann mit dem Alter nach, resultiert eine trockene und mechanischer Beanspruchung gegenüber weniger widerstandsfähige Haut.

Die Haarfollikel zeichnen sich durch eine besondere Androgensensitivität aus. Sowohl Androgen als auch DHT wirken auf die Haarentwicklung und die Erhaltung des Haarstatus. Insbesondere im Achselbereich und in der Schamgegend, etwas weniger ausgeprägt im Gesichtsbereich und frontotemporalen Kopfbereich vieler Männer, ist eine lokale Häufung von Androgenrezeptoren mit hohem Enzymbestand an 5α-Reduktase nachzuweisen. Die Folge ist, dass an diesen Körperteilen unter dem in der Pubertät einsetzenden Testosteronanstieg das Haarwachstum angeregt wird. Das Wachstum der Barthaare, der oberen Schamhaare sowie der Haare im Brustbereich benötigen wegen eines dort geringeren 5α-Reduktasebestandes wesentlich höhere Testosteronspiegel.

Der typische männliche Haarverlust vor allem im frontotemporalen Kopfbereich ist neben genetischen Faktoren und der lokalen Häufung von 5α-Reduktase der konsequente Ausdruck eines normalen Androgenspiegels. Bei Männern, die einen sehr hohen lokalen Enzymbestand an 5α-Reduktase haben, ist die Glatzenbildung entsprechend ausgeprägter. Eunuchen oder Männer mit ausgeprägtem langerwährendem Hypogonadismus weisen demgegenüber keine Glatzenbildung auf.

Brustdrüse

Die Brustdrüse ist zwar bei beiden Geschlechtern gleich angelegt, ihre geschlechtstypische Ausbildung erfolgt jedoch unter Einwirkung der Sexualsteroide verschieden.

So erfahren die Brustdrüsen wie andere hormonabhängige Organe auch, in bestimmten Phasen des Alters Entwicklungsschübe, die beim Knaben oder jungen Mann als physiologische Gynäkomastie in Erscheinung treten können. Schon unmittelbar nach der Geburt kann, durch maternale Östrogene stimuliert, eine sichtbare und palpable Vergrößerung der Brustdrüse resultieren. Sie besteht meist nur kurze Zeit nach der Geburt und bildet sich selbständig zurück.

Je nachdem, ob die Östrogen- oder Androgen-Einwirkung überwiegt, wird der Drüsenkörper mit Pubertätsbeginn weiter ausgebildet oder nicht. Die Dominanz der Androgene beim männlichen Geschlecht lässt die Brustdrüse in relativ unterentwickeltem Status verharren. Bei 40 % der männlichen Jugendlichen ist jedoch auch ein geringer und oft auch palpabler Drüsenzuwachs nachzuweisen, der sich ebenfalls innerhalb eines Jahres spontan zurückbildet.

Männer nach dem 50. Lebensjahr können ebenfalls, bedingt durch ein relatives mehr an Östrogen eine geringe Gynäkomastie entwickeln. Sie hängt letztlich von der Relation Androgen zu Östrogen ab. Auch verschiedene Medikamente, die dieses Verhältnis beeinflussen, z. B. durch Wirkung auf endokrine Organe oder die Leber, können dabei ursächlich sein.

Das hormonelle Übergewicht des Testosterons gegenüber Östrogen beträgt beim Mann etwa 300:1. Ist dieses Übergewicht weniger ausgeprägt oder verschiebt es sich zuungunsten der Androgene, kann sich auch beim Mann im Prinzip in jedem Alter der Brustdrüsenkörper noch entwickeln.

Leber

Auch die Wirkung von Testosteron und DHT auf die Leber ist an das Vorhandensein von Androgen-

rezeptoren gebunden. Die Funktionsweise der Leberzellen wird dabei in Abhängigkeit vom Serumspiegel des Testosterons beeinflusst. Klinisch relevant ist dieser Tatbestand bei der Dosisfindung bestimmter Medikamente. Wird gleichzeitig Testosteron gegeben, kann der Abbau dieser Medikamente beschleunigt werden, so dass die Dosis angepasst werden muss.

Placebokontrollierte Untersuchungen an Patienten mit schwerer Steatosis Hepatis und Leberzirrhose zeigten, dass unter Behandlung mit Testosteronderivaten die Leberfunktion gebessert werden konnte.

Östrogene und die Androgene Testosteron und DHT wirken zumeist antagonistisch auf die Funktion der Leber. Während Testosteron die Produktion von SHBG bremst, wird diese durch Östrogen gefördert.

In Versuchen an Ratten konnte ein geschlechtsspezifischer Unterschied in der Wirkung von Dehydroepiandrosteron auf die Leberzellen nachgewiesen werden.

Während in niedrigen Dosen, die therapeutischen Äquivalenten bei Menschen entsprechen, ein antikarzinogener Effekt auf die Leberzelle beobachtet wurde, schlägt dieser Effekt in das Gegenteil um, wenn höhere Dosen verabreicht wurden. Bei weiblichen Spezies waren diese Effekte mit signifikant niedrigeren Dosen zu erreichen. Erklärt werden diese Effekte durch die Beeinflussung der Proliferation von Peroxisomen, die zu einer Veränderung der Lipid Peroxidation in den Leberzellen führt.

Die geschlechtsspezifischen Unterschiede bezüglich der Leberfunktion schlagen sich auch in unterschiedlichen Serumwerten für Leberenzyme ALAT, ASAT etc. nieder.

Prostata

Die Prostata ist eine akzessorische Geschlechtsdrüse, die sich direkt unter der Harnblase befindet und den proximalen Teil der Harnröhre umschließt. Sie setzt sich aus einem peripheren und einem zentralen Bereich zusammen. Diese beiden Bereiche sind offenbar unterschiedlicher embryologischer Herkunft. Sie sind beim erwachsenen Mann aber eng miteinander verschmolzen und makroskopisch kaum voneinander zu trennen. Die durch die Prostata verlaufende Harnröhre nimmt deren Ausführungsgänge auf und teilt die Drüse in einen anterioren, fibromuskulären und in einen posterioren, glandulären Bereich.

Die fetale Morphogenese der Prostata geschieht unter androgenem Einfluss von Testosteron und seines aktiven Metaboliten DHT. Sie ist im Sinus urogenitalis angelegt und beginnt nach der Teilung der primitiven Kloake etwa in der 12. Schwangerschaftswoche zu wachsen. Der größte Teil der Prostata ist mesenchymalen Ursprungs und wird auch der Hauptzielort der Testosteron- bzw. DHT-Wirkung. Die intraprostatischen Anteile der Samenleiter und der Ductus ejaculatorii und wahrscheinlich auch der zentrale Bereich der Prostata entwickeln sich dagegen offenbar aus Derivaten des Wolff'schen Gangsystems. Die beiden unterschiedlichen Herkunftsorte der Prostatateile könnten auch erklären, warum die BPH nahezu immer in der Übergangszone und im periurethralen Bereich, das Karzinom dagegen im peripheren Anteil der Drüse ihren Ursprung hat.

Literatur

1. Arver S, Dobs AS, Meikle AW: Long-term efficacy and safety of a permeation-enhanced testosterone transdermal system in hypogonadal men. Clin Endocrinol (1997) 47:727–737

2. Bagatell CJ, Bremner WJ: Androgen and prostagen effects on plasma lipids. Prog Cardiovasc Dis (1995) 38:255–271

3. Bartsch G, Rittmaster RS, Klocker H:Dihydrotestosteron and the concept of 5alpha-reductase inhibition in human benign prostatic hyperplasia. Eur Urol (2000) 37:367–380

4. Basaria S, Dobs AS: Risks versus benefits of testosterone therapy in elderly men. Drugs & Aging (1999) 15 (2):131–142

5. Benagio G, Maggi S: Osteoporosis in men: an emerging problem. The Aging Male (2000) 3:59–64

6. Figuerora RB: Mesterolone in Steatosis and Cirrhosis of the Liver. Acta Hepato-Gastroenterol (1973) 20:282–290

7. Foresta C, Zanatta GP, Busnardo B, Scanelli G, Scandellari C: Testosterone and calcitonin plasma levels in hypogonadal osteoporotic young men, J Endocrinol Invest (1985) 8: 377–379

8. Gooren LJ: A Ten-Year Safety Study of the Oral Androgen Testosterone Undecanoate. J Androl (1994) 15:212–215

9. Habenicht UF: Strogens for men: good or bad news. The Agin Male (1998) 1:73–79

10. Marin P, Holmäng S, Jönson L, Sjöström L, Kvist H, Holm G, Lindstedt G, Björntorp P: The effects of testosterone treatment on body composition and metabolism in middle-aged obes men. Int j Obes (1992) 16:991–997

11. Mayer D: Carcinogenic and anticarcinogenic effects of dehydroepiandrosterone in the liver of male and female rats. The Aging Male (1998) 1:56–66

12. Moskilde L: Age-related changes in bone mass, structure, and strength – effects of loading. Z Rheumatol (2000) (Suppl 1) 59:1–9

13. Nieschlag E, Behre HM: Andrologie, Grundlagen und Klinik der reproduktiven Gesundheit des Mannes. Springer, Berlin (2000)

14. Nieschlag E, Behre HM: Testosterone – Action deficiency substitution. Springer, Berlin (1998)

15. Oddens B, Vermeulen A: Androgens and the aging male, The parthenon publishing group, New York (1996)

16. Resnick HE: Epidemiological aspects of diabetes in the aging male. The Aging Male (2000) 3:96–105

17. Tenover JL: Testosterone and the Aging Male. J Androl (1997) 18:103–106

18. Tremblay RR, Morales A: Canadian practice recommendations for screening, monitoring and treating men affected by andropause or partial androgen deficiency. The Aging Male (1998) 1:213–218

19. Turner HE, Wass JAH: Gonadal function in men with chronic illness. Clin Endocrinol (1997) 47:379–403

20. Vermeulen A, Kaufman JM: Androgens and cardiovascular disease in men and women. The Aging Male (1998) 1:35–50

21. Vogel W, Klaiber EL, Broverman DM: A Comparison of the Antidepressant Effects of a Synthetic Androgen (Mesterolone) and Amitriptyline in Depressed Men. J Clin Psychiatry (1985) 46:6–8

3 Der alternde Mann

(D. Fahlenkamp, K. J. G. Schmailzl)

3.1 Genetik des Alterns

(K. J. G. Schmailzl)

Wir werden immer älter; das sagt uns die Statistik. Immer noch älter zu werden wird gleichzeitig zunehmend mühseliger; das sagt uns der gesunde Menschenverstand. Tröstlich oder deprimierend: Die Verlaufsformen des individuellen Alterns sind codiert in den Graffiti der je eigenen DNA–Helizes. Deren Windungen bewahren Defizite und damit auch Eingriffsmöglichkeiten auf, Eingriffsmöglich-

fekte Genprodukte zuletzt anhäufen und mit den normalen Lebensfunktionen interferieren. Ein beliebter Kandidat für das Anstoßen von Fehlern ist das freie Radikal, das mit Schlüsselkomponenten der Zelle reagiere und dadurch Alterungsprozesse bedinge, oder auch über eine nichtenzymatische Glykosilierung zur Quervernetzung diverser Proteine und der DNA führe.

Letzterer zufolge ist der Prozess des Alterns ganz analog wie der Prozess des Wachstums und der Entwicklung schlechthin gesteuert, d. h. genetisch

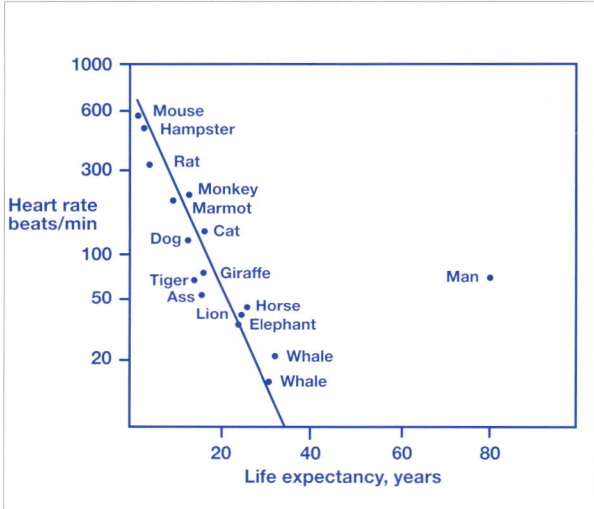

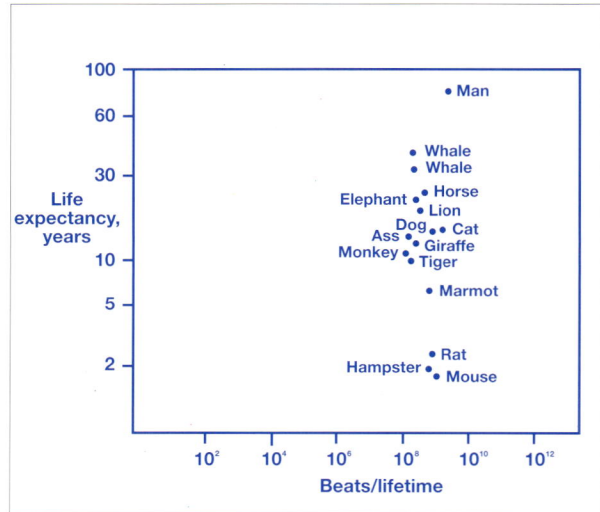

Abb. 31a Abhängigkeit der durchschnittlichen Lebenserwartung von der Ruheherzfrequenz [je niedriger die Ruheherzfrequenz (z. B. 6/min bei der Meeresschildkröte), desto länger (177 Jahre), und je höher die Ruheherzfrequenz, desto kürzer die durchschnittliche Lebenserwartung]. Nach: Levine HJ. Editorial: Rest heart rate and life expectancy. J Am Coll Cardiol (1997) 30:1105; fig.1.

Abb. 31b Abhängigkeit der durchschnittlichen Lebenserwartung von der kumulativen Anzahl von Herzschlägen während des Lebens (artenübergreifend scheint die Lebenspulszahl übereinstimmend bei annähernd 109 zu liegen). Nach: Levine HJ. Editorial: Rest heart rate and life expectancy. J Am Coll Cardiol (1997) 30:1106; fig.2(A).

keiten, welche mit „selektiven Hormonsubstitutionen" erst anfänglich und noch sehr unvollkommen umschrieben sind.

Der wissenschaftstheoretische Diskurs über die Ursache des Alterns kennt zwei große Theorien: die Theorie der Fehler und die Theorie des vorbestehenden Programms.

Ersterer zufolge kommt es stets und zufällig zu Irrtümern in der Proteinsynthese, und im Ergebnis dieser immer zahlreicheren Fehler würden sich de-

determiniert. Es scheint Gene zu geben, die die Lebensdauer eines Organismus begrenzen. Ein beliebtes, illustratives Beispiel dafür ist die Abhängigkeit der durchschnittlichen Lebenserwartung von der Ruheherzfrequenz (Abb. 31a, b). Je niedriger die Ruheherzfrequenz (z. B. 6/min bei der Meeresschildkröte), desto länger (177 Jahre), und je höher die Ruheherzfrequenz, desto kürzer ist die durchschnittliche Lebenserwartung. Die berühmten sechs Lebensstadien, ehe sie in Seneszenz und das Sterben münden, weisen eines auf, das gekennzeichnet ist vom pauschal geglückten Abschluss reproduktiver und individuell-gründer-zeitlicher Anstrengungen und dem wachsenden Gebrauch adaptativer Lerninhalte, von physiologischen und Verhaltensanpassungen, um allmählich zunehmende Defizite von Struktur und Funktion zu kompensieren. Dieses Stadium ist ein ideales Objekt medizinischer Bemühungen: Für Verhaltensanpassungen stehen die Appelle zu vermehrter körperlicher Aktivität mit ihrem ideologischen und werbeaufwendigen Überbau [à la *Bay Watch: survival of the fittest* im kalifornischen Alltag (Abb. 32) resp. ihrer *soap opera*] inkl. der Freizeit- und Joggingkultur, für physiologische Anpassungen ist das kompensatorische Sprossen von Neuriten von Nachbarneuronen untergegangener Neuronen (Abb. 33) ein beeindruckendes Beispiel. Im Ergebnis reetablieren sich viele der verlorenen, untergegangenen Synapsen in dem neuronalen Bezirk und damit viele abhanden gekommene Funktionen des Organismus. Unglücklicherweise versagt diese neuronale Plastizität mit steigendem Alter immer mehr, und erklärt damit einen Teil des Abfalls kognitiver Kompetenz im hohen Alter. Dieses Versagen neuronaler Plastizität wird bspw. bei der Alzheimer–Erkrankung bereits in jüngerem Alter manifest. Ein kaum weniger beeindruckendes Beispiel ist das immer bedeutender Werden der heterometrischen Autoregulation des Herzens (Frank-Starling) als Bedarfsanpassung bei altersbedingt zunehmend schwächer werdender Kontraktionskraft (homöometrische Autoregulation). Es liegt auf der Hand, dass eine Kenntnis der physiologischen und Verhaltensanpassungen in diesem ontogenetischen Frühherbst interessante Aufschlüsse für präventive und therapeutische Interventionen beinhalten könnte, welche die Seneszenz (mindestens?) aufzuschieben in der Lage sein sollten.

Deduktive Explikationen jener Lebensstadien lassen sich auf molekularer und zellulärer Ebene wiederfinden. Ein Beispiel ist die zeitlich programmierte Expression des Androgenrezeptors der Ratte. Roy und Mitarbeiter identifizierten zunächst die kritischen Regulatorregionen des Genpromoters. Sie kappten anschließend die spezifischen DNA–Bindungsstellen und isolierten den Tran-

skriptionsfaktor. Die Bindung des Proteins während der Lebensspanne des Tieres hat ein triphasisches Muster, das mit der altersabhängigen Expression des Androgenrezeptors in der Leber deckungsgleich ist.

Umweltfaktoren, die das Altern modifizieren, werden innerhalb einer universalistischen Genetik des Alterns selbst je nach ihrer Rolle in „Gerontogene" und „Antigerontogene" eingeteilt. Neben der, gut gesicherten, Beeinflussung der synaptischen Konnektivität des Gehirns bei der Alzheimer-Erkrankung und der Abnahme der Neuronenpopulation der *Substantia nigra* bei der Parkinson-Erkrankung ist eine gern zitierte und ebenso verblüffende wie

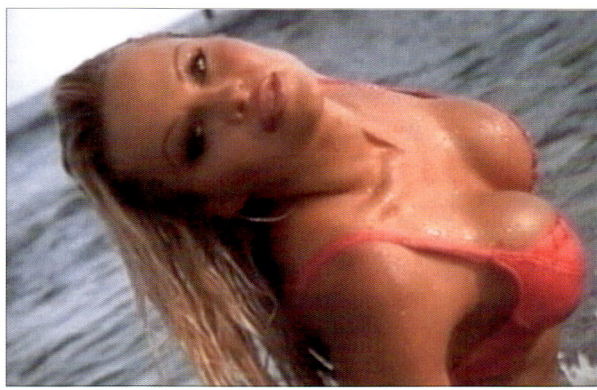

Abb. 32 Bay Watch. Szenenbild aus der weltweit erfolgreichsten Fernsehserie.

auch makabre Spekulation, dass eine hochkalorische Ernährung als potentielles „Gerontogen" betrachtet werden kann: Eine (relativ) restriktive Energiebilanz der Fütterung von Ratten ist assoziiert mit einer verlängerten Lebenserwartung, einem Erhalt quasi jugendlicher physiologischer Parameter und der Verzögerung altersbedingter chronischer Nierenerkrankungen sowie Krebsleiden. Dass die induktive Sicht auf derartige experimentelle Befunde eine breite Palette von wohlmeinenden Kochbuchrezepten bis hin zum Lob verordneter Askese auffächert, macht es erforderlich, sie einer breiten Diskussion (über die Bulletins und Zirkel hinaus) auszusetzen.

Eine „Genetik" des Alterns sollte, um so etwas wie wann „Altern", wann Älterwerden stattfindet zu erklären (Abb. 34a, b), vor allem anderen zu erklären vermögen, wie der (individuelle) Alterungsprozess überhaupt „entstanden" ist. Obwohl die Mechanismen, die zum Alterungsprozess beitragen, als solche stochastischer Natur sind, ist die Lebenserwartung innerhalb einer Spezies einheitlich und verschiedene Arten haben unter „optimalen" Bedingungen noch immer sehr unterschiedliche mittlere Lebensspan-

wird, nimmt der Selektionsdruck mit dem Alter ab (Abb. 35a): eine Evolution des Alterns begründend, welche in zwei Szenarios beschrieben worden ist. Das erste Szenario erklärt das Altern durch die Anhäufung von spätwirksamen deletären Mutationen, das zweite Szenario ist von jener Idee geprägt, dass sich das Altern als Nebenprodukt der natürlichen Auslese nützlicher Effekte in der Jugend (bei gleichzeitig nicht mehr selektierten abträglichen Effekten im Alter) entwickelte (Abb. 35b).

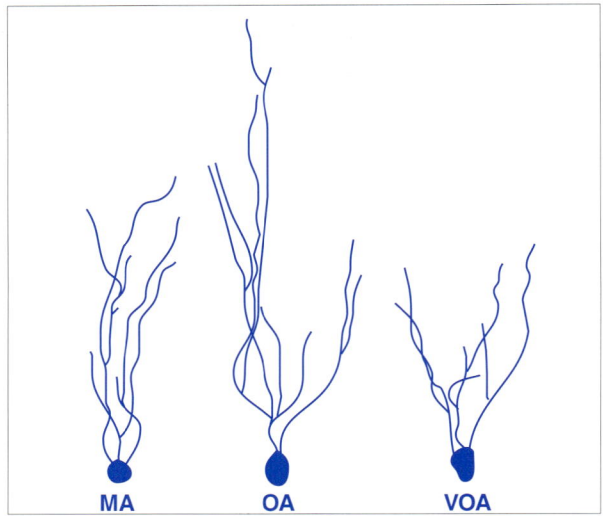

Abb. 33 Schemazeichnungen der Golgi-gefärbten Granula des Gyrus dentatus normal alternder Gehirne. MA, mittleres Alter (Fünfziger); OA, höheres Alter (Siebziger); VOA, „very old age", sehr hohes Alter (Neunziger). Die Autoren liefern statistische Bestätigungen dieser Muster, welche bei der Gruppe in höherem Alter unzweideutige Anzeichen (kompensatorischer) neuritischer Sprossung zeigen, nicht mehr indes bei der Gruppe in sehr hohem Alter. Nach: Flood DG, Buell SJ, Defiore GH, Horwitz GJ, Coleman PD. Age-related dendritic growth in dentate gyrus of human brain is followed by regression in the oldest old. Brain Res (1985) 345:366-8.

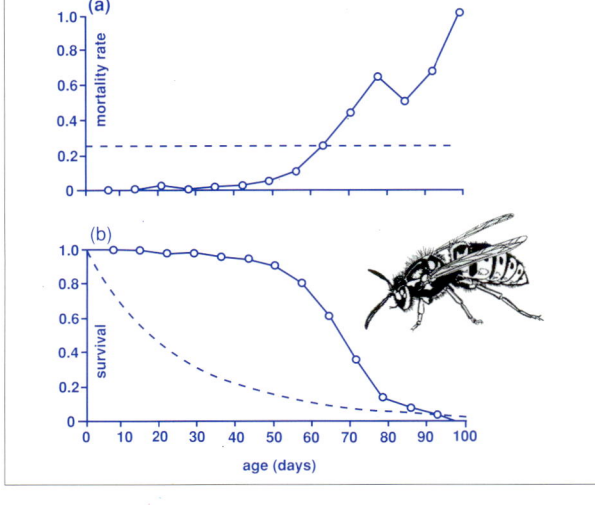

Abb. 34 Zusammenhang zwischen Alter und Mortalität (a) bzw. Überlebenszeit (b). Die durchgezogene Kurve repräsentiert eine Population von männlichen Drosophila melanogaster, die bei 25 °C aufgezogen und gehalten wurden. Der (exponentielle) Anstieg der Sterblichkeit mit dem Alter (a) belegt die Rolle eines Alterungsprozesses. Zum Vergleich sind die gestrichelten Kurven eingetragen, die eine hypothetische nichtalternde Population repräsentieren (also falls die Sterblichkeit in jedem Alter konstant ist). Nach: Zwaan BJ. The evolutionary genetics of ageing and longevity. Heredity (1999) 82:589-97.

nen (Tab. 1). Ganz offensichtlich hat die Artabhängigkeit der Lebenserwartung eine genetische Basis, so dass die mit der ersten eng zusammenhängende zweite Frage lauten muss: Wie erklärt sich die unterschiedliche Lebenserwartung verschiedener Arten? Selbst ein genuin „unsterblicher" Organismus ist infolge äußerer Gefahren und Unbilden potentiell sterblich und hat seine Achillesferse. Da die natürliche Auslese lediglich durch die und in den Nachkommen der überlebenden Individuen wirksam

Die Evolutionstheorie sagt damit zwei Klassen von Genwirkungen voraus, die dem seneszenten, dem „Greisenphänotyp" zugrunde liegen: Die erste (durch Medawar beschriebene) Klasse umfasst Mutationen, die die reproduktiven Fähigkeiten und Möglichkeiten nicht beeinträchtigen, aber deletäre Effekte in späten Lebensstadien entfalten, wo diese dem Selektionsdruck entwichen sind. Derartige Mutationen führen wahrscheinlich zu quasiprivaten und individuell distinkten Verlaufsformen des

Alterns, deren Prävalenz überwiegend von der genetischen Drift der Gesamtbevölkerung bestimmt wird. Alter wäre insofern das Ergebnis einer Häufung spät deletär wirksamer Gene. Die zweite (von Williams erstbeschriebene) Klasse beinhaltet die sog. antagonistische Pleiotropie, d. h. sie argumentiert mit Allelen, die in der Jugend günstige, im

größeren Wahrscheinlichkeit, ein Prostataadenom und gleichzeitig ein Prostatakarzinom in jüngerem Alter zu entwickeln. Sobald sich eine derartige „antagonistische Pleiotropie" entwickelt hat, verfestigt sie sich mit ziemlicher Sicherheit in der gesamten Bevölkerung dank ihrer Selektionsvorteile während der Jugendzeit. Weil darüber hinaus derartige

Art	umgangssprachlicher Name	Lebenserwartung (Jahre)
Plumbricus terrestris	Erdwurm	> 6
Lymnaea stagnalis	Teichschnecke	2
Drosophila melanogaster	Fruchtfliege	0,3
Acipenser fulvescens	Seestör	> 150
Lebistes reticulatus	Guppy	5
Apus apus	Mauersegler	21
Coturnix coturnix	Japanische Wachtel	5
Mus musculis	Hausmaus	4-5
Myotis lucifugus	Braune Zwergfledermaus	> 32
Macaca mulatta	Rhesusaffe	> 35
Homo sapiens	Mensch (weiblich)	> 110

Tab. 1   Maximale Lebenserwartung verschiedener Arten (nach: Finch CE. Longevity, senescence and the genome. The University of Chicago Press: Chicago, 1990).

höheren Alter aber deletäre Effekte haben. Hardy, Ingles und Stanford beschrieben als Beispiel dafür den Polymorphismus in der Wiederholung des CAG–Tripletts am genetischen Ort, der für den Androgenrezeptor codiert. Individuen mit weniger CAG–Repetitionen weisen eine erhöhte Ansprechbarkeit für Testosteron auf und unterliegen einer

Allele auch in einer Vielzahl von Populationen und Arten Platz greifen werden, führen derartige Mutationen wahrscheinlich zu quasiöffentlichen Verlaufsformen des Alterns. Der Haupteinwand gegen derartige evolutionstheoretische Argumentationslinien lautet, dass die natürliche Auslese und die Mendelsche Genetik längst nicht mehr „alles" erklärten, dass neue Paradigmen entstanden seien, um Darwins Paradigma zu ergänzen. Das Studium der Selbstorganisation komplexer Systeme eröffne neue Möglichkeiten, um Evolutionsphänomene in Termini spontan koordinierter Interaktionen oder Phasenübergänge zu erklären. Trotz dieses Einwands, der zuzeiten liberal antideterministisch, zuzeiten auch traditionell antidarwinistisch auftritt, muss eingeräumt werden, dass der vorgeschlagene biosoziologische Interpretationsrahmen weder die spezifische Lebenserwartung jeder Art zu erklären vermag, noch den Einfluss der elterlichen auf die

deshalb wahrscheinlich Variationen einer großen Anzahl von Genen unterworfen. Eine grobe Schätzung lautet, dass bis zu 7 % des Genoms die Muster des Alterns und Alters beim Menschen modulieren, also bei angenommenen 100 000 Genen etwa 7000.

Von besonderem Interesse ist darunter die Analyse des Werner–Syndroms, das in einem vorzeitigen und rapiden Alterungsprozess ab der Pubertät bis zu einem durchschnittlichen Todesalter von 47 besteht und erstmals von einem Kieler Medizinstudenten 1904 beschrieben wurde (das Hutchinson-

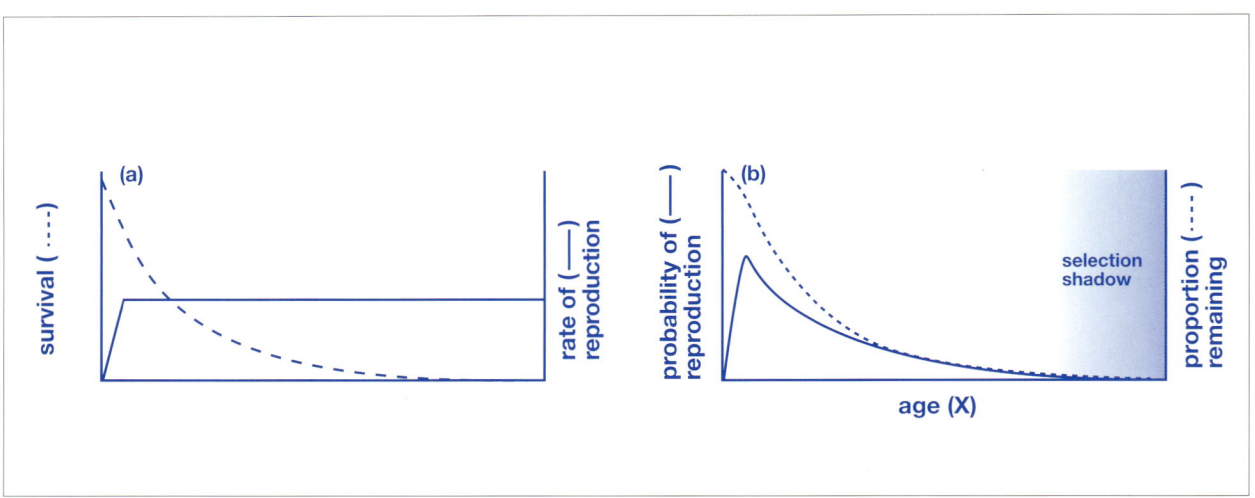

Abb . 35   Überlebens- und Reproduktionsrate (a), sowie (b) die Wahrscheinlichkeit und der Reproduktionsanteil, der einem Individuum des Alters x verbleibt, innerhalb einer hypothetischen nichtalternden Population. Die Reproduktionswahrscheinlichkeit im Alter x ist das Produkt aus lx und mx. Der verbleibende „Reproduktionsanteil" (die reproduktive Restchance) kann als Maß der Stärke der natürlichen Auslese im Alter x interpretiert werden. Es scheint, dass dieser Selektionsdruck mit dem Alter abnimmt (sogar in der Abwesenheit eines wirklichen Alterungsprozesses). Die Gene können dem Selektionsdruck entgehen, falls ihre Auswirkungen sich in dem skizzierten Selektionsschatten abspielen. Nach: Zwaan BJ. The evolutionary genetics of ageing and longevity. Heredity (1999) 82:589–97.

kindliche Lebensdauer oder den Zusammenhang der Lebensspannen von Zwillingen.

Die Evolutionstheorie lehrt uns, dass es keine einzelnen Gene gibt (und vielleicht auch keine besonderen), die den Alterungsprozess spezifisch induzieren. Der greise Phänotyp besteht aus einer bunten Sammlung von Epiphänomenen oder Nebenprodukten von Geneffekten, die ausselektiert worden sind, um die reproduktive Fitness zu begünstigen. Die Kontrolle der Lebenserwartung ist

Syndrom bescheibt die infantile Form, die mit dem zweiten Lebensjahr einsetzt und vor dem 20. zum Tode führt; Abb. 36a, b). Aufgrund der verminderten Fertilität von Werner-Patienten entgeht dieses Syndrom zwar nicht dem natürlichen Selektionsdruck, aber eine Vielzahl von Allelen desselben Genortes könnten zu Phänotypen führen, die diesem Druck entgehen. Die für das Werner-Syndrom verantwortliche Mutation betrifft eine bestimmte Helikase. Helikasen drehen die doppelsträngige DNA oder RNA auf. Infolge der Mutation ergeben sich überhaupt keine oder nur noch wenige Eiweißprodukte. Damit ist eine Verbindung hergestellt zwischen einer Störung des DNA-Metabolismus und bestimmten Ausprägungen des Werner- Syndroms wie z. B. der Atherosklerose (häufig mit Alterationen des Lipidmetabolismus assoziiert) oder der Katarakt (infolge posttranslationaler Veränderungen der Kristallineiweiße der Augenlinse). Daraufhin wurde spekuliert, ob polymorphe Formen des Werner-Gens die Suszeptibilität der allgemeinen Bevölkerung für einen Herzinfarkt – die am weitesten verbreitete Ursache von Morbidität und Mor-

Hypothesen und Theoriefragmente zur Pathogenese von Atherosklerose und Herzinfarkt zu vereinheitlichen (z. B. „Arterienverletzungshypothese", „Lipidtheorie", „Infektionshypothese"…), sondern zusätzliche therapeutische Potentiale, die indirekt, aber gravierend in den Alterungsprozess eingreifen dürften, werden denkbar.

Nehmen wir hier abschließend jedoch die (vorwiegend evolutionstheoretisch inspirierte) Kritik an einer Genetik des Alterns wieder auf, könnten wir uns dafür auf eine Statistik stützen, die quer durch

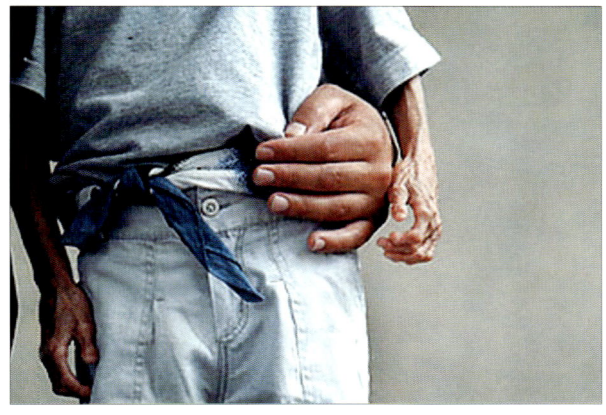

Abb. 36a 19. Jahrestreffen Progerie-kranker Kinder und ihrer Familien 2000 (Sunshine Foundation). Der Busfahrer umfaßt die schmale Taille des 14jährigen Juan Andres Veliz aus Argentinien, während sich die Familien darauf vorbereiten, das Hotel in Tysons Corner zu verlassen. Juan war während des gesamten Treffens sehr krank und in dieser einen Woche dreimal im Krankenhaus gewesen. The Washington Post. One week of joy for children with progeria. A photo essay by Carol Guzy.

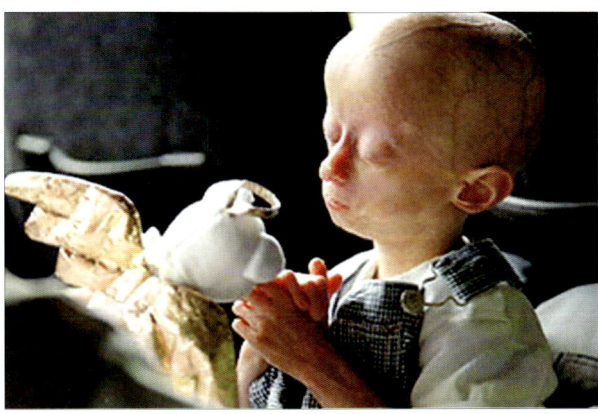

Abb. 36b 19.Jahrestreffen Progerie-kranker Kinder und ihrer Familien 2000 (Sunshine Foundation). Sarah hält ein Souvenir von dem Treffen in den Händen – einen ausgestopften Teddybär mit Engelsflügeln. The Washington Post. One week of joy for children with progeria. A photo essay by Carol Guzy.

talität in entwickelten Gesellschaften – begründen könnten. Eine japanische und eine US-amerikanische Arbeitsgruppe konzentrierten sich auf einen bestimmten Polymorphismus des Werner-Gens, wo Arginin Cystein substituiert, um eine Fall-Kontroll-Pilotstudie zu initiieren. Die Ergebnisse scheinen in der Tat dafür zu sprechen, dass Individuen mit dem selteneren Argininallel „widerstandsfähiger" gegenüber einem Herzinfarkt und möglicherweise auch dem zugrunde liegenden atherogenetischen Prozess sind. Sollten sich diese Befunde erhärten lassen, ist nicht nur eine sehr viel größere Schwierigkeit entstanden, die bereits bestehenden

mehrere Arten erkennbare Korrelationen zwischen Langlebigkeit und Gehirnmasse, Körpermasse, Grundumsatz und Körpertemperatur ausweist. Die höchsten Korrelationen mit einer hohen Lebenserwartung bestehen für Gehirnmasse und Grundumsatz. Dabei ist erstere nicht nur als Ausdruck differenzierterer somatischer Regulationspotentiale, sondern relativ zwanglos auch und vor allem als Ausdruck steigender Intelligenz und damit der Bedingung der Möglichkeit zur Vermeidung (statt Bekämpfung) äußerer Gefahren zu deuten, ein gutes Beispiel, wie Genetik evolutionstheoretisch sich realisiert.

3.2 Physiologie und Biochemie des Alterns

(K. J. G. Schmailzl)

Physiologie und Biochemie des Alterns lassen sich ablesen an verschiedenen ausgewählten Prozessen, die während Entwicklung, Reifung und Alter unterschiedlich ablaufen; exemplarisch greifen wir altersabhängige makroskopische und mikroskopische Umbauprozesse des Herzens heraus.

Die Hypertrophie des Herzens ist ein zeit (alters)abhängiger Prozess, der sich während des Lebens stetig fortspinnt. Am Modell der spontan hypertensiven Ratte lässt sich zeigen, dass die subepikardialen und mittleren Wandschichten die ersten sind, die fokale Nekrosen aufweisen. Obgleich die subendokardiale Schicht empfindlicher gegenüber transitorischen ischämischen Attacken zu sein scheint, ist sie möglicherweise gegenüber chronischen ischämischen Läsionen dank einer Sauerstoffdiffusion aus der Herzhöhle (analog einer großen elastischen Arterie) besser geschützt. Die durchschittliche Diffusionsstrecke, ermittelt aus den myozytären und vaskulären Kenngrößen, steigt bei den normotensiven Ratten von $8,8 \pm 0,1$ μm in der Jugend auf $12,6 \pm 0,7$ μm im Alter, bei den spontan hypertensiven von $9,0 \pm 0,1$ μm auf $17,1 \pm 0,7$ μm. Diese (bereits bei „normalen", um so mehr bei hypertensiven Tieren) altersbedingte Zunahme der Diffusionsstrecke führt mit dem (zumindest relativen) Abfall der Kapillardichte zu zunächst fokalen und später netzförmigen Infarkten der „alten" Ratte.

Die Hypertrophie des Herzens mündet (unabhängig von ihrem Auslöser) mit zunehmendem Alter in einen tiefen architektonischen Umbau, der Muskelzellen, Bindegewebselemente und Gefäße betrifft. Bereits bei sechsmonatigen Tieren [als Modell dienen Wistar-Kyoto- (WKR) und spontan hypertensive (SHR) Ratten in verschiedenen Lebensaltern (z. B. 1, 6, 12, 18, 24 m)] zeigt eine morphometrische Analyse für beide genetische Linien charakteristische Veränderungen. Bei den 18 mo-Ratten ist im Vergleich mit den 1 mo-Ratten der Muskelanteil vermindert. Die beschleunigte Hypertrophie der SHR-Muskelzelle wird durch den Umstand belegt, dass ihre mittlere Querschnittsfläche mit 12 mo ein Plateau ohne weiteren Zuwachs im höheren Alter erreicht. Die Kapillardichte spontan hypertensiver Ratten zeigt einen drastischeren Abfall mit dem Alter als jene normotensiver Ratten, so dass sechs Monate alte SHR denselben Wert aufweisen wie „greise" WKR. Damit legen sowohl die morphometrische Analyse als auch die Daten zur Kapillardichte nahe, dass die Gewebsoxygenierung mit dem Alter zunehmend eingeschränkt ist und infolgedessen vermehrt Gewebsnekrosen und Muskelzelltode auftreten, Veränderungen, die bei SHR früher und schwerer als bei WKR sind.

Eine biochemische Analyse spontan hypertensiver Ratten zeigt einen altersabhängigen Anstieg des Bindegewebsgehalts.

Der erweiterte interstitielle Raum und Kollagengehalt, eine defizitäre anisotrope Vaskularisierung und eine verlängerte mittlere interkapilläre Diffusionsstrecke mögen alle zu der Herzinsuffizienz beitragen, die in der letzten Phase der Hypertrophie Platz greift. Jetzt zeigt das Myokard morphologische und morphometrische Zeichen der Degenerierung, Zeichen, die am Hochdruckherzen nur besonders prononciert sind: Die (ursprünglich verdickte) Kammerwand verdünnt sich wieder (während die mittlere Querschnittsfläche einer Herzmuskelzelle gleich bleibt). Die Wandverdünnung ist eine Folge sowohl eines Myozytenverlustes (ablesbar am sinkenden Muskelanteil) als auch vermehrter reparativer Fibrose, die die zunehmenden (zunächst fleckförmigen, dann netzartigen) Infarktinseln ersetzt. Parallel gehen eine abnehmende Kapillardichte und eine verlängerte mittlere interkapilläre Diffusionsstrecke. Defekte des Kreatinkinase-Systems (Verlust des mitochondrialen Kreatinkinase-Isoenzyms) und Coenzym-Q-Verluste werden manifest. Die Mitochondrien schrumpfen. Der Verlust oxidativer Stoffwechselwege infolge abnehmender Durchblutung und einer fortschreitenden Organellenzerstörung findet seine Entsprechung in der Bedeutungszunahme glykolytischer Energiegewinnung mit steigendem Alter, abnehmender ATPase-Aktivität kontraktiler Proteine und einer generellen Funktioneinbuße des Herzens (diastolische und systolische Ventrikelfunktion).

Eine ähnliche Form „beschleunigten Alterns", wie sie hier für das Hochdruckherz beschrieben wurde, lässt sich auch für die Proteinsynthese und den Eiweißabbau beschreiben.

3.3 Pathologie des Alterns und des Alters
(K. J. G. Schmailzl, D. Fahlenkamp)

3.3.1 Herz-Kreislauf-System und Leistungsphysiologie
(K. J. G. Schmailzl)

Alterseffekte auf die Performanz des Herzens fallen sofort ins Auge für die diastolischen Eigenschaften (z. B. den Pulmonalvenenfluss und den atrioventrikulären Einstrom): Sie werden mit zunehmendem Alter zuerst alteriert. Dem entspricht die alte klinische Erfahrung, dass der überwiegende Anteil über 60-jähriger „Herzpatienten" an einer diastolischen Funktioneinschränkung (bei nicht selten noch lange präservierter systolischer Funktion) leidet.

Prinzipiell erklärungsbedürftig ist zunächst die simple Tatsache, dass die Inzidenz der Herzinsuffizienz im Alter wesentlich erhöht ist. Hypothesen dazu heben ab auf eine begrenzte Adaptationskapazität für hämodynamische Belastungen und mangelnde Schutzmechanismen gegen *stress*. Jene Adaptationskapazität (Tab. 2) umfasst nicht zuletzt die Hypertrophie als eine Antwortmöglichkeit auf eine erhöhte Last, die im Alter nicht mehr in demselben Maß zur Verfügung zu stehen scheint (mit der entsprechenden – absoluten und relativen – Zunahme von Bindegewebe statt Muskel). Die altersparallele Abschwächung der Hypertrophie-Antwort wird einer abnehmenden Induktion von Protoonkogenen wie *c–fos*, *c–myc* und *c–jun* durch hämodynamische Belastungen zugeschrieben. Der abnehmenden Kapillardichte und zunehmenden Diffusionsstrecke geht eine sinkende Dilatations-

reserve des nutritiven Gefäßnetzes parallel. Dabei scheint das Alter, zu dem eine inadäquate Druckbelastung einsetzt, ein wichtiger Faktor für die Vaskularisierung eines hypertrophierten Herzens zu sein: Eine erst spät einsetzende Druckbelastung vermindert die Dilatationsreserve trotz fehlender Hypertrophie (die zu Beginn und bis zu einem gewissen Grad kompensatorisch wirken kann).

Das alte Herz unterliegt häufigeren ischämischen Episoden und es ist empfindlicher und weniger tolerant gegen eine Ischämie, wahrscheinlich infolge reduzierter Schutzmechanismen gegen *stress*, worunter die Induktion von *heat shock proteins* (HSPs) und antioxidativen Enyzmen zu rechnen sein könnte. Im Alter ist, verglichen mit jüngeren Individuen, die Induktion von HSP mRNA in Antwort auf jeden (experimentellen) *stress* und in einer Vielzahl von Zellen (nicht nur Herzmuskelzellen) vermindert. Dieses Phänomen ähnelt der Induktion von Protoonkogenen durch hämodynamische Belastungen. Interessanterweise erhöht besonders schwerer *stress* die mRNA-Level dieser HSPs in alten Herzen wieder bis nahe an die Level von jüngeren Individuen. Das Altern scheint damit die *stress*-Schwelle, ab der im Herzen jene Gene induziert werden, zu erhöhen.

Mit dem Alter verschmälern sich parallel mit der versiegenden Durchblutung Atem- und Herzfrequenzreserve (die maximale Herzfrequenzantwort auf eine körperliche Beanspruchung zwischen dem 20. und dem 80. Lebensjahr um mehr als die Hälfte), und das Herzminutenvolumen nimmt seit dem 30. Lebensjahr um jährlich ca. 1 % ab.

Ein standardisiertes Maß der kardiopulmonalen Belastungskapazität ist die maximale Sauerstoffaufnahme ein Maß, das nicht vom Sauerstoff der Luft und der arbeitenden Muskelmasse abhängt (sofern wenigstens mehr als die Hälfte aller Muskeln bewegt wird) und damit nicht von respiratorischen Einflüssen oder der Fähigkeit der Muskulatur zur Verwertung von Sauerstoff. Obwohl moduliert durch Trainingszustand, Rauchbiografie und Übergewicht, zeigen alle verfügbaren Studien eine Abnahme der maximalen Sauerstoffaufnahme mit dem Alter, und zwar um -25 % bis Mitte Vierzig und um -50 % bis Mitte Siebzig (verglichen mit einem/r Zwanzigjährigen).

Die Belastungshämodynamik zeigt neben dem bekannten Absinken der Flüsse einen Anstieg der Drücke (rechtsatrialer, Pulmonalarterien-, Pulmonalarterienverschlussdruck sowie enddiastolischer linksventrikulärer Druck). So betrug der mittlere Pulmonalarteriendruck bei Höchstlast in einer Untersuchung von Granath, Jonsson und Strandell

höhten aortalen Impedanz, gegen welche das Blut ausgeworfen wird, in Wahrheit höher ist. Die Anstiege der Drücke würde also nur Folge der vermehrt zu leistenden (und geleisteten) Arbeit sein. Zieht man in Betracht, dass die Herzfrequenzantwort mit dem Alter abgeschwächt ist, altersabhängig degenerative Prozesse des Erregungsbildungssystems bekannt sind und manche der aufgezählten (angeblich altersbedingten) Alterationen durch Betablocker minimiert werden können, liegt der Schluss nahe, dass der Zusammenhang

Morphologische Veränderungen	Funktionelle Veränderungen
Myozytenverlust und Hypertrophie	Kontraktionsdauer ↑
Narbenbildung	Kontraktions- und Relaxationsgeschwindigkeit ↓
Kollagenvermehrung im Myokard	SR Ca^{2+}-Aufnahme ↓
	ß-adrenerge inotrope Antwort ↓
Vaskularisierung ↓	Dilatationsreserve ↓
Intima- und Mediaverdickung	eingeschränkte Autoregulation
Atherosklerose	Endotheldysfunktion

Tab. 2   Altersbedingte Veränderungen in Myokard und Koronargefäßen. Modifiziert nach: Isoyama S, Nobuhiko I, Masashi K, Nitta Y, Abe K, Aoki M, Takishima T. Responses to hemodynamic stress in the aged heart. Jpn Heart J (1994) 35:405.

an (gesunden) Männern zwischen 61 und 83 Jahren 22 mmHg und lag damit um 6,5 mmHg höher als in einer jugendlichen Vergleichsgruppe. Diese Druckerhöhungen signalisieren eine ernstlich eingeschränkte Belastungskapazität alter Herzen, wobei noch keine Aussage darüber getroffen ist, ob sie primär auf eine zunehmende Kammersteifigkeit oder wirklich eine abnehmende systolische Funktion des linken Ventrikels zurückgeht. Auf derselben (skeptischen) Argumentationslinie bewegen sich Überlegungen, ob die Arbeit, die das einzelne kontraktile Element wirklich leistet, beim alten Menschen nicht infolge der gegenüber Jüngeren er-

zwischen diesen Alterationen und dem Altern weniger eindimensional ist, als es der gesunde Menschenverstand zunächst suggeriert. Am Beispiel des Herz-Kreislauf-Systems und der Leistungsphysiologie lassen sich die Abrisskanten einer bloß pauschalierenden Pathologie des Alterns zeigen: Die niedrigere Herzfrequenz könnte verweisen auf eine Störung der neuroendokrinen Übermittlung von *stress* oder der neuroendokrinen Antwort auf *stress*, die (abnehmende) Empfindlichkeit der atrialen Schrittmacherzellen, welche die Herzfrequenz kontrollieren, auf jene neuroendokrinen Boten, oder auf eine abnehmende Fähigkeit des Erregungsbildungssystems, sehr schnelle Impulse zu generieren. Die genannten altersabhängigen degenerativen Prozesse des Erregungsbildungssystems mögen mit der zunehmenden Einlagerung von Fett und Bindegewebe in die elektrischen Schaltstellen und Leitungsbahnen des Herzens zusammenhängen. Derartige Prozesse der „Fibrose" und „Zirrhose" sind, wie wir wissen, unter chronischer sympathoadrenaler Hyperaktivierung und dem konzertierten Einfluss von Angiotensin II und einer Fülle kaskadenartig abstürzender Wachstumsfaktoren und Promotoren zu erwarten. Universaler formuliert, scheint sich die langfristige Imbalance besonders wichtiger Regelsysteme als Pathologie des Alterns zu decouvrieren.

Detailuntersuchungen bedienen sich in der Regel des Tiermodells (meistens der Ratte). Wilens und Sproul untersuchten 1938 die Herzen von 487 Laborratten, die eines „natürlichen" Todes gestorben waren. Ihre häufigsten Befunde waren Koronararterienveränderungen vom nichtatherosklerotischen Typ (Mediafibrose), eine Herzhypertrophie und eine interstitielle Fibrose. Lakatta isolierte Rattenherztrabekel und ermittelte ihre Verkürzung und Verkürzungsdauer unter Katecholamin- und Calciumzufuhr. Er schloss aus seinen Ergebnissen, dass die inotrope Antwort des einzelnen kontraktilen Elements auf einen vermehrten Calciumeinstrom auch im Alter ungeschwächt sei und dass die unleugbar verminderte (katecholaminstimulierte) kontraktile Reserve von einer Abschwächung der calciummobilisierenden Wirkung der Katecholamine rührt.

Zusammengefasst scheinen die Veränderungen im Herzen und dem peripheren Gefäßsystem, die dem Alterungsprozess zugeschrieben werden müssen, komplex, vieldimensional zu sein: In Ruhe sind zwar der periphere Widerstand und die Impedanz, gegen die der linke Ventrikel arbeitet, erhöht, die Dauer der Kontraktion und Relaxation der Herzmuskelfaser ist verlängert und das Herzzeitvolumen vermindert, aber diese Umstände des alternden Kreislaufs scheinen die globale kardiovaskuläre Funktion *in Ruhe* nicht nennenswert zu beeinträchtigen.

„Alter" manifestiert sich jedoch jedes Mal (und als Schranke), sobald das Individuum einer Belastung unterworfen wird. Fast jeder Parameter der kardiovaskulären Performanz, der gemessen worden ist, legt nahe, dass der Alterungsprozess die Belastungsantwort des Herzens allmählich abschwächt: Die erreichbare Belastungsherzfrequenz, das Schlagvolumen und die arteriovenöse Sauerstoffdifferenz sind alle niedriger. Links- und rechtsventrikuläre enddiastolische und Pulmonalarteriendrücke sind, zumindest in liegender Position, erhöht. Der periphere Widerstand fällt unter Belastung bei Älteren nicht in demselben Ausmaß wie bei Jüngeren. Die Einschränkung der kardialen Performanz im Alter ist sicherlich wenigstens teilweise auch eine Folge der vermehrten Kontraktionsarbeit der kontraktilen Elemente, wie sie unter Belastung und bei maximaler Frequenz aus der zunehmenden Impedanz gegenüber dem Auswurf von Blut aus dem linken Ventrikel herrührt, und der sich aus ihr vermittelnden Reaktionen. Ungeklärt schließlich ist bisher die Rolle von ventilatorischer Reserve und Effizienz.

Die verantwortlichen altersassoziierten Ursachen jener Maladaptationen von Herz, Kreislauf und Lungen an Belastung beginnen gerade erst aufgedeckt zu werden. Anatomische und funktionelle Veränderungen sind in der Tat nachweisbar im Reizbildungs- und -leitungssystem, in den Herzmuskelfasern und der Klappentextur sowie dem (v. a. arteriellen) Gefäßbett. Darüber hinaus wurden einige metabolische Umstellungen mit dem Alter gefunden, aber die physiologische Bedeutung der meisten dieser Beobachtungen ist nach wie vor unbekannt; von größerer Bedeutung ist wahrscheinlich der Abfall der myofibrillären ATPase-Aktivität. Experimente mit isolierten (jüngeren und älteren) Herzmuskelpräparaten lieferten mögliche funktionelle Konsequenzen: Die Kontraktionsdauer ist verlängert und die Compliance des Myokards vermindert. Es kann jedoch nicht mit Sicherheit gesagt werden, dass es diese Auswirkungen sind, welche für die Einschränkung der kardialen Performanz unter Belastung mit zunehmendem Alter entscheidend sind.

3.3.2 Gefäße und Atherosklerose. Fettstoffwechsel

(K. J. G. Schmailzl)

1993 untersuchte Susanne L. Mautner aus der Arbeitsgruppe von William C. Roberts an den *National Insitutes of Health* in Bethesda, Maryland, die Komponenten atherosklerotischer Plaques in nati-

rung des Herzens jeweils intakt herausgelöst, in 5 mm–Segmente geschnitten und durchnummeriert. Jedes Segment wurde sodann gefärbt und wiederum in 6 μm dicke Scheiben geschnitten. Bei der Lichtmikroskopie (Abb. 37) wurden die Plaquekomponentenflächen planimetriert: dichtes Bindegewebe (annähernd azelluläres, relativ homogenes Bindegewebe, gelb oder gelbbraun in der Movan-

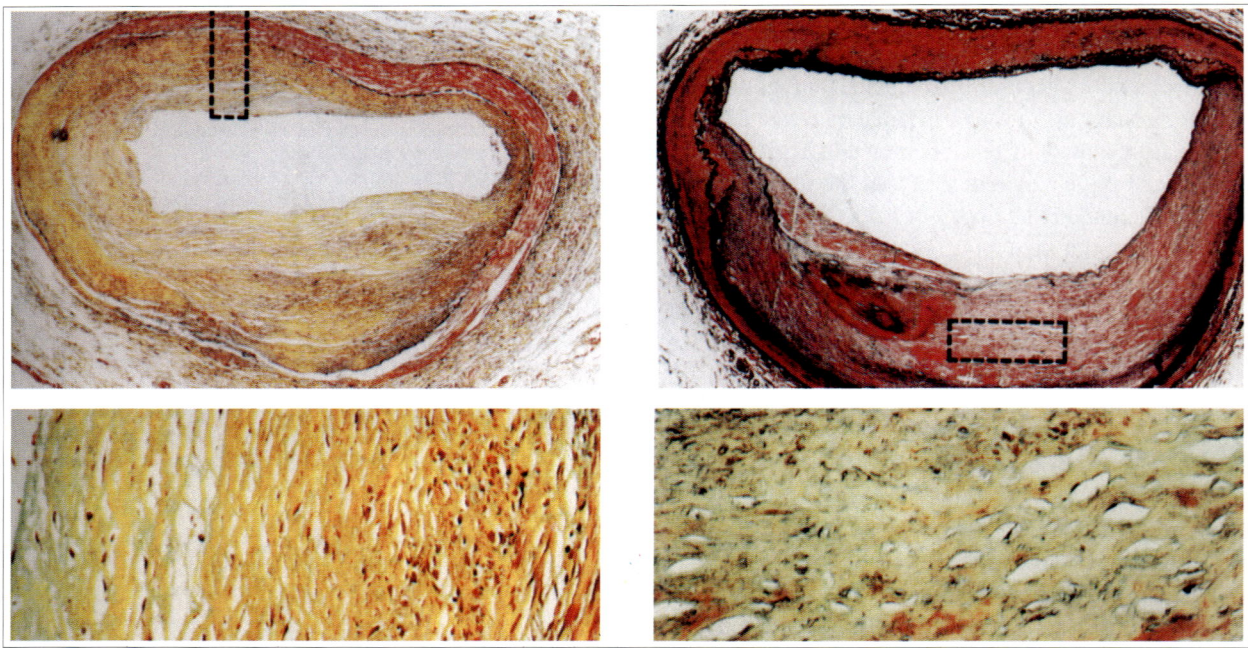

Abb. 37   Histologische Schnitte nativer Koronararterien (jeweils x34 und x200) von Frauen (links) und Männern (rechts). Die oberen Schnitte stammen von einer Frau 26 mo nach Bypassoperation; der sichtbare Plaque besteht zu 68 % aus dichtem und zu 32 % aus zellhaltigem Bindegewebe. Die unteren Schnitte stammen von einem Mann 27 mo nach Bypassoperation; der sichtbare Plaque besteht neben einem kleinen Verkalkungsanteil ganz überwiegend (95 %) aus dichtem Bindegewebe. Mautner SL, Lin F, Mautner GC, Roberts WC. Comparison in women versus men of composition of atherosclerotic plaques in native coronary arteries and in saphenous veins used as aortocoronary conduits. J Am Coll Cardiol (1993) 21:1317.

ven Koronararterien und aortokoronaren Venentransplantaten getrennt nach männlichen und weiblichen Leichen. Diese waren im Hinblick auf eine vergleichbare und mindestens einjährige Überlebenszeit (im Mittel 45 mo, 22–120 mo) nach ihrer Bypassoperation gematcht worden (11 Fall-Kontrollpaare, aus insgesamt 19 Frauen und 53 Männern). Das Sterbealter betrug bei den Frauen im Mittel 63 (44–78), bei den Männern 62 (47–76) Jahre. Die Koronararterien (LM, LAD, C, RCA) bzw. Venentransplantate wurden nach Formalinfixie-

färbung), zellhaltiges Bindegewebe (zahlreiche Spindelzellen, glatte Muskelzellen oder Fibroblasten inmitten fibrösen oder elastischen Gewebes), Kalkablagerungen, extrazelluläres Fett, Schaumzellen (intrazelluläres Fett) mit und ohne Lymphozyten sowie entzündliche Infiltrate ohne eine signifikante Anzahl von Schaumzellen (isolierte Aggregate von Lymphozyten und anderen Entzündungszellen, meistens kleine Gefäßkanäle umgebend).

Keine Geschlechtsdifferenzen ergaben sich für den Stenosegrad. Keine Geschlechtsdifferenzen ergaben sich darüber hinaus für den durchschnittlichen Anteil von Bindegewebe insgesamt. Die Analyse der Subtypen des Bindegewebes (Abb. 38) zeigte indes, dass der durchschnittliche Prozentsatz zellhaltigen Bindegewebes in den Plaques nativer Koronararterien 38 ± 21 % bei Frauen betrug und 4 ± 5 % bei Männern (p < 0,001). Der durchschnittliche Prozentsatz dichten Bindegewebes in den Plaques nativer Koronararterien betrug 50 ± 20 % bei Frauen, und 85 ± 11 % bei Männern (p < 0,001). Oder mit anderen Worten: Die Plaquekomposition ist bei Frauen und Männern verschieden.

In einer Untersuchung von 1996, die Fälle einer Koronararterienthrombose mit plötzlichem Herztod im Hinblick auf den eigentlichen Pathomechanismus und die Geschlechterverteilung betrachtete, zeigten sich 56 % der Fälle als initiale Plaqueruptur einer fibrösen Kappe über einem basalen Lipidsee (Abb. 39a–f) und 44 % als oberflächliche Erosionen (ohne Ruptur) eines proteoglykanreichen Plaque (Abb. 40a–e). Unter allen Plaquerupturen befanden sich 18 % Frauen, während diese 50 % aller Plaqueerosionen mit nachfolgender Thrombose und plötzlichem Herztod erlitten. Gleichzeitig (Tab. 3) war das Alter der Frauen, bei denen eine oberflächliche Erosion die Koronararterienthrombose getriggert hatte, jünger (44 ± 7 vs. 53 ± 10 Jahre) als dasjenige der anderen, wo eine Plaqueruptur zur Katastrophe geführt hatte, der Verkalkungsanteil lag niedriger (23 % vs. 69 %), die Häufigkeit von Makrophagen, T–Zellen und HLA–DRpositiven Zellen am Ort der Thrombose war geringer (50, 32, 36 % vs. 100, 75, 89 %), und diejenige glatter Muskelzellen höher (95 % vs. 33 %).

Zusammenfassend scheint es also so zu sein, dass jüngere (prämenopausale) Frauen mit dominierendem Östrogen- (und nur geringem Androgen-) Einfluss *nicht nur* eine (charakteristische) Plaquekomposition mit großem Anteil zellhaltigen Bindegewebes und glatter Muskelzellen, aber wenig Kalk, aufweisen, *sondern auch* sehr viel häufiger ein allmähliches Erodieren eines Plaques erleiden, während ältere (postmenopausale) Frauen in der

Histologie ebenso wie dem zugrundeliegenden Pathomechanismus, der plötzlichen Plaqueruptur, sich dem männlichen Muster annähern.

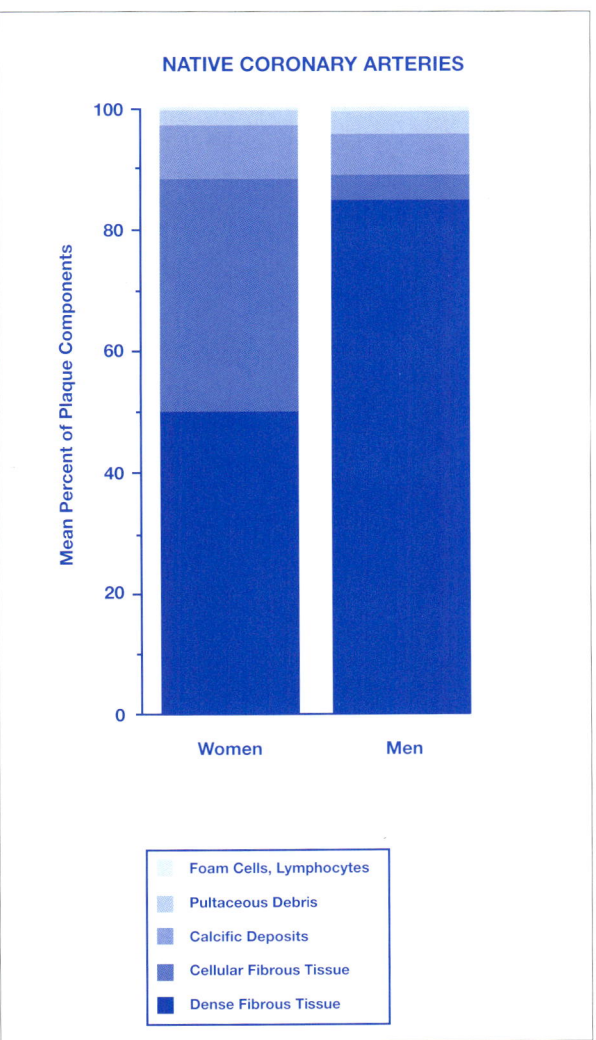

Abb . 38 Vergleich der durchschnittlichen Plaquekomposition in nativen Koronararterien von Frauen und Männern. Die Plaques bei Frauen hatten einen höheren Prozentsatz zellhaltigen Bindegewebes als diejenigen bei Männern. Mautner SL, Lin F, Mautner GC, Roberts WC. Comparison in women versus men of composition of atherosclerotic plaques in native coronary arteries and in saphenous veins used as aortocoronary conduits. J Am Coll Cardiol (1993) 21:1316.

Für Überlegungen zu (gefäßprotektiven und antiatherosklerotischen) Hormonsubstitutionen bei der Frau wie beim Mann („du bist so alt wie deine Gefäße") könnte dies heißen, dass das endokrine Profil des Mannes, der sich den 50 nähert (im Alter von 49 ± 10 ereignen sich 39 %, im Alter von 52 ± 16 25 % aller Rupturen), das (klinisch schwer vorherzusehende) Aufplatzen eines Plaques begünstigt (Tab. 4).

Östrogene entfalten Wirkungen an den Gefäßen über die Aktivierung von Östrogenrezeptoren (ERα, ERβ). Bei Männern sind beide Subtypen etwa allgemein ERβ zugeschrieben. Dabei offerieren die differentiellen Effekte einer vaskulären ERβ-Aktivierung eine attraktive Hypothese, um zu erklären, wieso Östrogene hier inhibitorisch, in anderen Geweben aber stimulierend auf das proliferative Potential glatter Muskelzellen wirken.

Möglicherweise muss auf diesem Hintergrund auch der enttäuschende Ausgang kontrollierter Hormon-

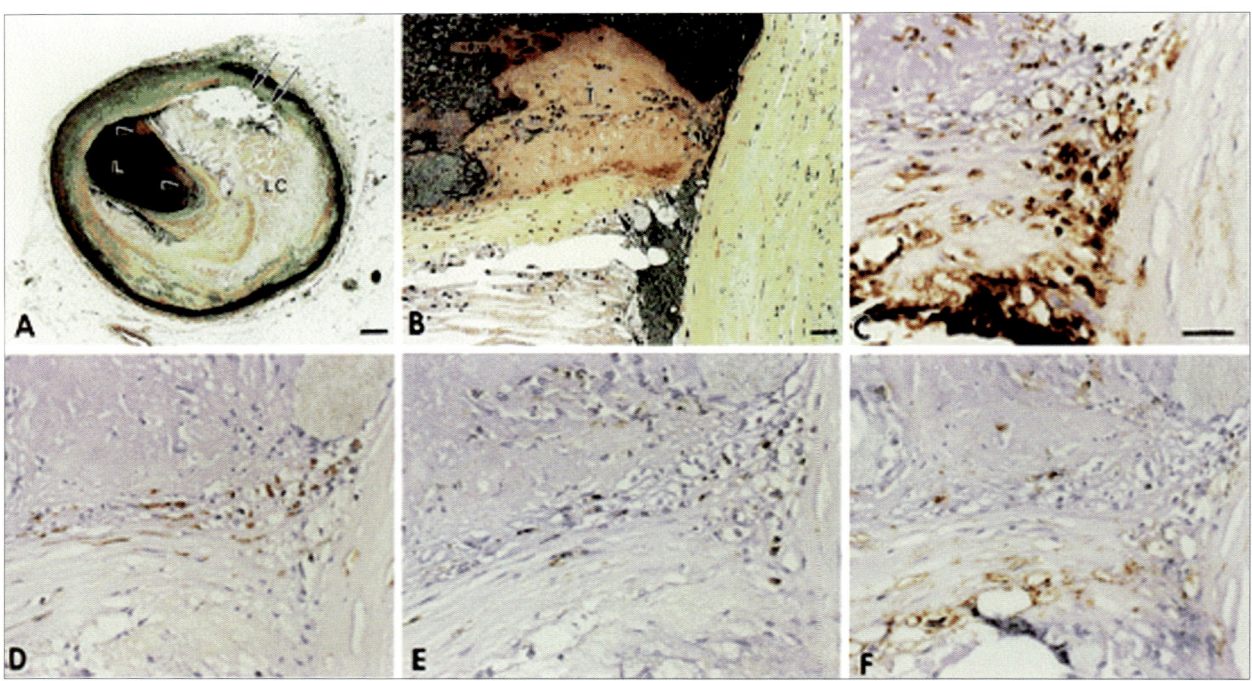

Abb. 39 A. Ein 41-jähriger Mann brach plötzlich zusammen, nachdem er keine Luft mehr bekommen hatte. In der LAD befand sich ein exzentrischer Plaque mit großem Lipidkern (LC) und umschriebenen Verkalkungen (Pfeile; niedrige Verstärkung); ein nichtokklusiver Thrombus (Pfeilköpfe) ist sichtbar, und das Restlumen (L) ist von dunkelgrauer Bariumgelatine gefüllt. B. Der Thrombus (T) ist der Rupturstelle der bindegewebigen Kappe angelagert (Pfeile). Die Rupturstelle befindet sich an der Grenze zwischen Kappe und Intimaplaque. Die immunohistochemische Färbung zeigt zahlreiche Makrophagen (in C), vereinzelte glatte Muskelzellen (in D) und T-Zellen (in E) am Rupturort. HLA-DR–positive Makrophagen und T-Zellen sind auch in F zu sehen. (A: Movat pentachrome, x15; B: Movat pentachrome, x150; C: anti–KP-1, x300; D: anti–smooth muscle actin, x300; E: anti–UCHL-1, x300; und F: anti–HLA-DR, x300. Skalierung: A, 375 ◂m; B, 120 ◂m; and C–F, 120 ◂m.). Farb A, Burke AP, Tang AL, Liang Y, Mannan P, Smialek J, Virmani R. Coronary plaque erosion without rupture into a lipid core: a frequent cause of coronary thrombosis in sudden coronary death. Circulation (1996) 93:1354–63.

gleich häufig, während bei Frauen ERβ überwiegt. Dabei ist die Prävalenz von ERα in Mammae und Uterus, diejenige von ERβ in der glatten Gefäßmuskulatur am höchsten. Die physiologischen Wirkungen von Östrogenen und Antiöstrogenen in einem Gewebe oder Organ scheint von dem lokal exprimierten Subtyp bedingt zu sein. Der gefäßprotektive (antiproliferative) Östrogeneffekt wird substitutionsstudien wie HERS *(Heart and Estrogen/Progestin Replacement Study)* gesehen werden. Dabei hatten sich nach durchschnittlich 4,1 Jahren bei 2763 Frauen mit koronarer Herzerkrankung zwischen 55 und 80 Jahren (im Mittel 66,7), die entweder Plazebo oder eine Kombination aus 0,625 mg equinen konjugierten Östrogenen und 2,5 mg Medroxyprogesteron erhalten hatten, keine

	Plaque Rupture (n=28)	Plaque Erosion (n=22)	P
Male : female	23:5	11:11	.03
Age, y	53±10	44±7	<.02
% Stenosis	78±12	70±11	<.03
Calcified plaque	19 (69)	5 (23)	.002
Occlusive : nonocclusive thrombus	12:16 (43:57)	4:18 (18:82)	.08
Concentric : eccentric	13:15 (46:54)	4:18 (18:82)	.07
Macrophages	28 (100)	11 (50)	<.0001
T-cells	21 (75)	7 (32)	<.004
Smooth muscle cells	11 (33)	21 (95)	<.0001
HLA-DR positive	25 (89)	8 (36)	.0002

Tab. 3 Koronararterienthrombose mit Ruptur eines Lipidkerns (Plaqueruptur) verglichen mit einer mit einem erodierten Plaque assoziierten Thrombose ohne Aufplatzen eines Lipidpools (Plaqueerosion). Makrophagen, T-Zellen, glatte Muskelzellen und HLA-DR positive Zellen beziehen sich auf Zellansammlungen an den Orten der Ruptur bzw. Erosion; Werte in Klammern bezeichnen Prozentangaben. Modifiziert nach: Farb A, Burke AP, Tang AL, Liang Y, Mannan P, Smialek J, Virmani R. Coronary plaque erosion without rupture into a lipid core: a frequent cause of coronary thrombosis in sudden coronary death. Circulation (1996) 93:1354–63.

Percent Stenosis	Mean Age, y	All Cases	Plaque Rupture Cases	Plaque Erosion Cases
50–59	42±5	4 (8)	1 (4)	3 (14)
60–69	46±7	9 (18)	4 (14)	5 (23)
70–79	49±10	21 (42)	11 (39)	10 (45)
80–89	50±5	8 (16)	5 (18)	3 (14)
90–99	52±16	8 (16)	7 (25)	1 (5)
Total	49±10	50 (100)	28 (100)	22 (100)

Tab. 4 Häufigkeitsverteilung des Stenoseschweregrads (Querschnittsflächenverminderung durch einen Plaque) bei einer Koronararterien- thrombose infolge Plaqueruptur im Vergleich zu einer Plaqueerosion. Werte in Klammern bezeichnen Prozentangaben. Modifiziert nach: Farb A, Burke AP, Tang AL, Liang Y, Mannan P, Smialek J, Virmani R. Coronary plaque erosion without rupture into a lipid core: a frequent cause of coronary thrombosis in sudden coronary death. Circulation (1996) 93:1354–63.

signifikanten Unterschiede gefunden im Hinblick auf Koronartode und nichttödliche Herzinfarkte (primäre Endpunkte). Es zeigten sich hinsichtlich dieser Endpunkte keine signifikanten Unterschiede trotz eines um 11 % niedrigeren LDL–Cholesterols und um 10 % höheren HDL-Cholesterols in der Hormonsubstitutionsgruppe.

Die weibliche Lebenserwartung ist höher, in erster Linie infolge einer niedrigeren Inzidenz kardiovaskulärer Todesfälle in mittlerem Alter. Männliches Geschlecht bleibt ein kardiovaskulärer Risikofaktor auch nach einem Herausrechnen anderer Einflüsse wie des Nikotinkonsums und des Hochdrucks. Eine englische Untersuchung von 1994 zeigte, dass Alter bei „normalen" Menschen (klinisch gesund

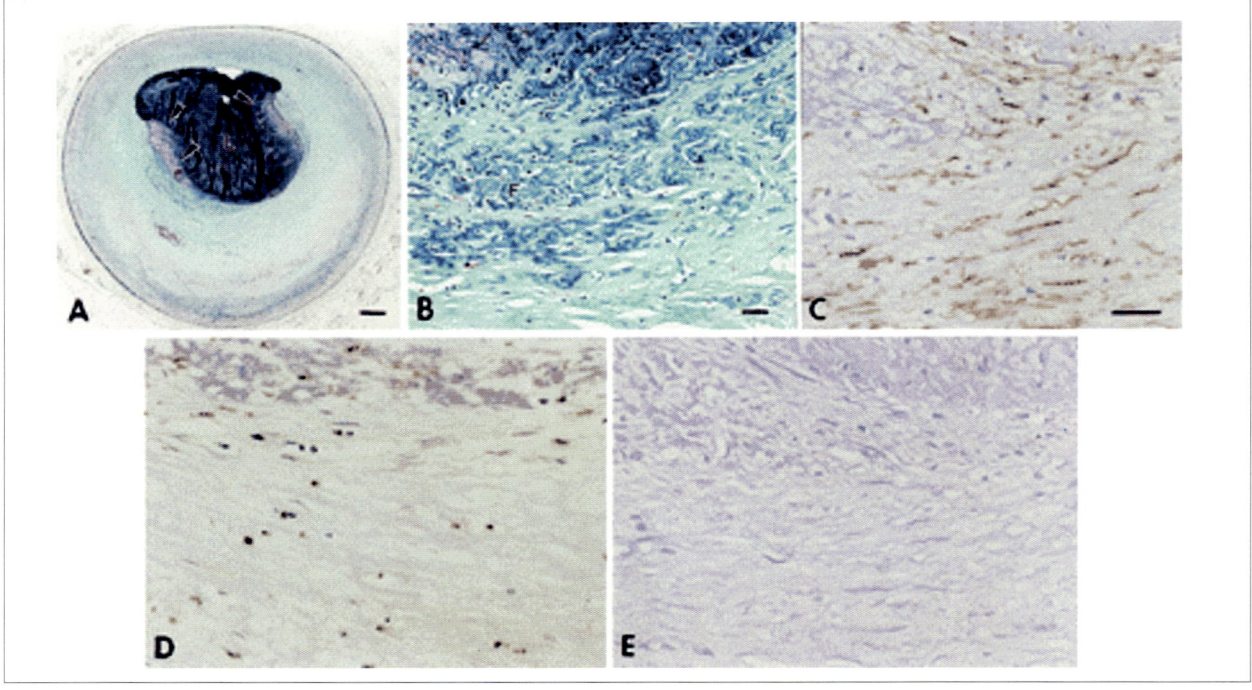

Abb. 40   Diese 38-jährige Frau verstarb plötzlich zu Hause, nachdem sie vier Stunden vorher über Brustschmerzen geklagt hatte. Die Autopsie zeigte eine akute, nichtokklusive Thrombose (Pfeilköpfe) der LAD (A, niedrige Verstärkung); das Restlumen (L) ist von dunkelgrauer Bariumgelatine gefüllt. Die lumenseitige Plaqueoberfläche ist erodiert und reich an Proteoglykanen (grün in der Movatfärbung in A und B), und ein Fibrinthrombus (F) reicht bis in die oberflächlichen Anteile des zellreichen Plaques (B, hohe Verstärkung). Die immunohistochemische Färbung zeigt zahlreiche glatte Muskelzellen auf der lumenseitigen Plaqueoberfläche, die Kontakt mit dem Thrombus haben (in C). Vereinzelte Makrophagen (in D) sind zu sehen; die Färbung auf HLA-DR bleibt negativ (in E). (A: Movat pentachrome, x15; B: Movat pentachrome, x150; C: anti–smooth muscle actin, x300; D: anti–KP-1, x300; und E: anti–HLA-DR, x300. Skalierung: A, 375 ◂m; B, 120 ◂m; and C through E, 120 ◂m). Farb A, Burke AP, Tang AL, Liang Y, Mannan P, Smialek J, Virmani R. Coronary plaque erosion without rupture into a lipid core: a frequent cause of coronary thrombosis in sudden coronary death. Circulation (1996) 93:1354–63.

Davon ausgehend kann die Frage nach einer Pathologie des Alterns der Gefäße neu formuliert werden: Sind die Muster altersabhängiger Gefäßleiden bei Frauen und Männern verschieden, und sind diese Geschlechtsunterschiede interpretierbar durch bekannte Veränderungen des Hormonstatus?

und ohne atherogene Risikofaktoren) verbunden ist mit einer zunehmenden Endotheldysfunktion, die bei Männern früher auftritt als bei Frauen und sich als Verlust der flussabhängigen Dilatation der Arterien manifestiert (und weniger als eine fortschreitende, obliterierende Atherosklerose).

Ein Schlüsselereignis in der Biografie eines Plaques ist die Bildung von Schaumzellen. Sie entstehen mit der Aufnahme oxidierter LDL–Partikel durch wandständige Makrophagen. David S. Celermajer untersuchte, ob Androgene dabei eine Rolle spielen. Makrophagen männlicher Spender enthalten signifikant mehr Androgenrezeptor-mRNA als diejenigen prämenopausaler weiblicher Spender. Der Zusatz von Dihydrotestosteron zu den „männlichen" Makrophagen führt zu einer dosisabhängigen Zunahme der Lipidbeladung (also einem Anstieg der aufgenommenen Cholesterolester), ein Effekt, der durch einen Androgenantagonisten

Der Zusammenhang zwischen Androgeneinfluss und schwerwiegenden koronaren Ereignissen stellt sich jedoch nicht einheitlich dar. Es scheint vielmehr so zu sein, dass die Androgen-Östrogen-Balance und der Zeitpunkt, zu dem sie verschoben wird, von Bedeutung für Plaquekomposition und -stabilität ist. Insofern ist weder von einer einfachen Androgennoch einer Östrogensubstitution umstandslos eine Beschleunigung oder die Revision atherosklerotischer Alterungsprozesse am Herzen zu erwarten.

Ein komplexes *cross over*-Experiment verdeutlicht dies: Kastrierte männliche und ovarektomierte weib-

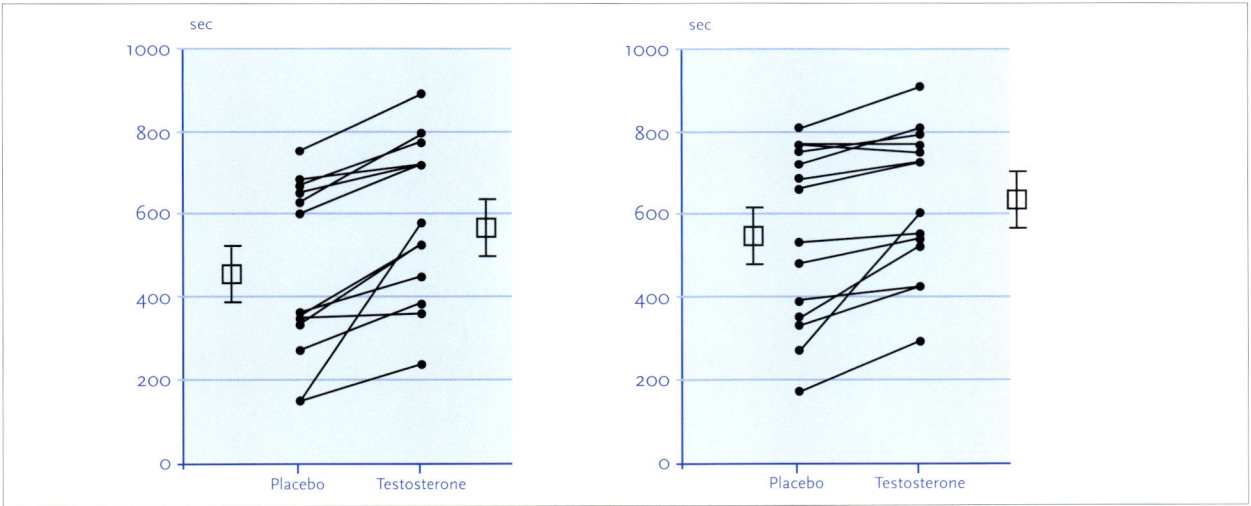

Abb. 41 Zeit bis zu einer ST-Streckensenkung um -1 mm und Gesamtbelastungsdauer nach entweder Plazebo oder Testosteron bei Koronarpatienten. Die i. v.-Gabe von Testosteron erhöhte beide Messwerte signifikant. Nach Rosano GMC, Leonardo F, Pagnotta P, Pelliccia F, Panina G, CerquetaniE, Monica PLd, Bonfigli B, Volpe M, Chierchia SL. Acute anti-ischemic effect of testosterone in men with coronary artery disease. Circulation (1999) 99:1666–70.

blockiert wird und an „weiblichen" Makrophagen erst gar nicht zu beobachten ist.

Dazu scheint auch das Ergebnis einer Studie an weiblichen Affen mit (einer diätinduzierten) Atherosklerose zu passen, denen Androgene zugeführt wurden, und bei denen eine Aggravierung des atherosklerotischen Prozesses eintrat. Es wurde der Schluss gezogen, dass ein künstlich induziertes männliches Hormonprofil zur Exazerbation einer bestehenden Atherosklerose führe und eine ungünstige Wirkung auf den vaskulären Umbauprozess entfalte.

liche Kaninchen wurden entweder nicht hormonsubstituiert oder erhielten Östradiol, Testosteron oder beide Hormone und wurden gleichzeitig drei Monate mit einer cholesterolreichen Diät gefüttert. Die Intimadicke des proximalen Aortenbogens diente als Atherosklerose-*marker*. Deren Entwicklung wurde durch Östrogen bei den weiblichen, aber auch durch Testosteron bei den männlichen Ratten inhibiert. Unter der Kombinationstherapie war die Plaquegröße bei beiden Geschlechtern kleiner als in der (nicht substituierten) Kontrollgruppe. Alle Effekte waren unabhängig von Veränderungen der Lipidparameter.

Testosteron (i. v.) verlängerte in einer kleinen Studie in Mailand Belastungszeit und Ischämiezeit koronarkranker Männer (Abb. 41) und bewirkte (intrakoronar) in einer anderen Untersuchung in London eine Koronardilatation und Erhöhung des Koronarblutflusses.

Ob Androgene atherogen sind und eine Androgensubstitution atherogen oder atheroprotektiv ist, ist also eine falsch gestellte Frage auf der Basis von Vorurteil und noch mangelnden Wissens. Dies wird auch durch eine unkonventionelle kleine Studie unterstrichen, in der die (endothelabhängige und die endothelunabhängige) arterielle Dilatationskapazität bei 15 transsexuellen Männern, die über im Mittel 5 ± 5 Jahre hochdosierte Östrogene eingenommen hatten, untersucht wurde. Verglichen mit einer gematchten und ebenfalls klinisch gefäßgesunden Kontrollgruppe wiesen die transsexuellen Männer eine signifikant gesteigerte arterielle Dilatationskapazität auf, was ebenso gut auf den Östrogenexzess wie die Androgendeprivation zurückgeführt werden könnte oder aber auf beide Einflüsse in ihrem Zusammenspiel.

Die uneinheitliche Datenlage legt es nahe, dass es komplexe Interaktionen der Sexualhormone gibt, die in den Prozess der Atherosklerose verwickelt sind. Ob und/oder bis zu welchem Grade diese Interaktionen altersabhängig funktionieren und die Geschlechter auf unterschiedliche Weise berühren, ist nach wie vor offen.

3.3.3 Intelligenz, kognitive Potenz und soziale Kompetenz
(K. J. G. Schmailzl)

Wenn vom Alter die Rede ist, ist immer von der Prothetik für verlorengegangene Körperfunktionen, häufiger aber noch von der Angst vor dem Verlust intelligenten Verhaltens die Rede.

Hilflosigkeit und Rückständigkeit der Breitenmedizin drückten sich Jahrzehnte lang in Begriffen wie „zerebrovaskuläre Insuffizienz", „Multiinfarktgeschehen" oder „senile Demenz" aus, und mit der Entschlüsselung einiger Mechanismen typischer bzw. „vorzeitiger" Erkrankungen sind erst unzusammenhängende Mosaiksteine gefunden. „Alzheimer" ist in aller Munde, ist auch häufig, wird aber klinisch selten diagnostiziert. Alzheimer ist ein Beispiel für die Zerstörung intelligenten Verhaltens, die kognitive Potenz und soziale Kompetenz parallel betrifft: Durch die plaqueförmigen Ablagerungen, die in der grauen Substanz die Synapsen unterbrechen und mit zunehmender Menge die normalen Gehirnfunktionen stören, ist zuletzt keine Kommunikation mehr mit dem Betroffenen möglich.

Ist Alzheimer also quasi das Werner-Syndrom des Geistes?

Die meisten heutigen Neurobiologen teilen die Sicht von Pasko Rakic – dass Verbindungen zwischen einzelnen Orten von Gehirnregionen geknüpft werden, die durch molekulare Fadenkreuze eines genetischen Codes festgelegt sind, während die besonderen Verbindungen, die eingegangen werden, bestimmt werden durch konstante kompetitive Interaktionen und das gemeinsame Feuern der Neuronen. Die Pathologie des Alterns besteht hier im immer selteneren (und langsameren) Durchspielen bekannter Muster und Reagieren auf neue Reize.

Dieses Wegbrechen ist nicht zuletzt eine plausible Folge des Wegbrechens balancierter sozialer Kontakte. Dabei erfüllt sich gleichzeitig eine Prophetie selbst: Eine immer älter werdende Menschheit, die ihrer langjährigen familiären und beruflichen Bindungen zunehmend oder komplett beraubt ist, deren Gefälle sich geradezu umkehrt, depriviert in der Isolation auch kognitiv. Die grausigen Altersvergnügungen: Der Bau der Wagenburgen gegen die jungen Generationen, die Butterfahrten gegen den Geiz und die doch nie zu bekämpfenden Verlustängste wie der rechthaberische Gestus des Nichtalleinseins einer schweigenden und bitterkonservativen Mehrheit, illustrieren unverhüllt die Defekte und äußeren Anstöße sozialer und verinnerlichter Pathologie.

Ist Alzheimer also quasi Indiz eines hundertjährigen sozialen Umbaus?

3.3.4 Psyche: *Midlifecrisis*, altersspezifische Störungen von Projektionsmöglichkeiten und Ichbezogenheit

(K. J. G. Schmailzl)

Die Midlifecrisis ist party talk und Hollywood-fähig: Rechtfertigungsformel und komisches Sujet, erklärbar aus den illustrativen Verlaufsformen und dem populärwissenschaftlichen Begründungszusammenhang. Adoptiert vom weiblichen Klimakterium und der drohenden Menopause, umschreibt der Begriff zunächst Veränderungen des Hormonprofils, die zu kritischen Umstellungen im psychophysischen Gleichgewicht führen. Bedeutsamer indes sind wohl doch Begriffsverlängerungen, die darauf abheben,

(1) dass langfristige Lebensziele in der Lebensmitte korrigiert werden müssen, sofern sie unrealistisch hoch waren,

(2) dass vernachlässigte Lebensziele, sog. Träume aus der Jugend und dem frühen Erwachsenenalter, in dieser Lebensphase auftauchen und nach neuen Antworten verlangen,

(3) dass erste Bilanzen der Generativität und Produktivität gezogen werden, die negativ bewertet werden,

(4) dass eine Auseinandersetzung mit altersbedingten *handicaps* und dem eigenen Tod manchmal schon im mittleren Erwachsenenalter einsetzt,

(5) dass kritische Lebensereignisse Neuinterpretationen der eigenen Rolle und eine Planung des weiteren Lebens verlangen.

Kritische Lebensereignisse im mittleren Erwachsenenalter sind z. B. der Schulabschluss und Abschied der Kinder, das sog. *emptyness*-Phänomen;

der Eintritt der Menopause bei der Frau; ggf. der Übergang zur Großelternschaft oder das absehbare Ausscheiden aus dem Berufsleben.

Wenn wir von altersspezifischen Störungen von Ichbezogenheit und Projektionsmöglichkeiten sprechen, dann reden wir bereits über Alter als Risikofaktor. Die Midlifecrisis ist als Erlebnis von Bewältigung oder eines Scheiterns vorbei, und der Verfall physikalischer Ressourcen und der Verlust sozialer Unterstützung sind unabweisbar. Ob es jetzt zu einer grundsätzlichen Erosion von Emotionalität kommt oder ihrer Redefinition in stabilen Referenzen, entscheidet über jenes große und unausweichliche Risiko. Und darüber scheint die geistige und emotionale Plastizität zu entscheiden, die der alte Mensch sich noch erhalten und die er zunehmend gelernt hat oder eben nicht. Sie umfasst nach Garmezy die Kapazität für die Wiederherstellung und Aufrechterhaltung angemessen „adaptativen" Verhaltens nach einem „*stress*"-Erlebnis, nach einer Kränkung, nach einem Verlust.

Der Ausgleich von altersbedingten Beeinträchtigungen gelingt (oder gelingt nicht) über die Wahl einer (neuen) Bezugsgruppe für Selbstvergleiche (etwas, was im Prinzip für alle Lebensabschnitte gilt), über den Vergleich mit sich selbst früher, über eine Lebensrückschau (*life review*, Gesamtbilanz). Alle Kompensationsmechanismen haben gemeinsam, dass sie umso aussichtsreicher sind, je weniger starr: Je flexibler der gealterte Mensch ist, was es ihm evtl. schließlich ermöglicht (und dies im Unterschied zu früheren Lebensabschnitten), eine zunehmende Übereinstimmung von Handeln mit erarbeiteten Einstellungen und erworbener Emotionalität zu erleben (die „Altersweisheit" früherer Generationen).

Soziale Beziehungen übernehmen neue Funktionen und tragen neue Inhalte – so oder so. In teilweise aggressiver Abhebung von Jugendlichkeitsbildern und den „modernen Zeiten" können dekonstruktive Überlegungen im Blick auf die Nachbarschaft, die Stadt und das Land sich innerhalb eines Seniorenklimas gegenseitig verstärken. Von alters her tradierte Lebenswelten und Kulturtechniken werden immer erneut erzählerisch beschworen, und ihr akklamatorischer Austausch ritualisiert. Etikettierungen werden entstaubt und mit erneutem Eifer zur gesellschaftlichen Selektion geklebt: auf

Sobald die Tendenz zur Selbstbeschäftigung übermächtig wird (mit realen oder erfundenen Krankheiten, mit realen oder erfundenen Nachstellungen etc.), wird Alter (wie einst Kindheit) endgültig Ort

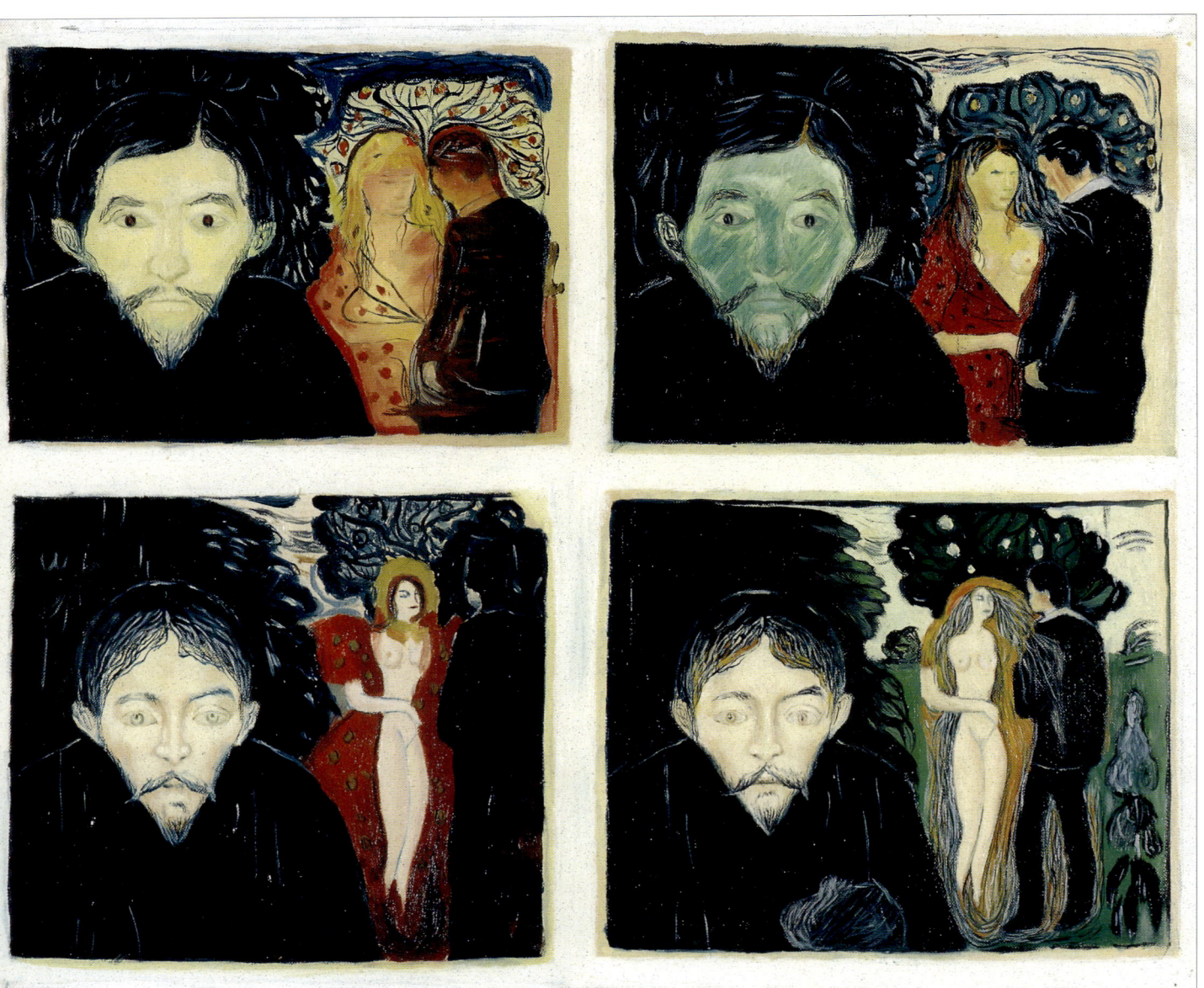

Abb. 42 nach Edvard Munch, Eifersucht (1896)

Menschen, Institutionen, Einstellungen. Durchschnittswerte werden verherrlicht zur Eliminierung des singulären, individuellen Ereignisses.

und Raum von Gegenkonstruktionen. Ichbezogenheit tritt an die Stelle von dialogischem Verhalten.

Gelingt jener Ausgleich von altersbedingten Beeinträchtigungen in einer „positiven" neuen Bezugsgruppe und einen befriedeten Vergleich mit sich selbst als jungem Mann/als junger Frau, fällt mithin die „Gesamtbilanz" nicht katastrophisch aus: *Dann* werden unzählige Projektionsmöglichkeiten gewonnen (s. Abb. 43). Gegenseitiger Gedankenaustausch mit sehr viel mehr fremden Menschen und ihren Anschauungen greift Platz als in der „Lebensmitte", wo die Zugehörigkeit zu symbolischen oder wirklichen Parteiungen manche Kontaktop-

3.3.5 Exkurs: Die Wirkung der Sexualhormone auf das Gehirn
(D. Fahlenkamp)

Über den Einfluss der Sexualsteroide auf Hirnfunktionen wie Denkvermögen, Stimmungslage und psychisches Wohlbefinden gibt es eine Reihe klinischer Hinweise, die in jüngster Zeit zum Teil auch durch fundierte Untersuchungen der Grundlagenforschung belegt werden konnten.

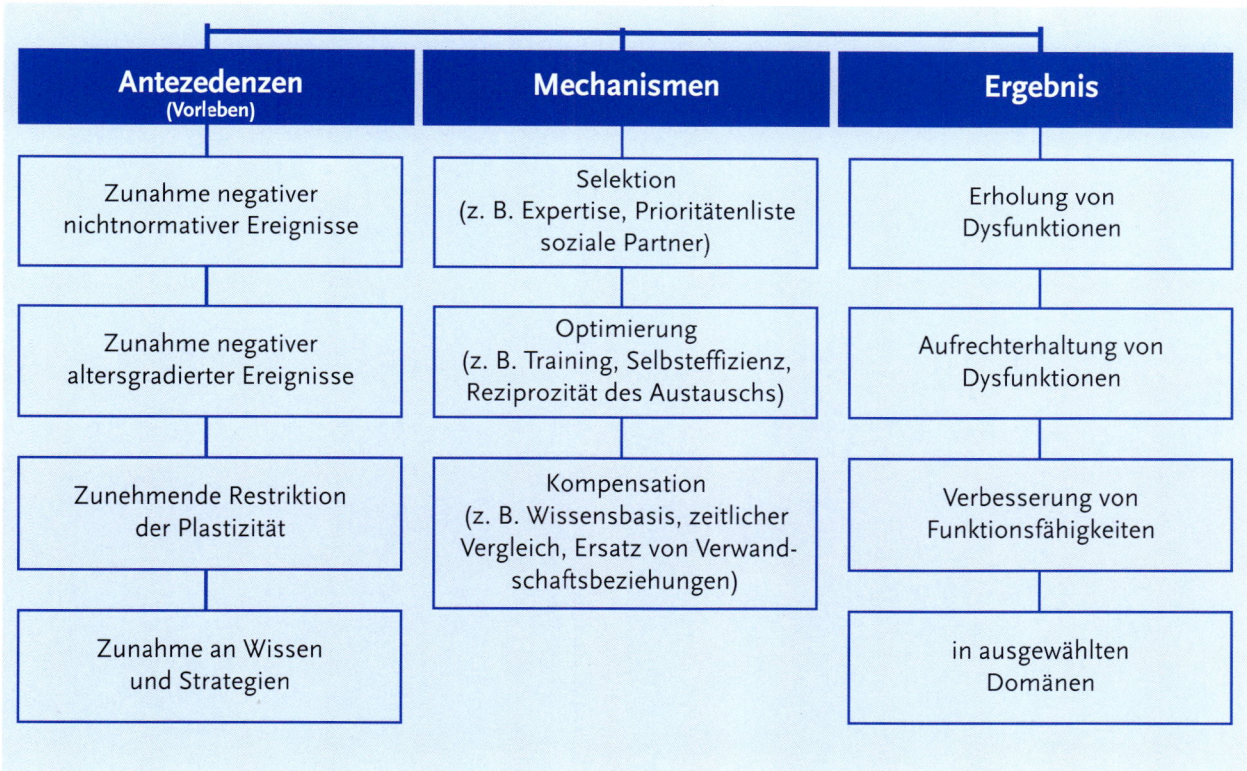

Abb. 43 Modell erfolgreichen Alterns. Modifiziert nach Baltes PB, Baltes MM (Eds.). Successful aging. Perspectives from the behavioral sciences (European Network on Longitudinal Studies on Individual Development, Vol. 4). Cambridge: Cambridge University Press (1990).

tionen ausschloss. Und das Zuhören ist kein Fremdwort: Die zugehörige Illustration ist der Großvater (oder ist die Großmutter), der das dem Enkel Zuhörenkönnen dem Vater voraus hat.

Der wiederholte Nachweis einer effektiven Beeinflussung somatischer Symptome von Testosteronmangelzuständen hypogonadaler Männer wird in nachfolgenden Kapiteln ausführlich dargestellt. Sie sind durch ihre konkrete Organbeziehung leichter zu fassen und somit auch gut zu dokumentieren. Steigerungen des psychischen Wohlbefindens, Zu-

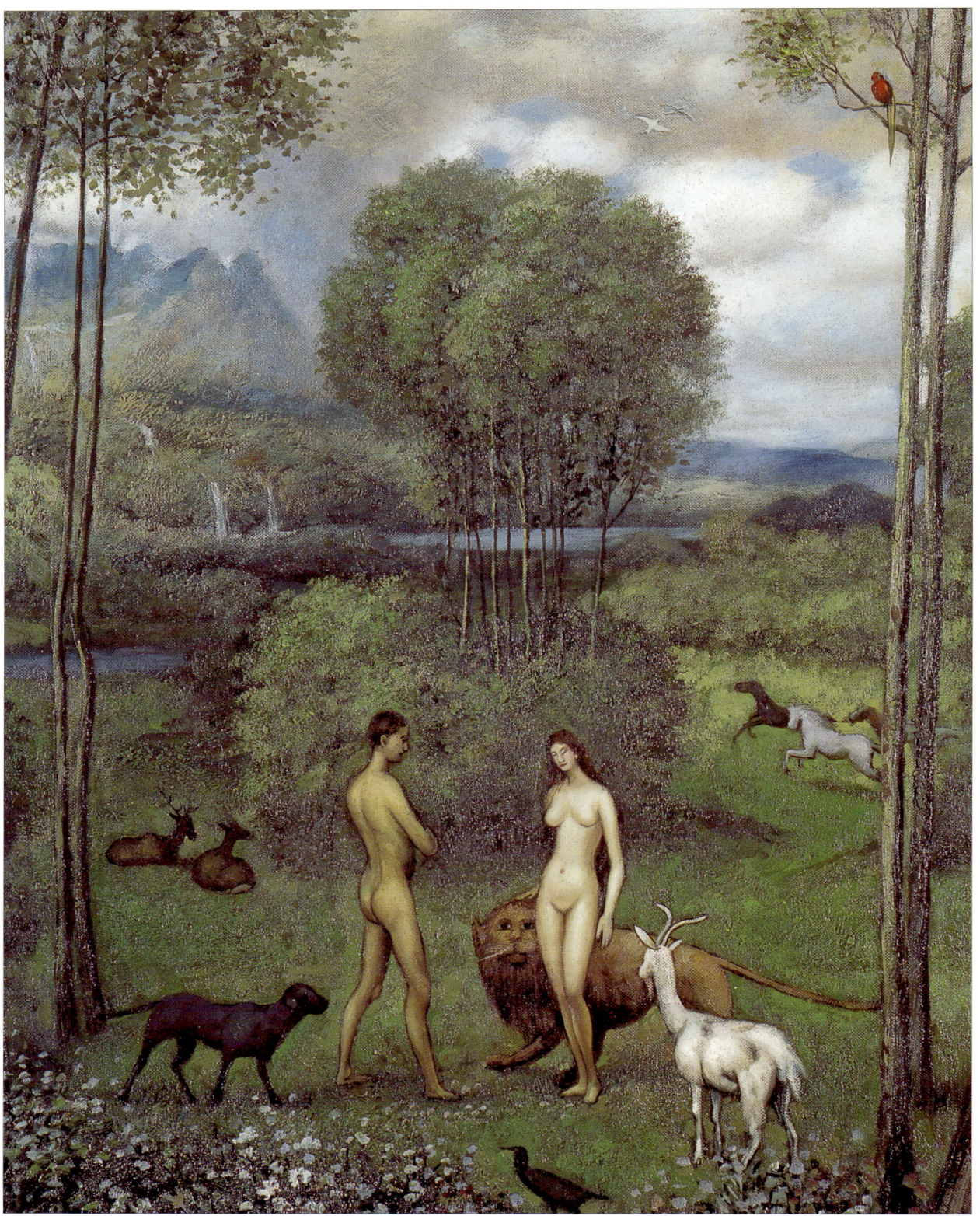

Abb. 44 nach Hans Thoma, Im Paradies (1896)

nahme der geistigen Aktivität, Verbesserung der Stimmungslage und vermehrtes sexuelles Verlangen, die oft nur als Nebeneffekt im Zusammenhang mit einer Testosteronsubstitution beobachtet werden konnten, sind dagegen weit schwieriger zu objektivieren. Durch die Kohärenz von konstitutionellen, lebensgeschichtlichen und psychischen Ursachen ist die klare Zuordnung dieser Symptome bzw. Zustandsänderungen ungleich komplizierter. So ist es nicht verwunderlich, dass auch heute noch die Einflüsse der Sexualsteroide auf das kognitive Leistungsvermögen sehr kontrovers beurteilt werden. Zahlreiche neuere Untersuchungsbefunde aus der Grundlagenforschung unterstützen jedoch nachhaltig die klinischen Beobachtungen sexualsteroidaler Einwirkungen auf das zentrale Nervensystem.

Im Rahmen der Erforschung der Altersphänome ist vor allem die Beantwortung der Frage interessant, ob das bei vielen älteren Menschen bekannte Nachlassen von Hirnfunktionen mit dem Absinken der Serumspiegel an Sexualsteroiden im Zusammenhang steht und vielleicht, so die Hoffnung, durch eine gezielte Hormonsubstitution beeinflusst werden kann.

Steroidverbindungen können im Vergleich zu vielen anderen Stoffwechselprodukten relativ ungehindert durch die Blut-Hirn-Schranke ins Gehirn gelangen. Dort erfahren sie ihre Metabolisierung, die in Abhängigkeit der entsprechenden Hirnregionen quantitative und qualitative Unterschiede aufweist. Zum größten Teil erfolgt die Umwandlung von Testosteron mit Hilfe des Enzyms Aromatase in Estradiol. Die Wirkungen im Zentralnervensystem wird insbesondere über die Metaboliten Pregnenolon-Sulfat, Dehydroepiandrosteron-Sulfat und Tetrahydroprogesteron hervorgerufen.

Darüberhinaus sind einige Gliazellen aber auch selbst in der Lage, Steroidhormone aus Cholesterin zu bilden. Tierversuche konnten diese Vermutung inzwischen bestätigen. Auch nach Entfernung von Nebennieren und Gonaden konnten verschiedene Sexualsteroide wie Pregnenolon, Dehydroepiandrosteron und Progesteron im Gehirn der Tiere nach-

gewiesen werden. Diese im Gehirn aktiven Neurosteroide sind also offenbar relativ unabhängig von der Zufuhr aus den Gonaden und den Nebennieren.

Die hormonellen Wirkungen der Sexualhormone werden auch im Gehirn über die Anbindung an Rezeptoren vermittelt, die dann die Einwirkung auf die im Zellkern der Nervenzellen enthaltene DNA ermöglichen. Durch Replikation und Transkription wird die neuronale DNA so verändert, dass spezifische Synthesereaktionen veranlasst werden. Das Nervenwachstum kann so spezifisch in Abhängigkeit von Rezeptor- und Enzymbestand der jeweiligen Hirnregion beeinflusst werden.

3.3.5.1 Psyche

Schon in der fetalen Entwicklungsphase des menschlichen Gehirns lassen sich geschlechtsspezifische Unterschiede zwischen männlichen und weiblichen Keimlingen nachweisen: Überwiegt der Testosteroneinfluss, entwickelt sich ein männlich geprägtes Gehirn, was dazu führt, dass im Neokortex ca. 23 Mio. graue Zellen angelegt werden. Überwiegen die Östrogeneinflüsse, werden dagegen nur 19 Mio. graue Zellen angelegt.

Untersuchungen konnten nachweisen, dass sich die Funktion der Neurosteroide, unabhängig ob de novo im Hirn gebildet oder über das Blut hierher gelangt, die Durchlässigkeit der Ionenkanäle in der Plasmamembran der Nervenzellen steuern.

Nachgewiesen werden konnte auch, dass sich z. B. Progesteron an Rezeptoren in den Synapsen zwischen den Nervenzellen bindet und so den Einstrom von Chloridionen in bestimmte Neurone verstärkt. Das führt zu einer Erhöhung der Erregungsschwelle des nachgeschalteten Neurons. Die resultierende Dämpfung von Erregungsabläufen des Gehirns tritt klinisch als Verminderung von Ängsten und Depressionen in Erscheinung.

Interessant ist die entgegengesetzte Wirkung, die durch Dehydroepiandrosteron-Sulfat (DHEA-S), einem androgen wirksamen Neurosteroid, hervorgerufen werden kann. Das bedeutet, es kommt zu

Steigerungen von Erregungsabläufen, die sich klinisch in gesteigerter Aktivität, aber auch Aggressivität äußern können.

Schon in den 40er Jahren des vergangenen Jahrhunderts konnte in Untersuchungen an Kastraten und hypogonadalen älteren Männern gezeigt werden, dass Testosteron zu einer Verbesserung der Aufmerksamkeit und der Lernbereitschaft führt. In späteren Untersuchungen konnte dies mehrfach bestätigt werden. Eine placebokontrollierte Untersuchung an amerikanischen Collegestudenten wies nach, dass auch kurzzeitige Testosterongaben die mentalen Fähigkeiten verbesserte.

Klinisch konnten in Untersuchungen jüngeren Datums bei älteren Menschen signifikante geschlechtsspezifische Unterschiede festgestellt werden. Bei Männern jenseits des 65. Lebensjahres fiel der Abfall von DHEA–S stärker aus als bei Frauen. Klinisch war bei den Männern mit höheren DHEA-S-Spiegeln das subjektive Wohlbefinden und die positive Einstellung zum Leben stärker ausgeprägt als umgekehrt.
Diese Befunde konnten sowohl im Tierexperiment als auch in weiterführenden klinischen Untersuchunge bestätigt werden. Die antidepressive Wirkung von DHEA-S war mit dem Serumspiegel dieses Neurosteroids gekoppelt.

Unter der Therapie mit Mesterolon, einem synthetischen Androgen, konnte bei jungen und auch älteren Männern, die unter Depresionen litten, eine signifikante Besserung der Symptomatik erreicht werden. Die Wirkungen waren darüber hinaus bezüglich der Nebenwirkungen günstiger gegenüber dem Antidepressivum Amitryptilin.

Die Wirkung von Androgen-Defiziten ließen sich beeindruckend in klinischen Untersuchungen an Männern mit angeborenem oder erworbenem Hypogonadismus nachweisen. Diese haben in vergleichenden Testuntersuchungen mit normogonadalen Männern bei visuell-räumlichen Leistungen und räumlicher Orientierung deutliche Defizite. Keinen Unterschied wurde bei Gedächtnisleistungen beobachtet.

Ähnliche Beobachtungen konnten auch bei präpuberal feminisierten Jungen gemacht werden. Sie litten an einer angeborenen Eiweißstoffwechselstörung, die zu einer endokrinen Dysfunktion mit konsekutiver Feminisierung führte. Die Jungen waren bezüglich ihrer kognitiven Leistungsfähigkeit vollkommen weiblich geprägt.
Andererseits ließen sich bei älteren Männern unter Testosteronsubstitution selbst nach nur kurzfristigen Applikationsintervallen Wirkungen auf kognitive Leistungen wie Gedächtnis und Lernfähigkeit und die allgemeine Stimmungslage nachweisen. Verbessert wurden vor allem die Konzentrationsfähigkeit, Rechenleistungen und die visuellräumliche Orientierung. Nach Absetzen der Steroide ließen diese Wirkungen wieder nach.
Interessant ist in diesem Zusammenhang auch, dass bei Frauen, die nach einer Geschlechtsumwandlung mit Testosteron behandelt wurden, sich auch die kognitiven Leistungen in Richtung männlich verschoben. Es verbesserten sich die räumlich-visuellen Leistungen, während die weiblich dominanten Leistungen wie verbaler Wortflüssigkeit und Ausdrucksvermögen abnahmen.

Zusammenfassend gibt es viele Belege dafür, dass die schwer fassbaren und aus heterogen Störungen zusammengesetzten Änderungen der allgemeinen Befindlichkeit beim älteren Mann auch eine geschlechtstypische Ausprägung haben.

Die große Zahl der in die Kategorie Befindlichkeitsstörungen passenden Symptome oder Zustände wie Depression, Angst, verlorene Selbstachtung, zunehmende Wortkargheit, allgemeine Müdigkeit, allgemeine Unruhe mit Schlafstörung, sexuelles Desinteresse, mangelnder Frohsinn und andere scheinen in erheblichem Umfang von der Aktivität der Sexualsteroide zumindest beeinflusst zu werden.
Die Hoffnung, dass eine kritische, ärztlich kontrollierte Substitutionstherapie den psychischen und physischen Zustand dieser oft erheblich leidenden älteren Männern signifikant bessern kann, konnte in verschiedenen Studien und Untersuchungen nachgewiesen werden.

3.3.5.2 Gedächtnisleistungen im Alter – gibt es einen Einfluss der Sexualsteroide?

Der Sitz der Gedächtnisleistungen wird dem Hippokampus, einem entwicklungsgeschichtlich sehr alten Teil des Cortex zugeschrieben. Jede Information, die eingespeichert wird, durchläuft dabei zunächst das limbische System, das nach Art eines Filters wirkt und die aufgenommenen Signale emotional belegt.

Gedächtnisleistungen beruhen auf dauerhaften Veränderungen an neuronalen Synapsen in ganz bestimmten Schaltkreisen des Zentralnervensystems. Wenn bestimmte Nervenzellen im Hippokampus mehrfach in kurzer Folge gereizt werden, kann nachfolgend und dann schon bei einfacher Reizung an den Synapsen der Neurone selbst noch nach längerer Zeit eine potenzierte Reaktion hervorgerufen werden. Dieses so beschriebene Phänomen der Langzeitpotenzierung spielt offenbar eine Schlüsselrolle bei der Einspeicherung von Informationen in das Langzeitgedächtnis.

Die entscheidende Initialzündung für eine Langzeitpotenzierung findet an den postsynaptischen Membranen der Neurone statt. Spekulation ist indes noch, in welcher Weise die Neurosteroide an der Bahnung dieser Informationsabläufe beteiligt sind. Untersuchungen an kultivierten Neuronen und an Laborratten ließen bisher keine geschlechtstypischen Unterschiede erkennen. Auch in Untersuchungen an posthum gewonnenem menschlichem Gehirn konnten keine diesbezüglichen Unterschiede zwischen Mann und Frau nachgewiesen werden.

Das Vergessen von Inhalten, die irgendwann einmal in das Langzeitgedächtnis Eingang fanden, findet offenbar zeitabhängig statt. Experimente zeigten, dass zunächst sehr schnell und danach mit zunehmender Zeit weniger vergessen wird.

Zwei Theorien versuchen das Phänomen des Vergessens zu erklären:
Eine Theorie geht davon aus, dass Gedächtnisinhalte zeitabhängig definitiv langsam verloren gehen.

Die zweite Theorie gibt dagegen vor, dass ein ständiges Einspeichern neuer Inhalte stattfindet, das aber dazu führt, bestimmte Gedächtnisinhalte zu überspeichern. Diese Inhalte sind grundsätzlich aber noch vorhanden, nur der Zugang zu ihnen kann unterschiedlich lange gesperrt sein.

Bei alten Menschen gehören Gedächtnisstörungen zu den am häufigsten beobachteten Phänomenen. Zumeist wird der Gedächtnisverlust, auch wenn er nur partiell auftritt, als sehr schmerzhaft vom älteren Menschen selbst bemerkt und entsprechend verarbeitet. Nicht selten ist er Anlass von schweren depressiven Verstimmungen.

In histologischen Untersuchungen menschlicher Gehirnstrukturen wurde nachgewiesen, dass mit dem Alter u. a. das Volumen des Hippokampus abnimmt. Langdauernder Stress und die Einwirkung hoher Glukokortikoidspiegel können diesen Prozess offenbar noch stärker beeinflussen.

Es gibt Hinweise, dass DHEA eine entscheidende Rolle bei der Aufrechterhaltung der neuronalen Architektur spielt und somit die Lern- und Gedächtnisleistung beeinflussen kann. Diese Theorie konnte in Versuchen mit Labormäusen bestätigt werden. Appliziertes DHEA konnte bei alternden Mäusen Verhaltensweisen konservieren, die normalerweise verlorengegangen wären.

DHEA scheint also bei der Erhaltung von Gedächtnisleistungen und deren anatomischer Speicherstrukturen nicht nur im Tierversuch eine Rolle zu spielen.

Bei gesunden Erwachsenen konnten physiologische Dosen DHEA signifikant Lern- und Gedächtnisleistungen verbessern. In placebokontrollierten Studien war der Effekt dieser Leistungssteigerung allerdings weniger ausgeprägt.

Eine andere Untersuchung ist sehr interessant, die die alleinige externe Applikation von Sexualsteroiden bei alternden Menschen relativiert: 1983 konnten bei alten Patienten, die in Seniorenheimen offenbar längere Zeit unter relativer Isolierung und Inaktivität lebten, allein durch ein aktives physiotherapeutisches und psychisches Trainings signifikant höhere Serumspiegel an Testosteron, Estradiol

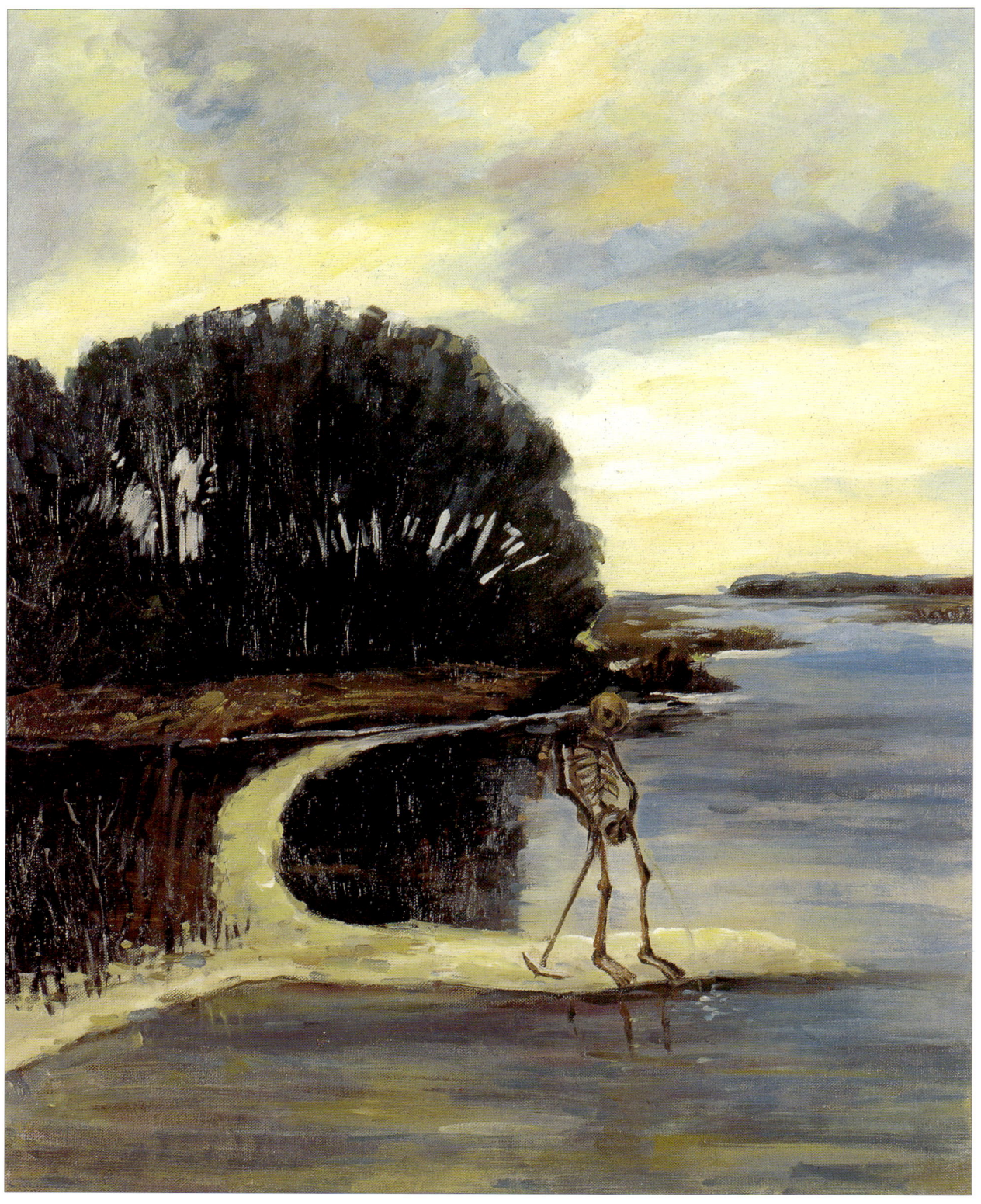

Abb. 45   nach Max Klinger, Der pinkelnde Tod (um 1880)

und DHEA festgestellt werden. Der Anstieg von DHEA war dabei am stärksten ausgeprägt.

Die allgemeine Leistungsfähigkeit, die Gedächtnisleistung und die physischen Fähigkeiten der Senioren wurden durch dieses Training verbessert.

Sicherlich wäre es zu einfach, die oben beschriebene Leistungssteigerung direkt mit dem Ansteigen

Beeinflussung der Gedächtnisleistungen durch Sexualsteroide und hier speziell des relativ gut untersuchten DHEA unbedingt vermuten lassen. Weitere intensive Forschungen, vor allem bezüglich des Nachweises selektiver Wirkung der Sexualsteroide auf die Hirnstrukturen, sind aber noch nötig.

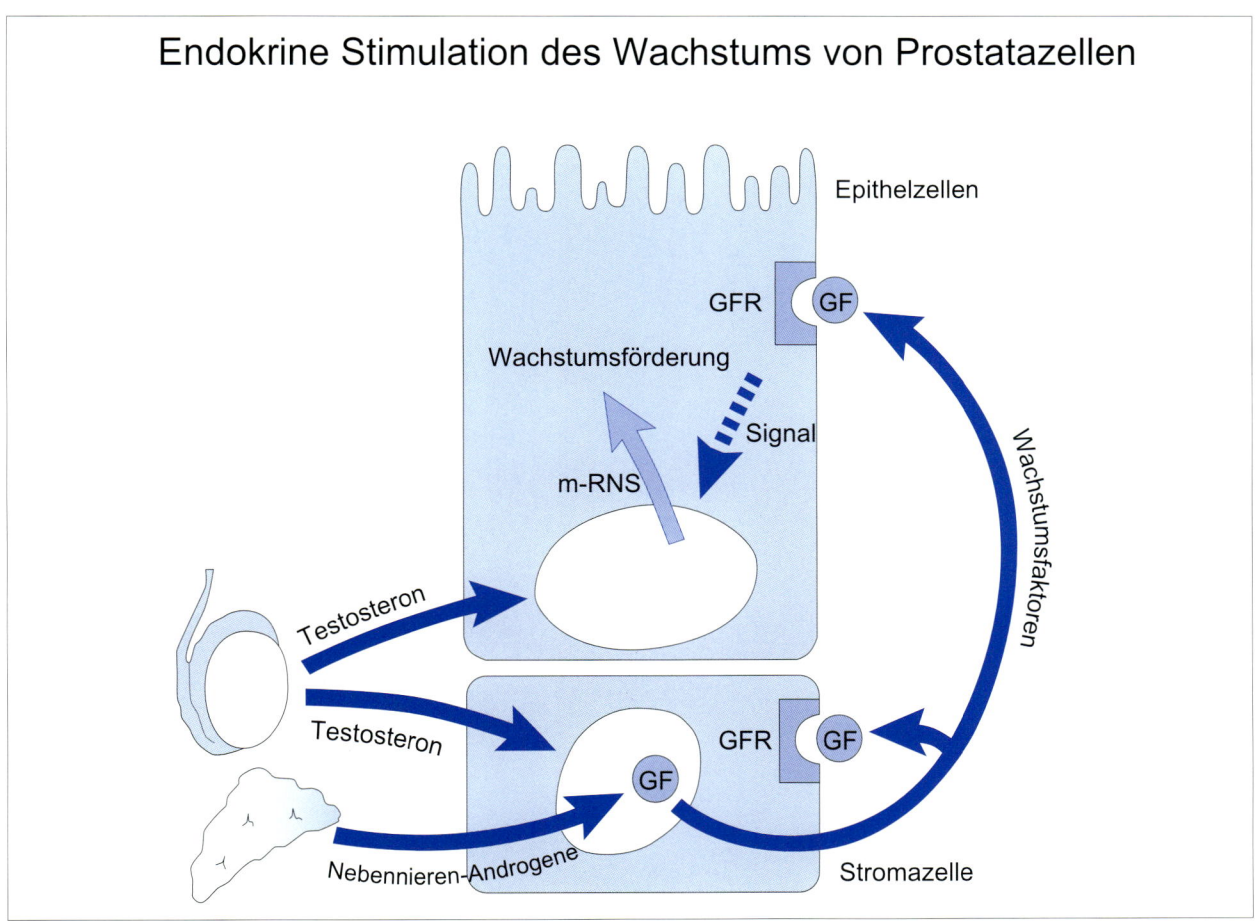

Endokrine Stimulation des Wachstums von Prostatazellen

Abb. 46 Durch die Wirkung des Testosterons wird die Prostatazelle in ihrem Wachstum angeregt. Wachstumsfaktoren scheinen dabei eine wichtige Mittlerrolle zu spielen. (GF= Wachstumsfaktoren GFR= Wachstumsfaktor-Rezeptor) Nach: Kirby, Christmas, BPH (1997).

der Serumspiegel der Sexualsteroide in Verbindung zu bringen. Andererseits lassen sich die Beobachtungen mit tierexperimentellen Befunden in Einklang bringen.

Gegenwärtig muss aber trotz allem konstatiert werden, dass die vorliegenden Daten eine positive

3.3.6 Prostata

(D. Fahlenkamp)

Die Prostata ist vor allem im Alter häufiger Sitz von Erkrankungen. Dieses Organ, das nach der Pubertät etwa die Größe einer reifen Kastanie mit etwa 20 ccm Volumen hat, wird vom gesunden Mann in jungen Jahren subjektiv kaum wahrgenommen. Mit großer Konsequenz tritt diese Drüse dem Mann eigentlich nur dann in Erscheinung, wenn sich krankhafte Prozesse in ihr abspielen.

Der Chirurg und Orthopäde Adolf Lorenz (1854–1946) aus Wien, im Alter geplagt von quälenden Prostatabeschwerden, prägte den passenden

Es sind vor allem zwei Erkrankungen der Prostata, die noch dazu „in den besten Jahren" des Mannes dessen Wohlbefinden erheblich beeinträchtigen können: Die benigne Prostatahyperplasie (BPH) und das Prostatakarzinom.

Beide Erkrankungen haben eine enge Beziehung zum Testosteronstoffwechsel. Vereinfacht kann

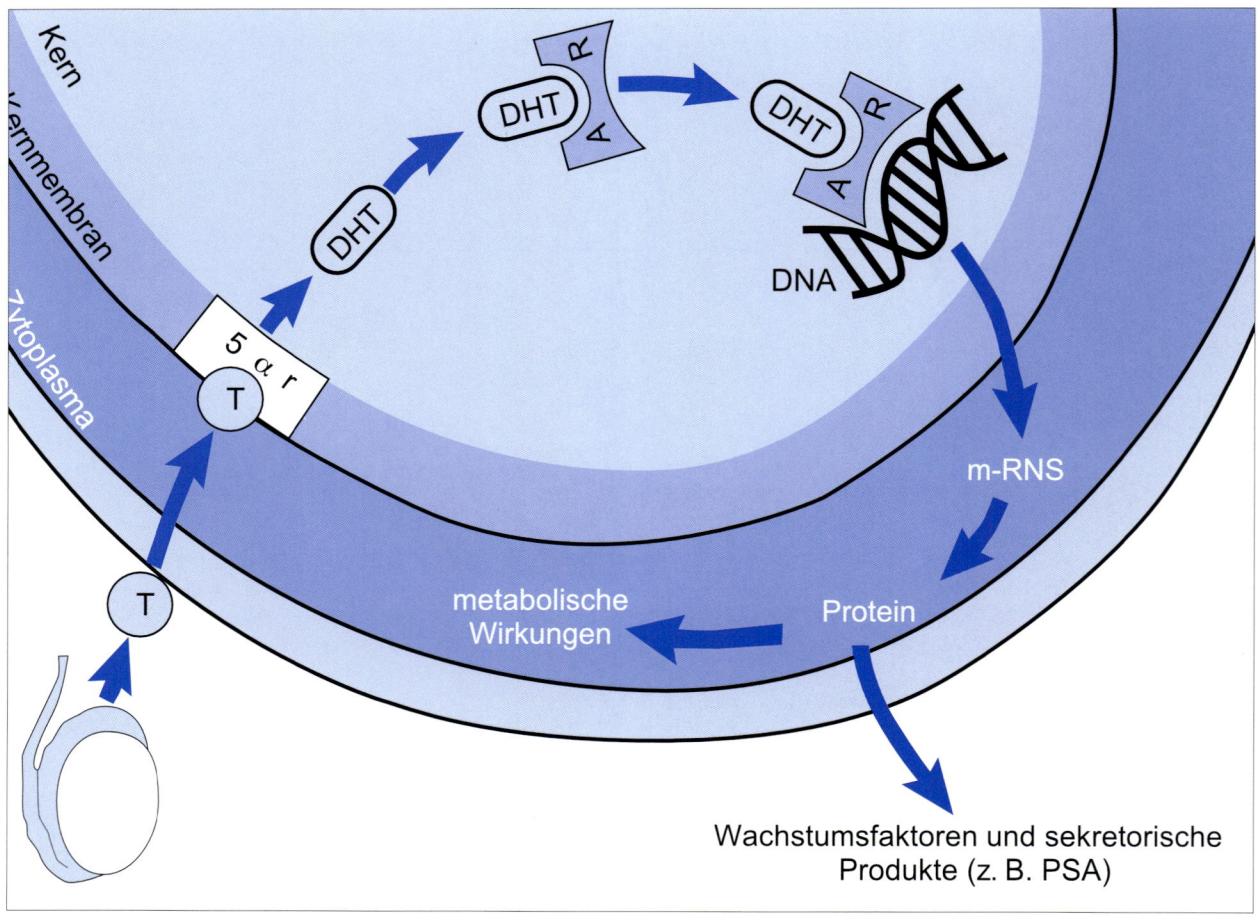

Abb. 47 Die Entstehung der benignen Prostatahyperplasie (BPH). Testosteron wird in DHT umgewandelt und beeinflusst nach Bindung an den Androgenrezeptor die DNS. Diese wird so transkribiert, dass die Prostata zum Wachstum angeregt wird. Als Nebenprodukt entsteht PSA. Nach: Kirby, Christmas, BPH (1997).

Ausspruch, dass die Prostata ein Organ ist, „das Gott in einer Stunde seines Zorns geschaffen und unzweckmäßig plaziert hat, um männliche Wesen, gleich ob sündig oder unschuldig, damit zu geißeln".

man sagen, dass sowohl die BPH als auch das Prostatakarzinom ohne Testosteron wahrscheinlich nicht existent wären. Eunuchen, also Männer denen vor der Pubertät die Hoden entfernt wurden, entwickeln weder Prostatakarzinom noch BPH.

Die benigne Prostatahyperplasie, eine gutartige noduläre Neubildung prostatischen Gewebes, ist die häufigste urologische Erkrankung des Mannes überhaupt. Im Volksmund wird sie wegen ihrer altersspezifischen Häufigkeit daher auch nicht zu Unrecht als „Altmännerkrankheit" bezeichnet.

Auch heute noch sind die Ursachen der Entstehung der BPH noch nicht vollständig geklärt. Sicher ist, dass Testosteron als Prohormon, aber mehr noch 5α–Dihydrotestosteron (DHT) als lokal wirksames Androgen die Schlüsselrolle spielt, die das Entstehen einer BPH überhaupt erst ermöglicht. Die

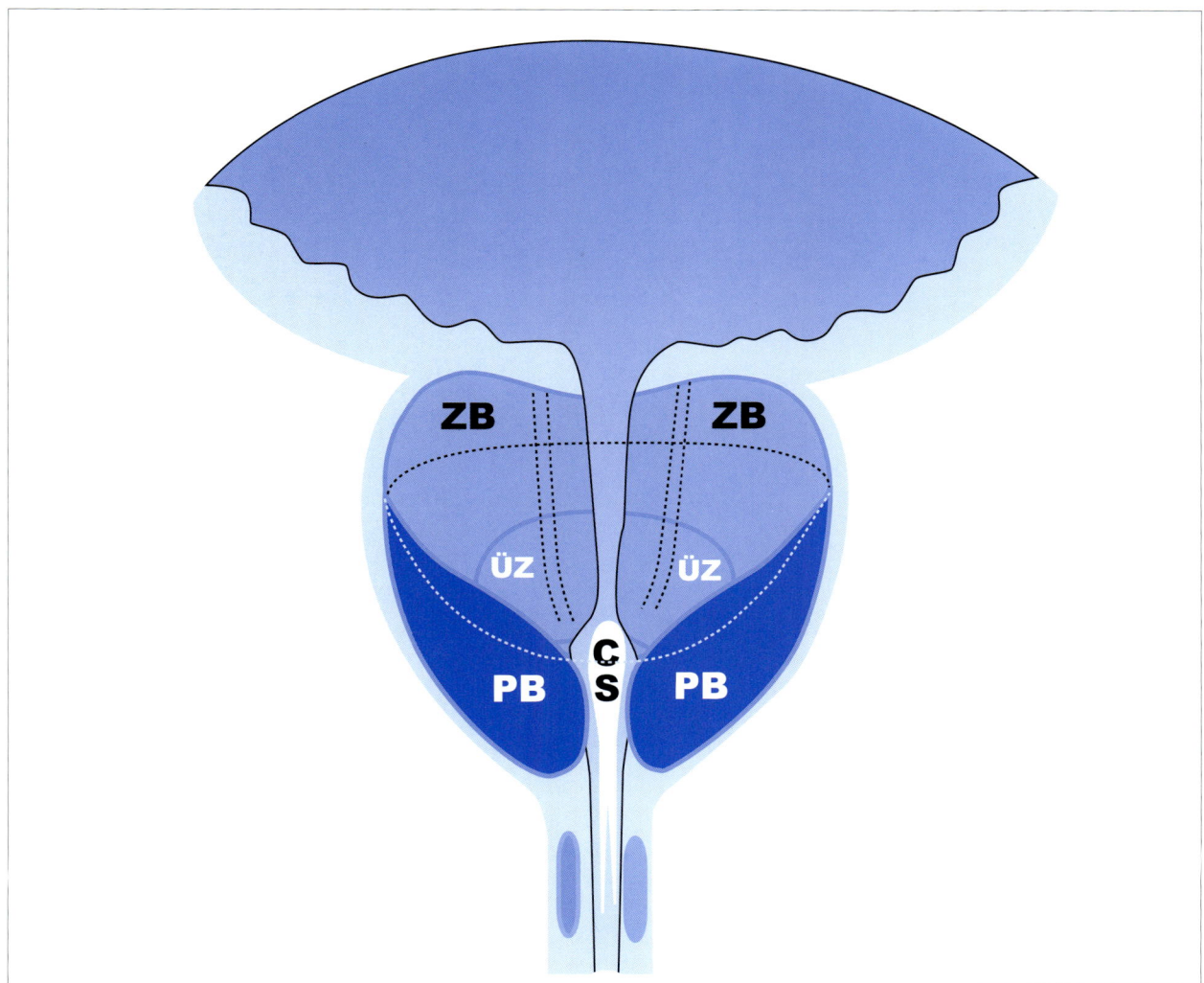

Abb. 48 Anterior-posteriore Ansicht der Prostata mit deren verschiedenen anatomischen Bereichen. (PB=Peripherer Bereich, ZB=Zentraler Bereich, ÜZ=Übergangszone, CS=Colliculus seminalis). Nach: Kirby, Christmas, BPH (1997).

Bei über 60-jährigen Männern tritt sie in einer Prävalenz von 50 % auf, mit steigendem Alter wird sie dann sogar noch häufiger. Man muß bei 85-jährigen mit einer Inzidenz von etwa 90 % rechnen.

Umwandlung von Testosteron in DHT ist an das Vorhandensein des Enzmys 5α–Reduktase gebunden. Ein Mangel dieses Enzyms, wie er z. B. bei männlichen Pseudohermaphroditen vorliegt, verhindert u. a. wirksam die Entwicklung einer Prostatahyperplasie. Gibt man hingegen den von diesem Enzymmangel betroffenen Männern DHT, kommt es zum Prostatawachstum.

Ein zweiter wichtiger Faktor, der untrennbar mit der BPH verbunden ist, hängt offenbar direkt mit dem Altern des Mannes zusammen. Auch eine Störung der Balance zwischen Androgenen und Östrogenen, die im Alter beim Mann häufiger vorkommen, sind wahrscheinlich am Entstehen der BPH beteiligt.

Mit dem Blut gelangen Anteile des biologisch aktiven Testosterons in die Prostatazelle und werden dort zu 90 % mit Hilfe des Enzyms 5α–Reduktase in DHT umgewandelt. DHT besitzt eine große Affinität zum Androgenrezeptor der Prostatazelle und ist dadurch in der Prostata wirksamer als Testosteron. Die Bindung von DHT an den Androgenrezeptor löst dann eine Reihe von Reaktionen aus, die schließlich zum Wachstum der Prostata führen. In Tierversuchen konnte der eindeutige Zusammenhang zwischen Androgenen und der Differenzierung und weiteren Entwicklung des Prostataepithels gezeigt werden. Das Wachstum der stromalen Anteile der Prostata werden von Testosteron und seinem Metaboliten DHT über bestimmte Mediatoren der stromalen Zellen gesteuert. Die Mehrzahl dieser Mediatoren konnte bis heute noch nicht eindeutig klassifiziert werden. Sie werden sowohl für das Entstehen der BPH als auch für das Wachstum von Prostatakarzinomzellen verantwortlich gemacht.

Das Zellwachstum geht dabei offenbar nicht mit einer gesteigerten Zellreplikation, sondern mit einer verminderten Geschwindigkeit des Zellsterbens einher.

Die klinischen Erscheinungen dieses Krankheitsbildes sind nicht nur Urologen bestens bekannt. Die Prostata umschließt als Vorsteherdrüse die proximale Harnröhre und ist durch ihre knapp bemessene räumliche Lage direkt unter der Harnblase und vor dem Enddarm geradezu prädestiniert, schon bei geringer Größenzunahme die Nachbarschaft zu stören. Durch die größer werdende

Prostata wird die von ihr umschlossene Harnröhre zunehmend eingeengt und der Blasenboden angehoben. Es entsteht eine subvesikale Obstruktion, die dem Mann zunächst das Entleeren der Harnblase und zunehmend auch das Leben erschwert. Immer mehr rückt bei den betroffenen Männern die Suche nach einem stillen Örtchen in den Vordergrund, um dem ständigen Harndrang nachzugeben. Das führt dazu, dass der Aktionsradius des betroffenen Mannes zunehmend eingeengt wird.

Die Varianz des Wachstums der Prostata, das nicht gleichmäßig verläuft, bedingt schließlich die Symptomatik. Sie muss nicht mit der Größe der Volumenzunahme der Prostata korrelieren.

Zwei Komponenten, eine statische, die durch die Hyperplasie des Drüsengewebes bedingt ist, sowie eine dynamische, die vom Tonus der glatten Muskulatur des Blasenhalses abhängig ist, bestimmen den Grad der klinischen Erscheinungen. Man unterscheidet obstruktive und irritative Symptome. Die statische Komponente bedingt die obstruktiven Symptome, die irritativen Symptome werden von der dynamischen Komponente unterhalten (Tab. 5).

Die irritativen Symptome sind fast immer auch die Beschwerden, die der Patient subjektiv empfindet und die ihn zum Arzt führen.

Es ist Aufgabe des Urologen, mit geeigneten Untersuchungen auch und gerade alle Begleiterscheinungen der BPH zu erfassen, um eine geeignete, den Bedürfnissen des Patienten angepasste individuelle Therapie einzuleiten. Diese können vom beobachtenden Abwarten „Watchfull waiting" bis zur operativen Therapie gehen.

Die obstruktiven Symptome, die fast immer erst sehr viel später vom Patienten bemerkt werden, müssen dabei insbesondere im Auge behalten werden. Sie können durch ihre Auswirkungen immer auch die oberen Harnwege gefährden und in der Spätfolge auch heute noch zur Lebensgefahr werden.

Das Prostatakarzinom ist inzwischen nach dem Bronchialkarzinom in Deutschland der zweithäufigste maligne Tumor. In den USA nimmt es sogar schon den ersten Platz unter den Krebserkrankungen ein. Es muss erwartet werden, dass mit steigender Lebenserwartung die Häufigkeit des Prostatakarzinoms weiter zunimmt.

Testosteron gilt als ein das Wachstum des Prostatakarzinoms (Promotion) und offenbar auch den Beginn der Erkrankung (Initiation) unterstützendes Hormon. Frühere Annahmen, dass Testosteron

zunächst normalen Prostatazelle zur intraepithelialen Prostataneoplasie. Diese kann sich in verschiedenen Differenzierungsgraden zum Karzinom weiterentwickeln. Diese Hypothese geht weiter davon aus, dass nicht alle der Prostatazellen mit intraepithelialer Neoplasie die Entwicklung zur Prostatakarzinomzelle mitmachen. In großen Autopsiestudien konnte aber nachgewiesen werden, dass der prozentuale Anteil der neoplastischen Prostatazellen, also der Karzinomvorläufer, mit steigendem Alter zunimmt.

Irritiative Symptome (dynamische Komponente)	Obstruktive Symptome (statische Komponente)
Pollakisurie	verzögerter Miktionsbeginn („Anwartezeit")
häufige Nykturie (mehr als 1/Nacht)	abgeschwächter Harnstrahl
imperativer Harndrang	unterbrochene Miktion („Harnstottern")
Dranginkontinenz	häufiges Nachträufeln
Algurie	Gefühl der unvollständigen Blasenentleerung
	Missempfinden im Unterbauch
	Blasensteinbildung
	Harnstauungsnieren

Tab. 5 Symptomatik der benignen Prostatahyperplasie

für die Entstehung des Prostatakrebses direkt verantwortlich ist, haben sich dagegen nicht bestätigt. Die Onkogenese des Prostatakarzinoms verläuft offenbar in Etappen über Genmutationen, Gendeletionen, die Aktivierung von Onkogenen und die Suppression von Tumorsuppressorgenen. Es wird vermutet, dass es eine Karzinomvorläuferzelle gibt, die sich offenbar unter hormonellem Einfluss von Testosteron zu einer Karzinomzelle entwickeln kann. Dieser Übergang verläuft innerhalb eines kontinuierlichen molekularen Überganges von der

Bei 60-jährigen Patienten wurden schon etwa 50 % dieser Veränderungen nachgewiesen, bei 40-jährigen lag der Grad der Zellen mit intraepithelialer Neoplasie aber auch schon bei etwa 20 %.

Eine typische Symptomatik des Prostatakarzinoms im Frühstadien gibt es nicht. Der Anstieg des Prostataspezifischen Antigens (PSA) kann einen wichtigen Hinweis geben, der aber nur dann bemerkt wird, wenn daran gedacht und eine Blutentnahme veranlasst wird. Ein weiterer Hinweis kann

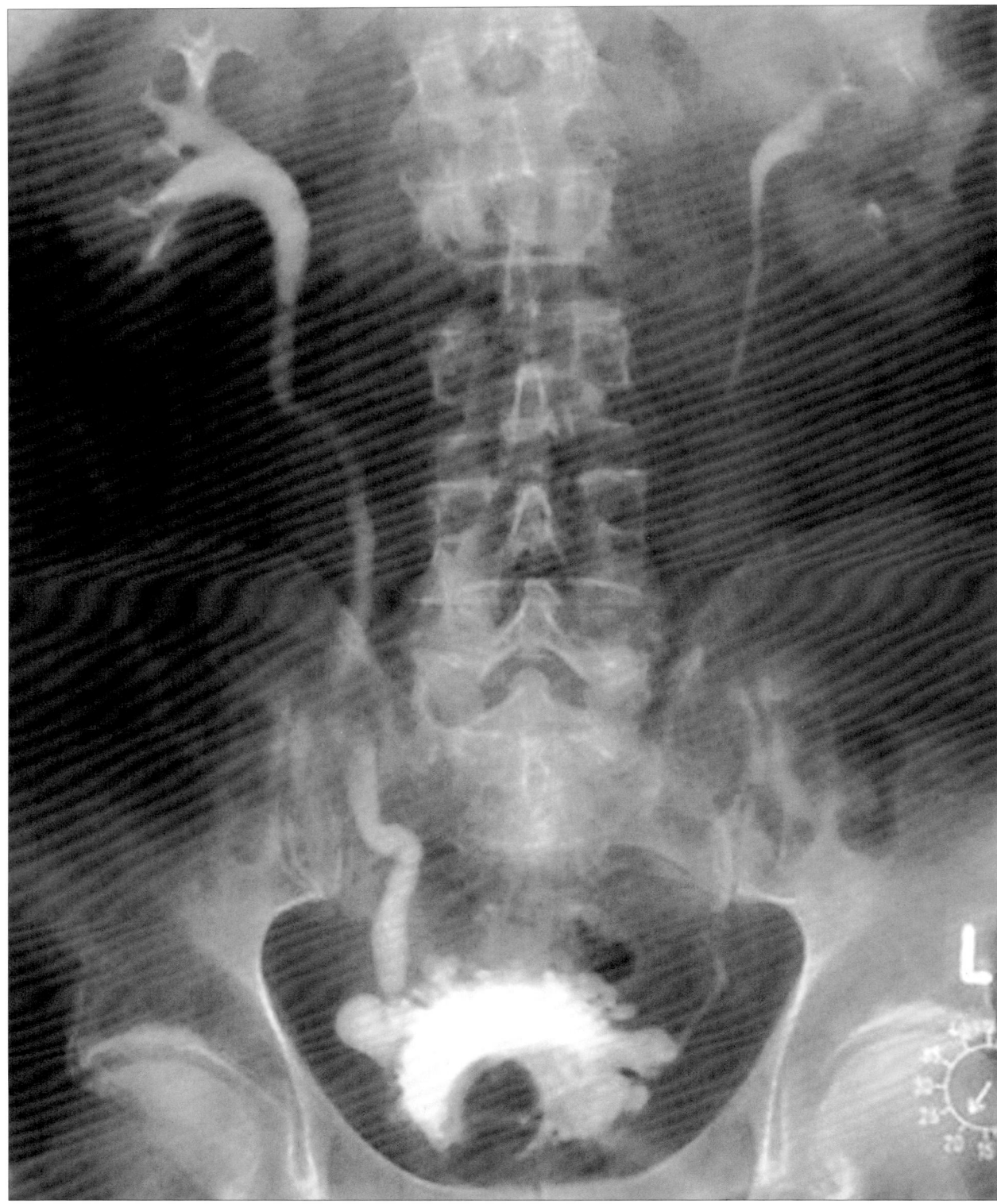

Abb. 49 Die obstruktiven Wirkungen einer schweren BPH sind hier im i.v.-Urogramm beeindruckend dargestellt. Anhebung des Blasenbodens, korbhenkelförmige prävesikale Harnleiter, trabekulierte Harnblase und deutliche Stauung der oberen Harnwege (rechts > links).

ein suspekter Palpationsbefund der Prostata bei rektaler digitaler Untersuchung auffallen kann. Allerdings gehört dazu im Frühstadium nicht wenig Übung.

In der heutigen Zeit bietet jedoch der spezifische Laborparameter PSA eine nahezu einzigartige Gelegenheit, Prostatakrebs zu einem sehr frühen Zeitpunkt zu erkennen.

liegen eines Prostatakarzinoms zu einer rascheren Erhöhung, die entsprechend des Zellwachstums auch exponentiell verlaufen kann. Notwendig sind mehrere Blutuntersuchungen, da nur im Wertevergleich die Dynamik des PSA erfasst werden kann.

Die als Frühsysmptome des Prostatakarzinoms immer noch oft beschriebenen Erscheinungen Dysurie, Pollakisurie oder Hämaturie können, müssen

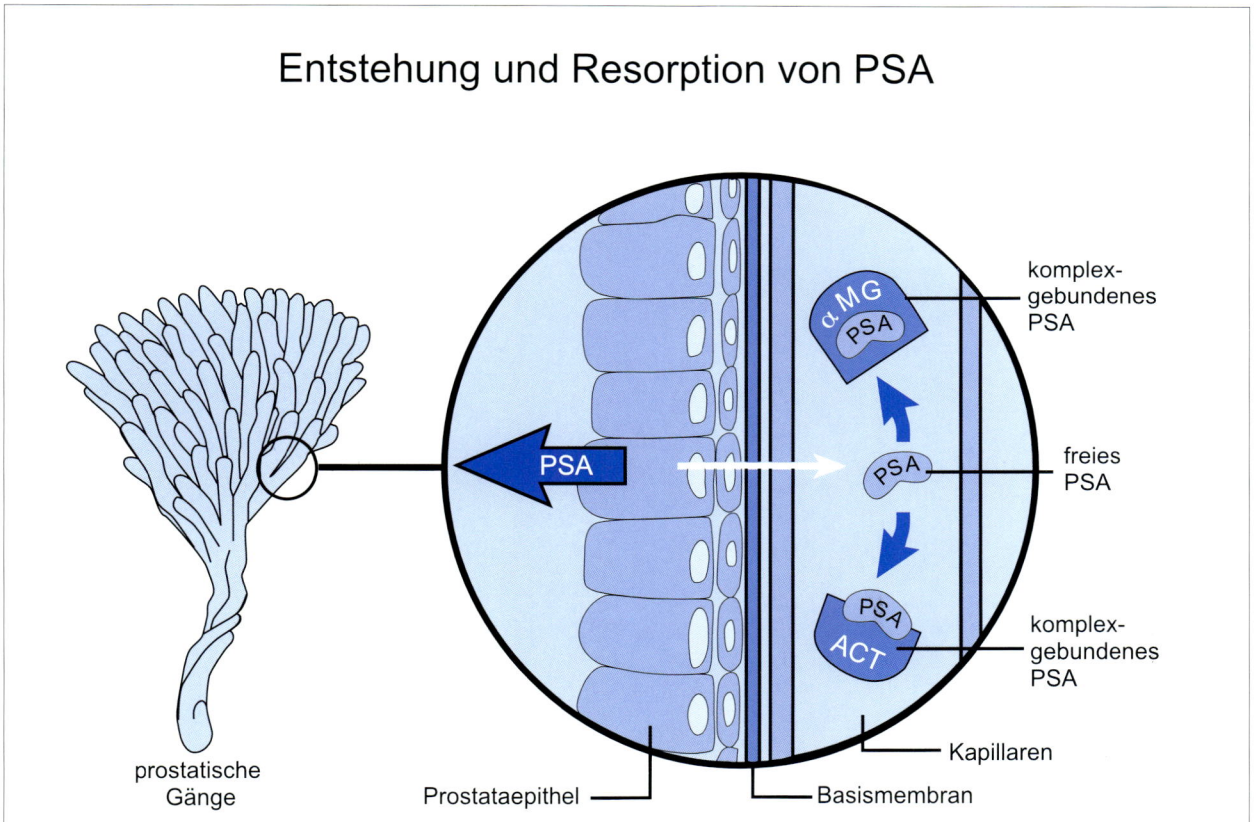

Abb. 50 PSA entsteht im Epithel der Prostatazelle. Der größte Teil ist an ein Makroglobulin gebunden, der kleinere Teil bildet die Fraktion des freien PSA. Nach Kirby, Christmas, BPH (1997).

PSA wird im Prostataepithel gebildet und ist zum größeren Teil gebunden an ein Makroglobulin, zum kleineren Teil frei im Blutkreislauf verfügbar. Das Verhältnis des freien zu gebundenem PSA ist bei der BPH größer als beim Prostatakarzinom. Der wichtigste Indikator scheint in der PSA–Dynamik zu liegen. Während bei der BPH ein mit dem Größenwachstum parallel verlaufender, relativ langsamer Anstieg des PSA erfolgt, kommt es bei Vor-

aber keinesfalls krankheitsspezifisch sein. Sie sind weit häufiger durch das oft zeitgleiche Auftreten einer BPH hervorgerufen. Allerdings können sie Anlass geben, an ein Karzinom zu denken und die entsprechende Diagnostik zu veranlassen.

Die Spätzeichen des metastasierenden Krankheitsbildes waren vor allem in der Vor-PSA-Ära, also bis Anfang der 80er Jahre des 20. Jahrhunderts, die klassischen klinischen Erscheinungen, die die betroffenen Männer veranlasste, zum Arzt zu gehen. Dazu gehören vor allem Schmerzen in den von Metastasen befallenen Skelettbereichen des Beckens, der Wirbelsäule und der Oberschenkelknochen.

Zur Frühdiagnose des Prostatakarzinoms gehört neben dem heute wichtigsten Vorsorge- und „Erkennungs"-Parameter PSA die rektale digitale Palpation und die Ultraschalltomographie der Prostata. Bei suspekter Befundkonstellation schließt sich danach die Prostatastanzbiopsie an, die zumeist transrektal ohne Probleme ambulant durchgeführt werden kann. Jeder Urologe ist durch seine tägliche Praxis in der Lage, diese Untersuchungen routiniert durchzuführen und vor allem auch deren Ergebnisse zu interpretieren.

Die Behandlung des Prostatakarzinoms ist vom Alter, vom biologischen Zustand des Patienten sowie vom Stadium und histologischem Grading abhängig. Entsprechend dieser Konstellation kann eine individuelle Therapie, die alle o. g. Parameter einschließt, erfolgen.

3.3.7 Erektile Dysfunktion und Fertilität
(D. Fahlenkamp)

Berichte über die lebenslange Potenz prominenter männlicher Zeitgenossen werden gern und immer wieder in den Feuilletons verkündet. Ungeteilte Aufmerksamkeit der Öffentlichkeit ist ihnen gewiss. Genauso regelmäßig bestaunt dann die sichtlich ergriffene Leserschaft die bewundernswerten Einzelleistungen besonders vitaler, offenbar nie alternder Männer. Pablo Picasso, Charlie Chaplin oder Anthony Quinn hatten neben anderen das Glück, selbst noch in hohem Alter, stets belichtet und begafft von geilen Paparazzi, im Senium Vaterfreuden erleben zu dürfen. Ganz nebenbei, aber gewiss nicht ohne Bedeutung sei vermerkt, dass allen der genannten Herren sehr viel jüngere Frauen zum Vaterglück verhalfen.

Wenn auch diese und ähnliche Berichte zunächst erst einmal anekdotischen Charakter haben, ganz

so selten sind sie keineswegs. Aus nahezu in jeder Region der Erde finden sich ähnliche Fälle, die den Eindruck erwecken, dass der Mann im Gegensatz zur Frau ein Leben lang mit Fertilität ausgezeichnet ist. Und es sind nicht immer nur lebenslang genussarm sich durchs Leben quälende Männer, deren Tageshöhepunkt der Verzehr von fettarmen Joghurts mit Körnerfrüchten darstellt. Die relative Seltenheit greiser Väter ist ganz sicher allein dadurch bedingt, dass die Partnerin des alten Mannes in der Regel auch ein entsprechend hohes Alter hat.

Daneben gibt es auch immer wieder Berichte, die ernsthaft verkünden, dass Kinder älterer Väter mit besonders hoher Intelligenz ausgezeichnet seien. Kritischen Untersuchungen konnten allerdings letztere Behauptungen, nicht standhalten.

3.3.7.1 Hoden und Fertilität im Alter

Es mutet zunächst recht erstaunlich an, dass die so arg beanspruchten Hoden auch in höherem Alter nur relativ wenig histologisch fassbare Veränderungen zeigen. Diese Feststellung kann sich auf eine relativ große Zahl verschiedener Untersuchungen berufen. Die untersuchten Hodenbioptate entstammen zumeist älteren Männern, die als Patienten wegen eines Prostatakarzinoms, seltener wegen eines Hodentumors orchiektomiert wurden.

Sowohl Quantität (Hodenvolumen) als Qualität (einzelne Zellbestandteile) erfahren offenbar mit dem Alter in der Regel nur relativ wenige morphologisch fassbare Veränderungen. Hodenatrophien beschränken sich zumeist auf Patienten, die mit schwerwiegenden Begleiterkrankungen, insbesondere arteriellen Durchblutungsstörungen, Alkoholmissbrauch oder nach operativem Verschluss der Samenwege, belastet waren.

In einer Hamburger Untersuchung über den Zustand endokriner Organe bei über 90 Jahre alten Männern konnte festgestellt werden, dass selbst noch in diesem hohen Alter meist eine völlig normale Morphologie der Hoden vorlag. Veränderungen, die nur in einem Teil der untersuchten Hoden gefunden wurden und teilweise bis zur völligen Atrophie gingen, korrelierten fast immer mit schweren arteriosklerotischen Veränderungen des

ginea zu. Innerhalb der Hoden kommt es zu einer relativen Zunahme des testikulären Stützapparates bei Abnahme der Dichte der Spermatogonien. Die spermatologische Effizienz (Zahl der Spermien, die

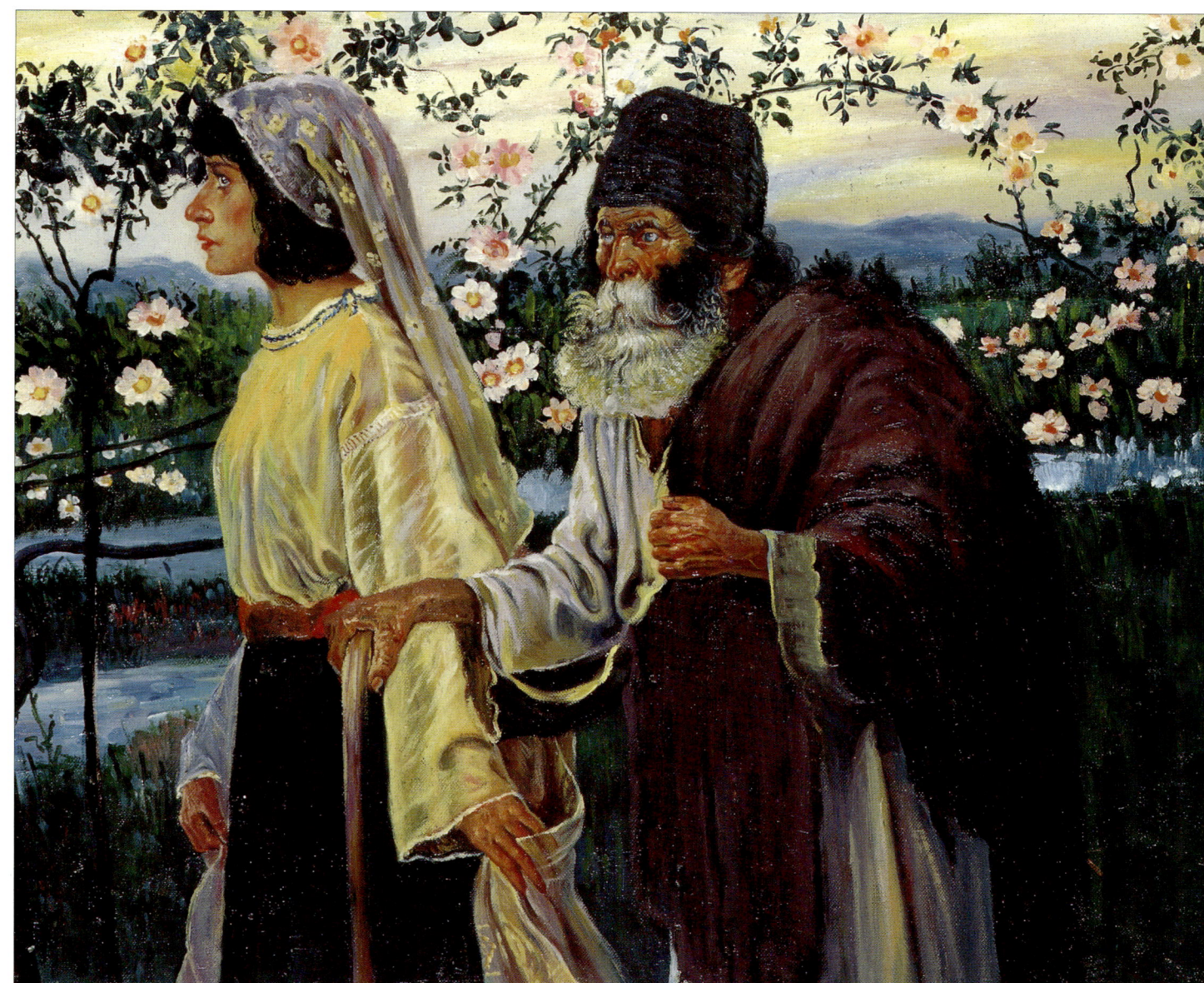

Abb. 51 nach Georg Lühring, Alter und Jugend (o. J.)

Gesamtorganismus. Diese Befunde wurden durch weitere Untersucher bestätigt. Neben arteriosklerotischen Veränderungen der testikulären Gefäße nehmen die fibrösen Anteile der Tunica albu-

aus einer Spermatogonie hervorgehen) wird also mit dem Alter noch geringer, als sie es beim Menschen im Vergleich zu anderen Spezies ohnehin ist. Die Anzahl der testosteronproduzierenden Leydig-

Zellen geht mit dem Alter zurück. Die Funktion der vorhandenen einzelnen Zellenwiesen weisen jedoch kaum Unterschiede zu jüngeren auf. Eine enge Korrelation der Zellzahl mit dem Alter ließ sich indes feststellen.

Die breit angelegte Massachusetts Male Aging Study als bislang größte Langzeitstudie über die Vorgänge des Alterns beim Mann konnte nachweisen, dass nach dem 50. Lebensjahr die Testosteronproduktion pro Jahr um etwa 0,4–1% abnimmt.

Untersuchungen aus jüngster Zeit konnten keine signifikanten Unterschiede bezüglich der Spermiendichte zwischen jüngeren und älteren Männern feststellen. Dagegen wurde aber mehrfach beobachtet, dass die Beweglichkeit der Spermien mit dem Alter abnahm. Auch die Karenzzeit, das heißt im engeren Sinne die Erholungszeit zwischen den einzelnen Samenergüssen, war bei älteren Männern deutlich länger als bei jungen Probanden.

Einschränkend muss bei allen Spermiogramm-Untersuchungen allerdings immer damit gerechnet werden, dass es beträchtliche intraindividuelle und interindividuelle Unterschiede gibt und deshalb Vergleiche oder Interpretationen dieser Befunde erschwert sind. Es ist daher oft nicht möglich, Befunde verschiedener Institute miteinander zu vergleichen, ohne die konkreten Bedingungen der Abnahme und Bearbeitung der Ejakulate zu kennen.

Ganz abgesehen von der Beurteilung der Hodenhistologie und der Spermiogrammbefunde ist natürlich einzig die erreichte Schwangerschaftsrate das entscheidende Aussagekriterium der fertilen Potenz eines Mannes. Daneben stellt sich die Frage, ob die Nachkommen alter Väter mit einer höheren Rate an Missbildungen belastet sind.

Bekannt ist, dass mit zunehmendem Alter der Mütter die Zahl genetischer Defekte der Kinder steigen. Rolfs stellte 1996 in einer Untersuchung kumulativer Schwangerschaftsraten fest, dass sich die größte Wahrscheinlichkeit einer intakten Schwangerschaft dann ergibt, wenn die Konstellation junge Mutter mit jungem Vater gegeben war. Allerdings

konnte kein Unterschied in der Schwangerschaftsrate festgestellt werden bei den Konstellationen alter Vater/alte Mutter und junger Vater/alte Mutter. Die Konstellation alter Vater/junge Mutter ergibt dagegen signifikant größere Chancen einer Schwangerschaft gegenüber der Konstellation junger Vater/alte Mutter. Zusammenfassend muss konstatiert waren, dass das paternale Alter die Schwangerschaftsrate nicht signifikant beeinträchtigt.

Die gleiche Befundkonstellation ergibt sich auch, wenn man die Ergebnisse der intrazytoplasmatischen Spermatozoeninjektion betrachtet. Diese Methode findet vor allem dann Anwendung, wenn eine männliche Sub- oder Infertilität besteht. Auch die theoretische Annahme, dass durch die in höherem Alter häufigere Inzidenz maligner Erkrankungen die Nachkommen älterer Väter damit belastet sein könnten, konnte in jüngster Vergangenheit widerlegt werden.

Andererseits zeigten Untersuchungen, dass es bei den Nachkommen älterer Väter zu einem signifikanten Anstieg struktureller chromosomaler Aberrationen kommt. Dadurch nimmt die Gefahr des Auftretens genetischer Defekte zu, die schließlich zu Erkrankungen führen können. Man muss also davon ausgehen, dass die Kinder älterer Väter mit dem Risiko autosomal-dominanter Erkrankungen der Kinder mehr belastet sind, als Nachkommen jüngerer Väter.

Unter den urologisch relevanten Erkrankungen nehmen bei älteren Vätern vor allem polyzystische Nierenerkrankungen und die tuberöse Sklerose der Nieren zu.

3.3.7.2 Erektile Dysfunktion und Alter

Erektionsstörungen waren zu allen Zeiten mehr oder weniger kommentierte Begleiterscheinungen des älter werdenden Mannes. Sie wurden nur in den verschiedenen Epochen und Gesellschaften in unterschiedlicher Weise wahr genommen und zudem oft tabuisiert. Die „Weisheit", dass die Erektion ein göttliches Geschehen ist und ihr Verlust eine

Strafe für Sünden darstellt, beherrschte lange Zeit das Bewusstsein.

Es wäre zunächst einmal selbstverständlich, wenn sich im Rahmen des physiologischen Alterungsprozesses des Mannes neben den Veränderungen des Herz-Kreislauf-Systems und anderer Organsysteme auch entsprechende Veränderungen an den Geschlechtsorganen und den übergeordneten Zentren abspielen würden. Das Gegenteil käme einem Wunder gleich.

In den vergangenen fünfzehn Jahren wurde unser Wissen um das Phänomen der Erektion entscheidend erweitert. Insbesondere anatomische und tierexperimentelle Untersuchungen konnten die physiologischen Vorgänge der Erektion aufklären und somit die rationale Basis für eine Reihe neuer pharmakologischer Therapiemöglichkeiten bereiten.

Die erste große epidemiologische Studie zur erektilen Impotenz wurde 1994 mit der Massachusetts Male Aging Study vorgelegt. Sie zeigte an einer normalen männlichen Population, dass in der Gruppe der 40- bis 70-jährigen etwa 50 % der befragten Männer eine Erektionsstörung unterschiedlichen Ausmaßes angab. Bei den über 70-jährigen Männern stieg erwartungsgemäß der Anteil der Probanden mit Erektionsstörungen auf 67 %.

Erektionsstörungen sind also weitverbreitet und es stellt sich die Frage nach den Ursachen.

Man rechnet in den USA mit etwa 9 Mio. Männern, die Erektionsstörungen angeben, die entsprechende Hochrechnung in Europa beträgt 12 Mio. Mit Sicherheit gibt es eine deutliche Dunkelziffer, andererseits ist nicht jeder Mann an einer Behebung seiner Erektionsstörung interessiert.

Mit höherem Alter nimmt die Zahl von Begleiterkrankungen, insbesondere der Erkrankungen des Herz-Kreislauf-Systems, in großem Umfang zu. Chronisch ischämische Herzerkrankungen, generalisierte Atherosklerose, Hypertonus und zerebrovaskuläre Insuffizienz gehören zu den häufigsten Erkrankungen unseres Kulturkreises. Eine weitere

wichtige Rolle spielen in diesem Zusammenhang Stoffwechselerkrankungen wie Diabetes mellitus oder Fettstoffwechselstörungen sowie die in höherem Alter zunehmend „zu Buche" schlagenden klinischen Folgen von jahrelangem Nikotin- und Alkoholabusus. Alle die genannten Risikoursachen bzw. Begleiterkrankungen können als organische Ursache eine mehr oder weniger ausgeprägte erektile Impotenz zumindest unterstützen. Neuere Untersuchungen untermauern diese These.

Offenbar ist der Anteil der organischen Ursachen einer Erektionsstörung bei etwa 70 % anzusiedeln. Die verbleibenden 20–30 % werden psychogenen Ursachen zugeordnet. Nur ein sehr geringer Anteil von etwa 2-4 % werden in älteren Arbeiten hormonellen Defiziten zugeordnet. In diesem Zusammenhang muss jedoch unbedingt betont werden, dass eine strikte Trennung in organische versus psychische Ursachen den klinischen Erscheinungsbildern nur sehr selten gerecht wird. Die eindimensional ausgerichteten Verursachungskonzepte der Vergangenheit, die lange Zeit zur Erklärung der Erektionsstörungen herhalten mussten, sind inzwischen durch ein mehrdimensionales oder auch ganzheitliches Modell ersetzt worden. Einfache Lösungsansätze greifen daher nur selten. In diesem Kontext ist auch die noch weitgehend unklare Stellung von Testosteron innerhalb der Physiologie der Erektion zu sehen.

Die Rolle eines Testosteronmangels als eine weitere mögliche Ursache der Erektionsstörungen ist nach wie vor umstritten. Neuere Untersuchungen ergaben zwar, dass zwischen 5 und 20 % der Probanden mit erektiler Dysfunktion hypogonadal waren. Andererseits konnte gezeigt werden, dass es einen direkten Zusammenhang zwischen Hypogonadismus und Erektionsstörungen nicht gibt.

In einer vergleichenden Untersuchung zwischen impotenten und potenten Männern musste festgestellt werden, dass nahezu die Hälfte der potenten Männern zwar definitiv hypogonad waren, ohne dabei Symptome der erektilen Impotenz aufzuweisen.

Der für die Erektion maßgebliche Vorgang ist an die glatte Muskelzelle der Schwellkörper gebunden. Die Überführung von ATP zu cAMP bzw. von GTP zu cGMP löst eine Relaxation der Endothelzellen im Schwellkörper aus, die konsekutiv zur Blutfülle und somit zur Erektion führt. Eine Schlüsselrolle in diesem Reaktionszyklus spielt Stickoxid (NO).

in dieser Weise geben könnte. Von orchiektomierten Ratten wurde die eine Hälfte mit Testosteron behandelt, die andere Hälfte blieb unbehandelt. Es konnte festgestellt werden, dass bei den unbehandelten Ratten die NO-Synthetase in den Synapsen der Nervenfasern abnahmen, wohingegen sie bei den mit Testosteron behandelten Tieren weiter zu

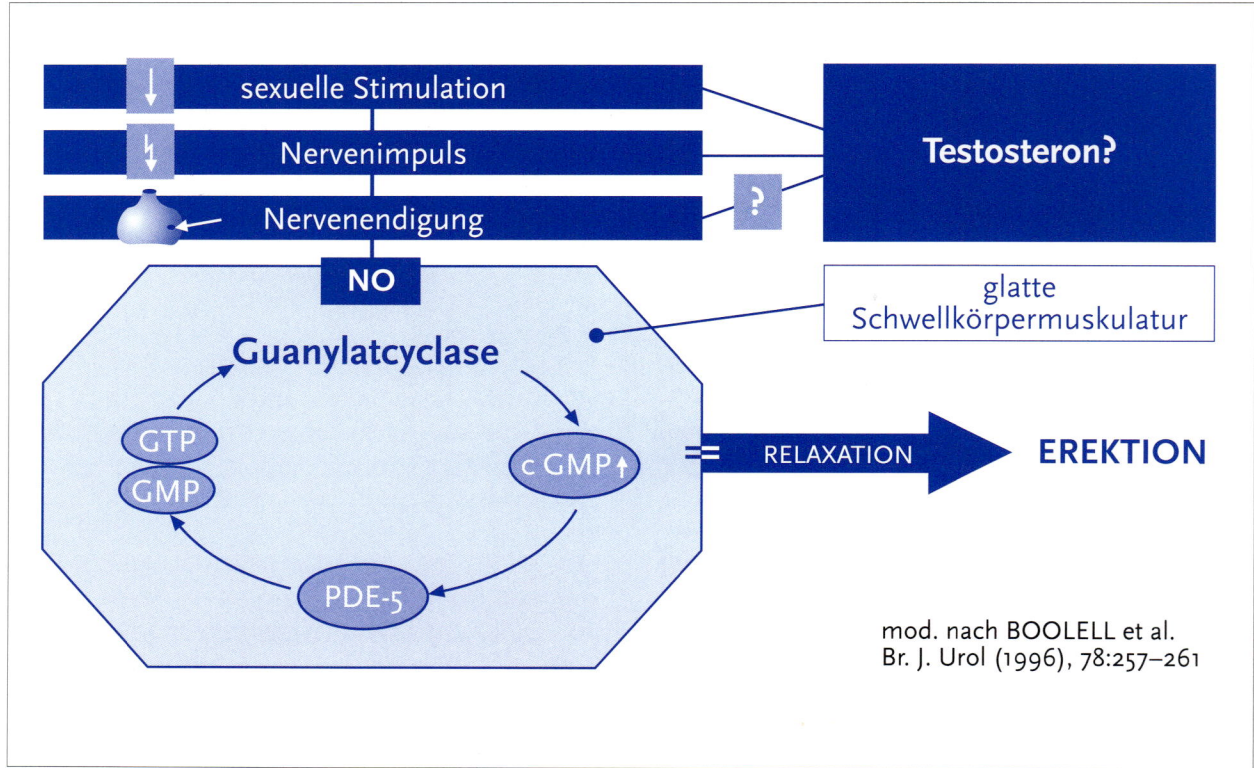

Abb. 52 Physiologischer Ablauf der Erektion – Dargestellt ist der Funktionsablauf in der glatten Muskelzelle der Penisschwellkörper (Corpus cavernosum). Über einen adrenergen, noncholinergen Mechanismus wird der Botenstoff Stickstoffmonoxid (NO) freigesetzt. NO diffundiert in die glatte Schwellkörpermuskulatur und stimuliert die Bildung von zyklischem Guanosinmonophosphat (cGMP), das zur Relaxation der glatten Muskulatur mit nachfolgender Erektion führt. Der Abbau von cGMP durch die Phosphodiesterase (PDE-5) führt dagegen zur Detumeszenz (Erschlaffung des Penis).

NO wird in der Schwellkörpermuskulatur des Penis an der neuromuskulären Endplatte unter Einwirkung des Enzyms NO-Synthetase ausgeschüttet und führt dann zur Bildung von cAMP bzw. cGMP. Denkbar wäre eine direkte Wirkung von Testosteron auf die NO-Synthetase, die letztlich den Ablauf der Erektion beeinflusst.

Untersuchungen an Ratten gaben zumindest Hinweise darauf, dass es eine Wirkung des Testosterons

finden waren. Die Schlussfolgerung wäre, dass Testosteron für das Funktionieren dieser Nervenfasern von Bedeutung ist. Für Ratten mag das zutreffen, das entsprechende humane Korrelat steht noch aus.

Untersuchungen des Testosteronspiegels in den Schwellkörpern zu verschiedenen Phasen der Erektion zeigten indes, dass es deutliche Unterschiede des Hormongehalts zwischen Tumeszenz und

Detumeszenz gibt. Dieser Sachverhalt legt wiederum nahe, dass Testosteron zumindest partiell die Erektion unterstützt. Eine weitere Studie konnte nachweisen, dass Testosteron die Wirksamkeit von Viagra bei Männern mit erektiler Impotenz signifikant verbessert.

Es bleibt die Ungewissheit, ob überhaupt und wenn ja, in welchem quantitativen Umfang Testosteron notwendig ist, um eine effektive Erektion zu unterhalten. Sicher ist, dass Testosteron zumindest bei der zentralnervösen Initiierung einer Erektion eine entscheidende Rolle spielt.

Häufig werden jedoch die physiologischen Veränderungen des sexuellen Reaktionszyklus des älteren Mannes mit Erektionsstörungen verwechselt. Es ist wichtig zu wissen, dass sich beim älter werdenden Mann sowohl Erregungsphase als auch die Erektionsphase bis zur Ejakulation gegenüber jüngeren Männern deutlich verzögert, was nicht nur von Nachteil ist. Die Orgasmusphase ist dagegen deutlich verkürzt, die Kontrolle über die Ejakulation wird jedoch im Alter verbessert. Der Rückgang der Erektion nach dem Samenerguss geschieht in meist sehr viel kürzerer Zeit, die benötigte Erholungszeit bis zur nächsten Erektion wird länger. Dass die Veränderungen des sexuellen Reaktionszyklus des älteren Mannes starke interindividuelle Unterschiede aufweisen, versteht sich von selbst. Er wird ganz erheblich vom biologischen Alter und der körperlichen und geistigen Leistungsfähigkeit des Mannes beeinflusst.

Trotzdem haben über 90 % der über 60 Jahre alten Männer noch regelmäßig Geschlechtsverkehr. Bei den über 80-jährigen liegt die Quote der sexuell aktiven immer noch bei etwa 60 %.

Es ist zu erwarten, dass mit älter werdender Bevölkerung auch in hohem Maß das Bedürfnis nach sexuellen Kontakten im Rahmen einer erfüllten Partnerschaft zunehmen wird. Untersuchungen der Sexualität älterer Frauen und Männer müssen neben dem körperlichem Zustand auch die konkreten Lebensumstände einschließlich der individuellen Sexualanamnese berücksichtigen. Es ist durch Untersuchungen belegt, dass Menschen in gesicherten sozialen Verhältnissen eine deutlich positivere Einstellung zur Sexualität haben. Nicht unerwartet ist auch die Tatsache, dass Männer in stabiler Partnerschaft häufiger sexuell aktiv sind als Alleinlebende.

Zusammenfassend wird deutlich, dass ein enges Zusammenwirken von somatischen und psychischen Mechanismen einerseits, aber auch viele Ursachen, die in der konkreten Lebensgeschichte sowie der seelischen und körperlichen Konstitution des einzelnen alten Mannes zu suchen sind, die Genese einer Erektionsstörung beeinflussen.

Literatur

1. Ackerman MD: Psychology's role in assessment of erectile dysfunction: Historical precedents, current knowledge and methods. J Consult Clin Psychol (1995) 63:862–876

2. Arnetz BB, Theorell T, Levi L, Kallner A, Eneroth P: An experimental study of social isolation of elderly people: Psychoendocrine and metabolic effects. Psychisom Med (1983) 45:395–406

3. Becker AJ, Ückert S, Stief CG, Jonas U: Testosterone Plasma Levels in Healthy Males During Different Phases of Penile Erection. The Aging Male (2000) 3 (Suppl. 1): 10

4. Brock GB, Zvara P, Sioufi R, Bégin LR, Schipper HM: Nitric oxide synthease is testosterone dependent. Int J impotence Res. (1994) 6 (Suppl. 1):21–23

5. Carruthers M: More effective Testosterone Treatment: Combination with Sildenafil and Danazol. The Aging Male (2000) 3 (Suppl. 1):16

6. Christiansen K: Androgens, cognitive functioning and mood in men in: Oddens b, Vermeulen

A (eds) Androgens and the Aging Male, Parthenon Publishing Group, London, (1996) 147–165

7. Christiansen KH: Behavioral correlates of dehydroepiandrosterone and dehydroepi-androsterone sulfate. The Aging Male (1998) 1:103–112

8. Copeland JRM: Male mental health: The challenges of tomorrow. The Aging Male (2000) 3:87–90

9. Diczfalusy E: An aging humankind revisited. The Aging Male (1998) 1:89–99

10. Elbadawi A: Voiding dysfunction in benign prostatic hyperplasia: Trends, controversies and recent revelations. I. Symptoms and uro-dynamics. Urology (1998) 51 (Suppl. 5A): 62–72

11. Elbadawi A: Voiding dysfunction in benign prostatic hyperplasia: Trends, controversies and recentrevelations. II. Pathology and pathophysiology Urology (1998) 51 (Suppl. 5A):73–82

12. Fahlenkamp D, Lenk S: Das Hormontief des alternden Mannes – was ist normal, was ist pathologisch? Extracta urologica (2000) 22:13–18

13. Feldmann HA, Goldstein I, Hatzichristou DG, Krane RJ, McKinlay JB: Impotence and its medical and psychological correlates: Results of the Massachusetts Male Aging Study. J Urol (1994) 151:54–61

14. Hammerer P, Graefen M, Steuber T, Huland H: Chemoprävention des Prostatakarzinoms. Urologe A (2000) 39:304–309

15. Hartmann U: Psychische Belastungsfaktoren bei erektiler Dysfunktion. Urologe A (1998) 37:487–494

16. Hauck EW, Schroeder-Printzen I, Weidner W: Rationelle Diagnostik der erektilen Dysfunktion. Urologe A (1998) 37:495–502

17. Jünemann KP, Persson-Jünemann C, Alken P: Pathophysiology of erectile dysfunction. Seminars in Urology. VIII (1990) 2:80–93

18. Korenmann SG, Morley JE, Mooradian AD, Davis SS, Kaiser FE, Silver AJ, Viosca SP, Grza D: Secondary hypogonadism in older men: Its relation to impotence. J Endocrinol Metab. (1990) 160:449–453

19. Kirby RS, Christmas TJ: Benigne Prostata-hyperplasie, Mosby-Wolfe, London (1997)

20. Lein M, Stephan C, Jung K, Schnorr D, Loening SA: Molekulare Formen des prostataspezi-fischen Antigens und des humanen Kallikreins 2 als mögliche Indikatoren in der Prostatakar-zinomdiagnostik. Urologe A (2000) 39:313–320

21. Lerner SE, Melman A, Christ G: A review of erectile dysfunction: New insights and more questions. J Urol (1993) 149:1246–1255

22. Medras M, Jankowska E, Rogucka EA, Lopuszanska: The effects of sex steroids and some elements of lifestyle on the normal variation of bone mineral content in younger versus older healthy Polish males. The Aging Male (2000) 3:65–74

23. Muschter R: Therapie der BPH-Erkrankung, Unimed, Bremen (2000)

24. Nieschlag E, Behre HM: Andrologie-Grund-lagen und Klinik der reproduktiven Gesund-heit des Mannes, Springer, Heidelberg (2000)

25. Plas E, Riedl CR, Pflüger H: Andropause – Mythos oder Realität, Thieme, Stuttgart (2000)

26. Pryor JP: Andrology, sexual dysfunction, infertility. Current Opinion in Urology (1999) 9:533–572

27. Rampin O, Bernabe J, Guilano F: Spinal control of penile erection. World J Urol (1997) 15:2–13

28. Shabsigh R: The effects of testosterone on the cavernous tissue and erectile function. World J Urol (1997) 15:21–26

29. Stief CG, Hartmann U, Truss MC, Jonas U: Zeitgemäße Therapie der erektilen Dysfunktion. Springer, Berlin (1999)

30. Tenover JS: Effects of testosterone supplementation in the aging male. J Clin Endocrinol Metab (1992) 75:1092–1098

31. Van Goozen SHM, Cohen-Kettenis PT, Gooren LJG, Frijda NH, van de Poll NE: Activating effects of androgen on cognitive performance: causal evidence in a group of female-to-male transsexuals. Neuropsychologica (1994) 32:1153–1157

32. Vermeulen A: Clinical review 24. Androgens in the aging men. J Endocrinol Metab (1992) 74:1226 A–C

33. Vogel W, Klaiber EL, Broverman DM: A Comparison of the Antidepressant Effects of a Synthetic Androgen (Mestreolone) and Amitriptylin in Depressed Men. J Clin Psychiatry (1985) 46:6–8 34

34. Weidner W, Hauck EW, Beutel M: Sexuality of the Elderly. The Aging Male (2000) 3 (Suppl 1): 16

35. Flood DG, Buell SJ, Defiore GH, Horwitz GJ, Coleman PD: Age-related dendritic growth in dentate gyrus of human brain is followed by regression in the oldest old. Brain Res (1985) 345:366–8

36. Lakatta EG. Heart and circulation. In: Finch GE, Schneider EL (eds.). Handbook of the biology of ageing, p. 377–413, New York: Van Nostrand Reinhold (1985)

37. Roy AK, Vellanoweth RL, Chen S, Sukapar PC, Jung MH, Song CS, Chatterjee B: The evolutionary tangle of ageing, sex, and reproduction and an experimental approach to its molecular dissection. Exp Geront (1996) 31:83–96

38. Martin GM: Interactions of aging and environmental agents: the gerontological perspective. Prog Clin Bio Res (1987) 228:5–80

39. Masoro EJ: Dietary restriction. Exp Geron (1995) 30:291–8

40. Medawar PB: An unsolved problem in biology. H. K Lewis: London, (1952)

41. Williams GC. Pleiotropy, natural selection, and the evolution of senescence. Evolution (1957) 11:398–411

42. Medawar PB: An unsolved problem of biology. London: H.K. Lewis, 1952

43. Hardy DO, Scher HI, Bogenreider T, Sabbatini P, Zhang ZF, Nanus DM, Catterall J: Androgen receptor CAG repeat lengths in prostate cancer: correlation with age of onset. J Clin Endocr Metab (1996) 81:4400–5

44. Ingles SA, Ross RK, Yu MC, Irvine RA, La–Pera G, Haile RW, Goetzee G: Association of prostate cancer risk with genetic polymorphisms in vitamin D receptor and androgen receptor. J Natn Cancer Inst (1997) 89:166–70

45. Stanford JL, Just JJ, Gibbs M, Wicklund KG, Neal CL, Blumenstein BA, Ostrander EA: Polymorphic repeats in the androgen receptor gene: molecular markers of prostate cancer risk. Cancer Res (1997) 57:1194–8

46. Martin GM, Austrad SN, Johnson TE: Genetic analysis of ageing: role of oxidative damage and environmental stresses. Nat Genet (1996) 13:25–34

47. Kauffman S: At home in the universe. New York: Oxford University Press (1995)

48. Epstein CJ, Martin GM, Schultz AL, Motulsky AG: Werner's syndrome: a review of its symptomatology, natural history, pathologic features, genetics and relationship to the natural aging process. Med. Baltimore (1966) 45:177–221

49. Ye L, Miki T, Nakura J, et al.: Association of a polymorphic variant of the Werner helicase gene with myocardial infarction in a Japanese population. Am J Med Genet (1997) 68:494–8

50. Sacher G. Longevity, ageing, and death: an evolutionary perspective. Gerontologist (1978) 18:112–20

51. Engelmann GL, Vitullo JC, Gerrity RG: Morphometric analysis of cardiac hypertrophy during development, maturation, and senescence in spontaneously hypertensive rats. Circ Res (1987) 60:487–94

52. Olivetti G, Hiler B, Ricci R, Guideri G, Anversa P: Myocyte cell loss and myocyte hypertrophy in the aging rat heart (abstract). Circulation (1986) 74(suppl II):II–175

53. Tomanek RJ, Hovanec JM: The effects of long-term pressure overload and aging on the myocardium. J Mol Cell Cardiol (1981) 13:471–88

54. Rakusan K, Hrdina PW, Turek Z, Lakatta EG, Spurgeon HA, Wolford GD: Cell size and cardiac supply of the hypertensive rat heart: quantitative study. Basic Res Cardiol (1984) 79:389–95.

55. Tomanek RJ, Trout JJ, Lauva IK: Cytochemistry of myocardial structures related to degenerative processes in spontaneously hypertensive and normotensive rats. K Mol Cell Cardiol (1984) 16:227–37

56. Gilligan GP, Spector S: Synthesis of collagen in cardiac and vascular walls. Hypertension (1984) 6 (suppl III):44–9

57. Pfeffer JM, Pfeffer MA, Fishbein MC, Frolich ED: Cardiac function and morphology with aging in the spontaneously hypertensive rat. Am J Physiol (1979) 237:H461–8

58. Ingwall JS, Fossel ET: Changes in the creatine kinase system in the hypertrophied myocardium of the dog and rat. In: Tarazi RC, Dunbar JB (eds.). Perspectives in cardiovascular research. New York: Raven Press, (1983) vol.8, 601–17

59. Beyer RE, Starnes JW: Coenzyme Q and myocardial function in aging and exercise. In: Stone HL, Weglicki WB (eds.). Pathobiology of cardiovascular injury. Boston: Martinus Nijhoff, (1985) 489–511

60. Beyer RE, Burnett RA, Cartwright KJ, Edington DW, Falzon MJ, Kreitman KR, Kuhn TW, Ramp BJ, Shik–Rhee SY, Rosenwaser MJ, Stein MJ, An LC: Tissue coenzyme Q (ubiquinone) and protein concentrations over the life span of the laboratory rat. Mech Aging Dev (1985) 32:267–81

61. Lakatta EG: Aging of the adult heart. In: Sperelakis N (ed.). Physiology and pathophysiology of the heart. Boston: Martinus Nijhoff (1984) 461–92

62. Reddy YS: Physiological and biochemical properties of contractile protein ATPase activity of aging myocardium. In: Stone HL, Weglicki WB (eds.). Pathobiology of cardiovascular injury. Boston: Martinus Nijhoff (1985) 461–75

63. Pfeffer MA, Pfeffer JM: Left ventricular hypertrophy and pressure generating capacity in aging genetically hypertensive rats. J Cardiovasc Pharmacol (1985) 7 (suppl 2):41–5

64. Klein AL, Burstow DJ, Tajik AJ, Zachariah PK, Bailey KR, Seward JB: Effects of age on left ventricular dimensions and filling dynamics in

117 normal persons. Mayo Clin Proc (1994) 69:212–24

65. Isoyama S, Nobuhiko I, Masashi K, Nitta Y, Abe K, Aoki M, Takishima T: Responses to hemodynamic stress in the aged heart. Jpn Heart J (1994) 35:403–18

66. Bauriedel G, Andrié R, Linkungu JA, Welz A, Braun P, Welsch W, Lüderitz B: Persistenz von Chlamydia pneumoniae in koronarem Plaquegewebe. Dtsch med Wschr (1999) 124:1408–13

67. Currie RW, Tanguay RM, Kingma JH Jr: Heatshock response and limitation of tissue necrosis during occlusion/reperfusion in rabbit hearts. Circulation (1993) 87:963

67. Robinson S. Experimental studies of physical fittness in relation to age. Arbeitsphysiologie (1939) 10:251–83

68. Fleg JL, O'Connor F, Gerstenblith G et al.: Impact of age on the cardiovascular response to dynamic upright exercise in healthy men and women. J Appl Physiol (1995) 78:890–900.

69. Brandfonbrener M, Landowne M, Shock NW: Changes in cardiac output with age. Circulation (1955) 12;557–66

70. Granath A, Jonsson B, Strandell T: Circulation in healthy old men studied by right heart catheterization at rest and during exercise in supine and sitting position. Acta Med Scand (1964) 176:425–46

71. Conway J, Wheeler R, Sannerstedt R: Sympathetic nervous activity during exercise in relation to age. Cardiovasc Res (1971) 5:577–81

72. Julius S: Effect of sympathetic overactivity on cardiovascular prognosis in hypertension. Eur–Heart–J (1998) 19 (suppl F):F14–F18.

73. Wilens SL, Sproul EE: Spontaneous cardiovascular disease in the rat. Am J Pathol (1938) 14:177–216

74. Lakatta EG, Gerstenblith G, Angell CS, Shock NW, Weisfeldt ML: Diminished inotropic response of aged myocardium to catecholamines. Circ Res (1975) 36:262–9

75. Mautner SL, Lin F, Mautner GC, Roberts WC: Comparison in women versus men of composition of atherosclerotic plaques in native coronary arteries and in saphenous veins used as aortocoronary conduits. J Am Coll Cardiol (1993) 21:1312–8

76. Farb A, Burke AP, Tang AL, Liang Y, Mannan P, Smialek J, Virmani R: Coronary plaque erosion without rupture into a lipid core: a frequent Cause of coronary thrombosis in sudden coronary death. Circulation (1996) 93:1354–63

77. Hodges YK, Tung L, Yan X–D, Graham JD, Horwith KB, Horwitz LD: Estrogen receptors a and b: Prevalence of estrogen receptor b mRNA in human vascular smooth muscle and transcriptional effects. Circulation (2000) 101:1792–8

78. Peterson LR: Estrogen replacement therapy and coronary artery disease. Curr Opin Cardiol (1998) 13:223–31

79. Hulley S, Grady D, Bush T, Furberg C, Herrington D, Riggs B, Vittinghoff E: Randomized trial of estrogen plus progestin for secondary prevention of coronary heart disease in postmenopausal women. Heart and Estrogen/progestin Replacement Study (HERS) Research Group. J Am Med Assoc (1998) 280:605–13

80. Celermajer DS, Sorensen KE, Spiegelhalter DJ, Georgakopoulos D, Robinson J, Deanfield JE: Aging is associated with endothelial dysfunction in healthy men years before the age-related decline in women. J Am Coll Cardiol (1994) 24:471–6

81. Crohon JA, Death AK, Nakhla S, Jessup W, Handelsman DJ, Stanley KK, Celermajer DS. Androgen receptor expression is greater in macrophages from male than from female donors. Circulation (2000) 101:224–6.

82. Adams MR, Williams JK, Kaplan JR: Effects of androgens on coronary artery atherosclerosis and atherosclerosis–related impairment of vascular responsiveness. Arterioscler Thromb Vasc Biol (1995) 15:562–70.

83. Bruck B, Brehme U, Gugel N, Hanke S, Finking G, Lutz C, Benda N, Schmahl FW, Haasis R, Hanke H: Gender–specific differences in the effects of testosterone and estrogen on the development of atheroclerosis in rabbits. Arterioscler Thromb Vasc Biol (1997) 17:2192–9.

84. Rosano GMC, Leonardo F, Pagnotta P, Pelliccia F, Panina G, Cerquetani E, Della Monica PL, Bonfigli B, Volpe M, Chierchia SL: Acute anti-schemic effect of testosterone in men with coronary artery disease. Circulation (1999) 99:1666–70.

85. Webb CM, Adamson DL, de Zeigler D, Collins P: Effect of acute testosterone on myocardial ischemia in men with coronary artery disease. Am J Cardiol (1999) 83:437–9.

86. McCrohon JA, Walters WAW, Robinson JTC, McCredie RJ, Turner L, Adams MR, Handelsman DJ, Celermajer DS: Arterial reactivity is enhanced in genetic males taking high dose estrogens. J Am Coll Cardiol (1997) 29:1432–6.

87. Gerals O'Collins: Second Journey: Spiritual Awareness & the Midlife Crisis. Harrisburg: Morehouse Group (1996).

88. Garmezy N: Resiliency and vulnerability to adverse developmental outcomes Associated with Poverty. American Behavioural Scientist (1991) 34:416–30.

89. Baltes PB, Mittelstraß J: Zukunft des Alterns und gesellschaftliche Entwicklung. Berlin: de Gruyter (1992).

90. Baltes PB, Mittelstraß J, Staudinger UM: Altern und Alter: Ein interdisziplinärer Studientext zur Gerontologie. Berlin: de Gruyter (1994).

91. Friedman DB, Johnson TE: A mutation in the age-1 gene in Caenorhabditis elegans lengthens life and reduces hermaphrodite fertility. Genetics 1988:118:75–86.

92. Potestio M, Caruso C, Gervasi F, Scialabba G, D'Anna C, Di Lorenzo G, Balistreri CR, Candore G, Romano GC: Apoptosis and ageing. Mech Ageing Dev (1998) 102:221–37.

93. Pawelec G, Effros RB, Caruso C, Remarque E, Barnett Y, Solana R: T cells and aging. Front Biosci (1999) 4:D216–69.

94. Kuro-o M, Matsumura Y, Aizawa H, Kawaguchi H, Suga T, Utsugi T, Ohyama Y, Kurabayashi M, Kaname T, Kume E, Iwasaki H, Iida A, Shiraki-Iida T, Nishikawa S, Nagai R, Nabeshima YI: Mutation of the mouse klotho gene leads to a syndrome resembling ageing. Nature (1997) 390:45–51.

95. Migliaccio E, Giorgio M, Mele S, Pelicci G, Reboldi P, Pandolfi PP, Lanfrancone L, Pelicci PG: The p66shc adaptor protein controls oxidative stress response and life span in mammals. Nature (1999) 402:309–13.

96. Jazwinski SM. Genes of youth: genetics of aging in baker's yeast. ASM News (1993) 59:172–178.

97. Jazwinski SM: Longevity, genes and aging. (Science 1996) 273:54–8.

3.3.8 Editorial Comment

(K. J. G. Schmailzl, D. Fahlenkamp)

Es gibt etwa 300 verschiedene Modelle und Erklärungsversuche des Alterns: Allein die *death genes,* die in verschiedenen Organismen identifiziert werden, wie z. B.

→ *age–1/daf–23* bei Caenorhabditis elegans–Mutanten (Nematoden, die damit um etwa 65 % länger leben),
→ *fas, klotho* und *p66shc* der Maus (welche – *fas* – eine altersabhängige Abnahme der Apoptose induziert, auf anderem – *kloths* – noch nicht ganz aufgeklärtem Wege das Altern beschleunigen bzw. – *p66shc* – eine verbesserte Widerstandsfähigkeit bewirken),
→ *lag-1 (longevity assurance gene)* der Hefe,

werden immer mehr.

Vergleichsweise fast schon historisch muten demgegenüber die Theorien an, die über versagende DNA–Reparaturmechanismen und einen Telomerenverlust gebaut wurden, zu schweigen von hormonellen Hypothesen (wie z. B. die Geschichte von der Zirbeldrüse und dem Melatonin oder der Nebenniere und dem DHEA).

Was den alternden Mann angeht, gibt es ein buntes Menü an die Lebenserwartung möglicherweise beeinflussenden und modifizierbaren Bedingungen: hypoenergetische Ernährung, Temperatur (unterkühlte Fliegen leben länger), Schlafdauer (Langschläfer haben eine höhere Lebenserwartung, verschlafen aber das Plus an Zeit), Sport in wenig selbstquälerischen Dosen …

Diese Beispiele, die nicht skurriler sind als manche Kassenschlager in den Apotheken und Supermärkten, als manche Aufmacher in den Buchhandlungen oder den Feuilletons der Gazetten, machen vielleicht klar: Was wir erwarten dürfen, ist eine Substitution einzelner kriselnder Körperfunktionen, aber nicht (jedenfalls auf absehbare Zeit nicht) ein Verstellen der Lebensuhr. Das, was aus den Steinen dieses Uhrwerks Interesse schlagen könnte, ist der Takt der alten virilen Mythen und die neue Ära mas-

kulinen Selbsterwerbs: Vergleichbar der Erfindung der Pille für die Frau, könnte die polyvalente Hormonersatztherapie zusammen mit *life style*-Drogen wie z. B. Sildenafil gegen deren (nebenwirkungslosen und preisgünstigen!) gelassenen Einsatz kaum jemand sprechen würde, das Altern erträglicher machen. Die endliche Aufgabe derartiger Forschung sehen wir weniger im Jungbrunnen, als in der Vermeidung der Perspektive geriatrischer Pflegekasernen mit fließendem Übergang in *de facto*-Hospize.

4 Grundlagen der Testosterontherapie

(S. Lenk)

4.1 Exkurs: Hypogonadismus
(S. Lenk)

Die Unterfunktion der Hoden beim Mann wird als Hypogonadismus bezeichnet. Die daraus resultierenden Störungen können sowohl isolierte Defekte der endokrinen Funktionen (z. B. Androgenmangel) betreffen als auch zu Veränderungen der exokrinen Hodenfunktion führen, wobei auch Kombinationen der funktionellen Ausfälle beider Systeme vorliegen können. Je nach Lokalisation der Veränderungen spricht man von primärem (testikulären) oder sekundärem Hypogonadismus (hypothalamo-hypophysärer Hypergonadismus, Tab. 6).

Klassischer Hypogonadismus			
Primär	Testosteron↓	LH↑	FSH↑
Sekundär	Testosteron↓	LH↓	FSH↓
Altersassoziierter Hypogonadismus („Androgene")			
	Testosteron↓	LH **norm.,**	FSH **norm.**
	keine „endokrine" Anamnese		
	normaler LHRH-Test		

Tab. 6 Formen des Hypogonadismus

Klinische Zeichen eines Androgenmangels		
Organsystem		**Symptome**
Sexuelle Funktion	→	Verminderte Libido
Spermatogenese	→	Spermatozytendefekte
Knochen	→	Osteoporose
Muskulatur	→	Muskelschwäche
Lipidstoffwechsel	→	Arteriosklerose-Risiko (?)
Haut	→	Trockenheit
Hämatopoese	→	Anämie
Alopezie	→	Verlangsamung
Prostata	→	Wachstumshemmung
Gehirn	→	Depressionen (?)

Tab. 7 Klinische Zeichen eines Androgenmangels

Liegt die Ursache ausschließlich in einer Hodenfunktionsstörung, führt das zu einer Stimulation der hypophysären Funktion und damit verstärkter Sekretion der Gonadotropine (hypergonadatroper Hypogonadismus). Fehlt die Stimulation durch die Hypophyse, entweder als Folge einer Hypophyseninsuffizienz oder gestörter hypothalamohypophysärer Achse, werden ebenfalls zu wenig Androgene (Testosteron) sezerniert (hypogonadotropher Hypogonadismus).

Das klinische Bild des Androgenmangels ist abhängig vom Zeitpunkt des Auftretens der erniedrigten Spiegel von bioverfügbarem Testosteron.

Tritt der Androgenmangel während der Fetalzeit in der Phase der sexuellen Differenzierung (9.–14. Woche der Gestationszeit) auf, führt das zu mangelhafter sexueller Differenzierung (Intersexualität) mit mangelhafter oder fehlender Maskulinisierung der äußeren Genitalien (weiblicher Phänotyp, distale Hypospadie). Bei unzureichender Testosteronwirkung bis zur 24. Schwangerschaftswoche kommt es zu Lageanomalie der Hoden und/oder zur Ausbildung eines Mikropenis.

Bei Testosteronmangel nach der Geburt bis zur Pubertät tritt keine Virilisierung ein und es resultiert der typische Phänotyp des eunuchoidalen Mannes. Später auftretender Androgenmangel führt zu Veränderungen von Libido und Potenz, zur Knochenentkalkung/Osteoporose, Störungen der Erythropoese und psychischen Veränderungen (Tab. 7). Auch ein Absinken des Testosteronspiegels, insbesondere dem Mangel an bioverfügbarem Testosteron, u. a. bedingt durch deutlich erhöhte Serumhormonspiegel des sexualhormonbindenden Globulins (SHBG) im Alter, führt zum typischen Erscheinungsbild des Hypogonadismus.

4.1.1 Altersbedingter Hypogonadismus
(S. Lenk)

Beim altersbedingten Hypogonadismus handelt es sich häufig um einen normogonadotropen Hypogonadismus, aber auch erniedrigte FSH- und LH-Spiegel im Sinne des hypogonadotropen Hypogonadismus werden nachgewiesen (Tab. 6).

Bei früheren Untersuchungen war eine Dissoziation der LH- und Testosteronspiegel aufgefallen. Es wurde der Schluss gezogen, dass eine geringere Empfindlichkeit der Leydigzellen für die Stimulation durch LH die Ursache der verminderten Testosteronsekretion sei. Neueren Untersuchungen zufolge scheint jedoch eine Leydigzellinsuffizienz primäre Ursache zu sein. So resultieren in einer Gruppe älterer und jüngerer Männer unter Testosteronsubstitution mittels skrotalem Pflaster ähnliche Testosteron- und Östradiolblutspiegel, die LH-Spiegel hingegen wurden nur bei den älteren Männern supprimiert. Das bedeutet, die Korrelation zwischen dem Absinken der Testosteronspiegel und dem Anstieg der LH–Spiegel ist beim älteren Mann nicht in dem Maße ausgeprägt wie bei jüngeren (The Testoderm Study Group, 1997). In einer Longitudinalstudie (New Mexico Aging Process Study) wurde auch intraindividuell ein Absinken der Testosteronspiegel, aber kein Anstieg der LH- und FSH–Spiegel mit dem Alter gefunden (Morley et al., 1997). Ältere Männer hatten jedoch verminderte LH-Pulsamplituden, und die nach GnRH-Stimulation ausgeschüttete Menge an FSH und LH war niedriger als bei jüngeren Männern (Veldhuis et al., 1997).

Krithivas et al. (1999) zufolge ist das polymorphe CAG-Repeat im Androgenrezeptor-Gen verantwortlich für dessen Transkriptionsaktivität. Bei 882 Männern der „Massachusetts Male Aging Study" (MMAS) wurde eine Korrelation der Länge des CAG-Repeats mit dem Testosteronspiegel beobachtet (Krithivas et al., 1999) – Hinweis darauf, dass der Androgenspiegel von der Aktivität des Rezeptors abhängig ist.

Auch zahlreiche Medikamente führen über ihren Einfluss auf die Leydigzellen zur Abnahme des Testosteronspiegels, der auch nach Absetzen des Medikaments nicht in jedem Fall wieder physiologische Werte erreicht (Tab. 8). Zytostatika schädigen nicht nur die Spermatogenese nachhaltig, sondern auch die Leydigzellen. Ihr Einfluss ist um so deutlicher, je länger die Erholung der Spermatogenese dauert (Howell et al., 1999).

Das für zahlreiche Organe schädliche Rauchen scheint auf die Testosteronspiegel einen paradoxen Effekt zu haben: Raucher erreichen im Mittel höhere Spiegel als Nichtraucher.

Schließlich ist nicht zu vergessen, dass es neben der „Andropause" auch weitere Ursachen für einen Testosteronmangel beim Erwachsenen gibt (Tab. 8).

Daraus resultierend kommt es im Alter zwischen 50 und 60 Jahren auch bei Männern zu endokrinen Veränderungen. Als Synonym zum weiblichen Klimakterium spricht man beim Mann vom Climacte-

Medikamente mit Einfluss auf die Testosteron-Produktion und ihre Wirkung

Medikament		Indikation beim Mann
Anabolika	→	Zunahme der Muskelmasse
GnRH	→	Prostatakarzinom
Östrogene	→	? ? ?
Antiandrogene	→	Prostatakarzinom, Sexualdeviation
Flutamid	→	Prostatakarzinom
Amiodaron	→	Arrhythmie
Spironolacton	→	Hyperaldosteronismus
Ketokonazol	→	Mykose
Zytostatika	→	Tumoren

Tab. 8   Medikamente mit Einfluss auf die Testosteron-Produktion und ihre Wirkung

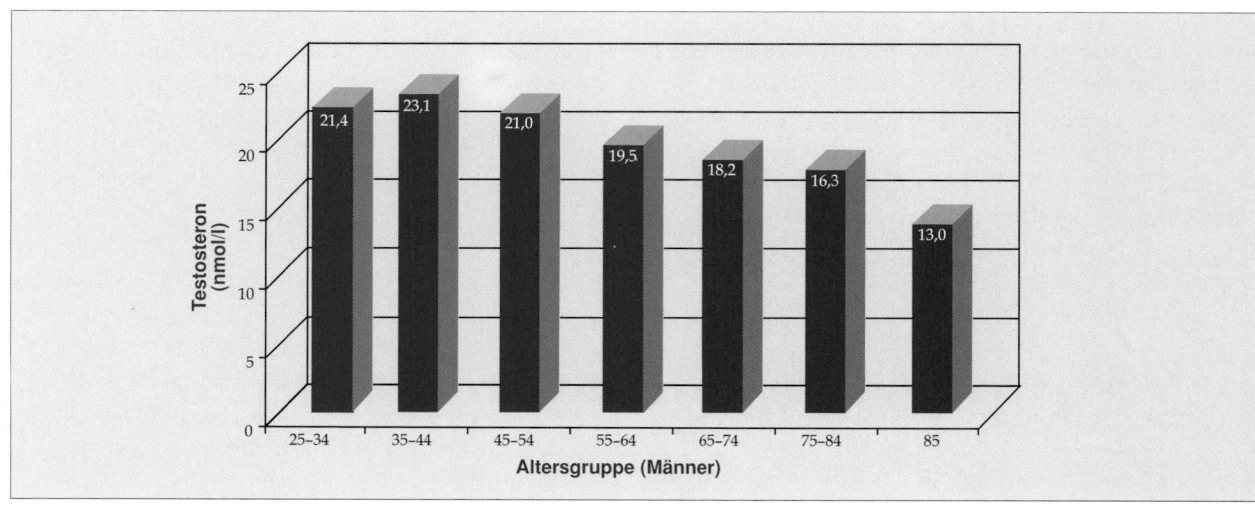

Abb. 53   Abnahme des Testosteronspiegels mit dem Alter. Vermeulen (1996)

rium virile, von der Andropause oder richtiger vom partiellen Androgendefizit des alternden Mannes (PADAM).

Umstellungen des Hormonsystems im Alter werden beim Mann durch das Androgen Testosteron dominiert. Es kommt zu einer allmählichen, aber kontinuierlichen Abnahme des Testosteronspiegels im Serum, die schon jenseits des vierzigsten Lebensjahres beginnt (Abb. 53).

Der angeborene Hypogonadismus ist klar definiert und bezüglich seiner klinischen Erscheinungsformen auch gut untersucht. Im Gegensatz dazu fehlen tiefere Erkenntnisse zu Ursachen des altersbedingten Hypogonadismus beim Mann.

Während die Menopausen–Forschung bei der Frau seit mehreren Jahrzehnten gut etabliert ist, trifft das nicht für die Erforschung hormoneller Veränderungen des alternden Mannes zu. Hier liegen noch erhebliche Erkenntnislücken vor. Offenbar besteht ein deutlicher Zusammenhang zwischen gesundheitlichen Problemen des alternden Mannes und seinem hormonellen Status.

Im Gegensatz zum Klimakterium der Frau, das durch einen relativ plötzlich einsetzenden Östrogenmangel gekennzeichnet ist, spielen sich die entsprechenden Veränderungen im Testosteronspiegel beim Mann über einen längeren Zeitraum weit weniger drastisch ab.

Die Unterschiede des Rückgangs der Testosteronproduktion beim Mann im Vergleich zum Rückgang der ovariellen Funktion bei der Frau sind offensichtlich:

→ Zeitlich exakt festzustellende Symptome, wie das Ausbleiben der Menses bei der Frau, fehlen;

→ die Abnahme der testikulären Funktion erfolgt kontinuierlich und scheint mit dem Alterungsprozess anderer Organe zu korrelieren.

Bei der Frau ist wahrscheinlich das Absterben der Oozyten in einem eng begrenzten Alterszeitraum

der auslösende Mechanismus für den Rückgang der ovariellen Hormonsekretion. Beim Mann verläuft der Abfall der Androgensekretion aufgrund der relativen Stabilität der Spermatogenese kontinuierlich, dennoch: Auch die Spermatogenese altert. Betroffen ist vor allem die Prophase der Meiose, so dass vererbbare chromosomale Anomalien wahrscheinlicher auftreten können. Ein mit dem Alter prinzipiell assoziierter Rückgang der Fertilität ist bisher nicht belegt.

Allen publizierten Studien zufolge verläuft das Absinken der Testosteronproduktion parallel mit den Alterungsprozessen anderer Organe. Jedoch ist weniger das kalendarische Alter für das Auftreten erniedrigter Testosteronspiegel verantwortlich als vielmehr Krankheiten oder andere chronische Organschäden. Die Art der Krankheit scheint eine geringere Rolle zu spielen als ihre Dauer und ihre Schwere (Vermeulen, 1991).

In der im Jahre 1986 begonnenen, groß angelegten MMAS untersuchten McKinlay et al. 1989 an „durchschnittlichen" Männern den Zusammenhang zwischen Testosteronspiegeln und Alter bzw. Krankheit. Eine ausführliche Analyse von 44 Publikationen aus dem Kontext „Testosteronspiegel und Alter" war Diskussionsgrundlage der MMAS (Gray et al., 1991). Diese Metaanalyse ergab folgende Ergebnisse:

→ Die in den Studien beobachtete Streuung der Mittelwerte ist vor allem durch biologische Variationen und die Gruppengröße beeinflusst, nicht aber durch die Bestimmungsmethode;

→ die mittleren Testosteronspiegel nehmen mit dem Alter geringfügig ab;

→ die Testosteronspiegel und ihre Abnahme werden durch den Gesundheitsstatus beeinflusst;

→ das Maß der Abhängigkeit zwischen Testosteronspiegeln und Alter ist beeinflusst durch das Kollektiv der untersuchten Männer (Kranke oder Gesunde);

→ jede Medikation hat einen starken Einfluss.

→ Fazit der MMAS ist, dass die Testosteronspiegel im Alter geringfügig abfallen, die Gonadotropinspiegel hingegen ansteigen. Eine interindividuelle Variation der Werte ist charakteristisch (McKinlay et al., 1989) (Tab. 9).

Chronisch erkrankte oder adipöse Männer zeigten analoge Veränderungen, das Gesamttestosteron war jedoch um 14 %, das freie Testosteron um 10 %, das SHBG um 10 % und das albumingebundene Testosteron um 7 % niedriger. Die Nebennierenrindenfunktion veränderte sich mit dem Alter nicht. Ausnahme war, dass die mittleren Spiegel von

Hormonelle Einflüsse scheinen dabei eine Schlüsselrolle zu spielen. Da physiologische Veränderungen der Hormonsituation des alternden Mannes erst in den letzten Jahren Gegenstand klinischer Forschung wurden, sind viele Fragen derzeit noch nicht ausreichend geklärt.

Die Östrogentherapie klinischer Erscheinungen der weiblichen Menopause ist ein fester Bestandteil bei der Betreuung älterer Frauen. Definiert durch klare Indikationen konnte sie ihren Nutzen in zahlreichen Studien unter Beweis stellen. Ihr Ziel besteht vor allem darin, die durch den drastischen Östro-

Parameter	Median bei 40-jährigen	bei 70-jährigen	Veränderung pro Jahr (%)
FSH (IU/l)	3,37	6,65	+1,9
LH (IU/l)	3,67	5,40	+1,3
Prolactin (µg/l)	6,80	6,06	-0,4
Testosteron (nmol/l)	11,51	10,27	-0,4
freies Testosteron (nmol/l)	0,23	0,16	-1,2
SHGB (nmol/l)	26,20	37,90	+1,2
DHEA-Sulfat (µmol/l)	8,92	4,51	-2,2

Tab. 9 Ergebnisse der MMAS: Hormonelle Veränderungen in der männlichen Seneszenz, McKinlay et al. 1989

DHEA altersabhängig sanken, vor allem bei Männern mit koronarer Herzkrankheit. Andere Arbeitsgruppen kamen zu ähnlichen Ergebnissen (Ferrini und Barrett-Connor, 1998; Vermeulen und Kaufman, 1999).

Es ist bekannt, dass die Lebenserwartung der männlichen Bevölkerung in Deutschland wie auch in anderen westlichen Industrienationen um etwa 7 Jahre unter der der Frauen liegt.

genabfall bedingten Symptome zu lindern bzw. weitgehend zu beseitigen.

Ein Drittel der Männer über 65 Jahre leidet an einem Testosteronmangel.

Dabei kann es sich durchaus um einen relativen, auf den ersten Blick nicht nachvollziehbaren Testosteronmangel, d. h. fehlende Bioverfügbarkeit von Testosteron handeln.

Nach Rommerts (1998) entstammen etwa 95 % der täglich produzierten 6–7 mg Testosteron aus dem rund 500 Millionen Leydigzellen der Hoden. Baustein der enzymatisch katalysierten Testosteron-Biosynthese, die in Mitochondrien und endoplasmatischem Retikulum abläuft, ist das LDL-Cholesterin (siehe Abb. 21, wie Jockenhövel, Seite 16: Bildung von Testosteron aus Cholesterin).

Das in den Leydigzellen der Hoden synthetisierte Testosteron wird zu 98 % an sogenannte Transportproteine gebunden. Davon sind 60 % fest an das ß-Globulin sexualhormonbindendes Globulin (SHBG)

4.2 Klinisches Bild des Hypogonadismus beim alternden Mann
(S. Lenk)

Beim Mann gehen einerseits Androgenmangel und biologischer Alterungsprozess nicht immer parallel, andererseits bricht die Gonadenfunktion nicht so abrupt ab wie bei der Frau. Die klinischen Erscheinungen des PADAM beginnen zunächst relativ unauffällig. Der Verlauf ist weit weniger beeindruckend als das entsprechende Pendant bei Frauen. Die große individuelle Schwankungsbreite normaler altersphysiologischer Vorgänge trägt

Stimulation	Hemmung
Östrogen	Androgen
Androgenmangel	Übergewicht
Wachstumshormonmangel	Gestagene
Hyperthyreose	Hypothyreose
Lebererkrankungen	Glukokortikoide
Phenytoin	Hyperinsulinämie

Tab. 10 Beeinflussung der SHBG-Konzentration im Serum

und 38 % locker an Albumin gebunden. Nur die restlichen 2 % Testosteron sind frei und auch biologisch aktiv. Das in der Leber gebildete SHBG hat zum Testosteron eine weit größere Affinität als zu Östrogenen. Bei vermehrter Bildung von SHBG in der Leber wird der Serumspiegel an freiem Testosteron gemindert, der von Östrogen dagegen indirekt erhöht. Außerdem wird die SHBG-Bindungskapazität durch verschiedene Stoffe bzw. Zustände stimuliert oder gehemmt. Das erklärt den relativen Mangel von freiem und somit biologisch aktiven Testosteron bei verschiedenen Erkrankungen (Tab. 10).

weiterhin dazu bei, dass dem altersabhängigen Androgenmangel des Mannes im Gegensatz zum Klimakterium der Frau bisher nur wenig Aufmerksamkeit gewidmet wurde. Trotzdem ist bekannt, dass zahlreiche alternde Männer erheblich unter Symptomen nachlassender Leistungsfähigkeit leiden.

Beginnend um das 40. Lebensjahr sinkt der Serumspiegel des freien Testosterons um jährlich 1,2 %. Die typische zirkadiane Tagesrhythmik, die bei jungen Männern durch einen morgendlichen Anstieg des Serum-Testosterons gekennzeichnet ist, geht zunehmend verloren.

Es kommt zur Reduktion von Muskelmasse mit nachlassender Muskelkraft und entsprechender Abnahme der Leistungsfähigkeit. Das Körpergewicht ist dabei wenig als Gradmesser des Muskelabbaus geeignet, da die Zunahme der Fettmasse diesen Schwund auf der Waage maskieren kann.

Die Muskelmasse hypogonadaler Männer ist im Vergleich zu der normogonadaler Männer nachweislich geringer. Eine Vergrößerung der einzelnen Muskelfasern und damit ein Anstieg der Muskelmasse insgesamt ist aufgrund der anabolen Effekte der Androgene durch eine Testosteronsubstitution möglich.

Die Muskelmasse korreliert signifikant mit dem Spiegel des freien Testosterons, d. h. auch Muskelmasse und Kraft nehmen mit dem Alter ab.

nern nicht nachzuweisen. Hingegen fanden Sih et al. (1997) in einer doppelblinden Studie an 32 älteren Männern eine Zunahme der Muskelkraft durch die Testosteronsubstitution.

Veränderungen des Knochenstoffwechsels sind durch mit dem Alter zunehmende Demineralisation, dem klinischen Bild der Osteoporose und typischen Knochenschmerzen gekennzeichnet. Spontanfrakturen werden zwar nicht so häufig wie bei altersgleichen Frauen beobachtet, sind aber trotzdem keine seltene Erscheinung bei alten Männern. Immobilisation und teilweise erhöhter Alkoholkonsum können diese altersspezifischen Veränderungen noch potenzieren.

Die Inzidenz von Oberschenkelhalsbrüchen steigt bei Männern vergleichbar der bei Frauen mit dem

Messung an	Korrelation
L2 – L4	0,03
Oberschenkelhals	-0,01
Trochanter	0,25
Oberarm distal	0,36

Tab. 11 Korrelation von Testosteronspiegeln und Knochendichte

Erniedrigte Testosteronspiegel findet man jedoch auch bei adipösen Männern. Sowohl die Gesamtmenge an Fettgewebe als auch die Leptinspiegel sind invers mit den Testosteronspiegeln korreliert (Baumgartner et al., 1999).

Snyder et al. (1999) behandelten 108 über 65-jährige Männer 36 Monate lang mit einem Testosteronpflaster versus Plazebo. In der Testosteron-Gruppe nahm zwar das Körperfett ab und die fettfreie Körpermasse zu; die Muskelstärke jedoch – gemessen an der Kniebeugung und -streckung – war in beiden Gruppen nicht unterschiedlich. Auch Claque et al. (1999) zufolge ist ein Anstieg der Muskelstärke durch Testosteronsubstitution bei älteren Män-

Alter an, allerdings mit 20 Jahren Verzögerung. Ursachen sind die altergemäße Abnahme der Knochenmineraldichte – die jedoch nicht in allen Regionen mit den Testosteronspiegeln korreliert – und die Veränderung der Knochenarchitektur, hier vor allem die Reduktion der Trabekel in Zahl und Dicke. Verursacht sind die Knochenbrüche meist durch Unfälle, die sowohl auf die eingeschränkte Mobilität im Alter zurückzuführen sind, als auch auf den Einfluss von Medikamenten – vor allem Psychopharmaka – und Alkohol sowie auf nachlassendes Sehvermögen und verminderte muskuläre Koordination.

Androgene, speziell normale Testosteronspiegel, sind beim Mann für den Aufbau der Knochenmasse und ihren Erhalt unverzichtbar. Wurde ein Testosteronmangel nachgewiesen, so ist eine Substitution indiziert. Eine signifikante Anhebung der Knochenmineraldichte jedoch – so die Ergebnisse erster kontrollierter Studien an über 65-jährigen Männern – ist zunächst nicht nachzuweisen (Snyder et al., 1999).

Anzunehmen ist, dass Testosteron selbst den Knochenmetabolismus nur zu einem kleinen Teil direkt beeinflusst, erst seine Aromatisierung zu Östrogenen verstärkt den Einfluss (Kaufmann, 1996, Tab. 11).

Mehreren großen epidemiologischen Studien zufolge korreliert die Knochenmineraldichte vor allem

Auf jeden Fall ist eine Testosteronsubstitution durch Vitamin D und Kalzium zu ergänzen (Seeman, 1997). Androgenmangel im Alter führt durch seine Auswirkung auf die Erythopoese zur Abnahme der Gesamterythrozytenzahl und zur Verminderung des Hämoglobins. Infolge der dadurch bedingten Reduktion der Sauerstofftransportkapazität des Blutes kommt es zu Müdigkeit und Leistungsinsuffizienz. Das Nachlassen der sexuellen Leistungskraft sind alterstypische Erscheinungen.

Die Stimulation der Erythropoese durch Testosteron ist aus der Therapie niereninsuffizierter Patienten hinreichend bekannt. Auch die langfristig zu beobachtende Polyglobulie und Erhöhung des Hämoglobinwerts ist Folge dieser Wirkung. Belege

Faktor	Korrelation
HDL-Cholesterin	?
Lipolyse im Gewebe	positiv
Lipoprotein A	?
Partikelgröße des LDL-Cholesterins	invers
Blutzucker	fehlend
Insulinresistenz	fehlend
NIDDM	invers
Kardiovaskuläre Mortalität	fehlend
Koronarer Herztod	fehlend
Nüchtern-Insulin i. S.	invers

Tab. 12 Fett- und Kohlenhydratstoffwechsel und Testosteronspiegel

mit den Spiegeln des Östradiols; dem (Gesamt-)Testosteron kommt eine untergeordnete Rolle zu (Ebeling, 1998; Khosla et al., 1999). Gestützt werden diese Aussagen auch durch die Ergebnisse einer prospektiven Studie (Nyquist et al., 1998). So war die Vorhersage für einen Hüftgelenksbruch über einen Zeitraum von sieben Jahren zwar anhand der Abnahme der Hautfalte möglich, nicht aber anhand der Testosteronspiegel.

dafür, dass die beim älteren Mann absinkenden Testosteronspiegel mit einer Anämie einhergehen, gibt es jedoch nicht. Dennoch: Sowohl Claque et al. (1999) als auch Sih et al. (1997) fanden bei älteren Männern unter Testosteronbehandlung übereinstimmend einen Anstieg von Hämoglobin.

Der Zusammenhang zwischen Testosteronmangel und veränderten Lipid- und Lipoproteinspiegeln und deren Zusammenhang mit Erkrankungen des kardiovaskulären Systems wird unterschiedlich beurteilt.

Zwar sind die Werte der Lipidfraktionen bei Männern im allgemeinen höher als bei Frauen, eine Korrelation zu den individuellen Testosteronspiegeln ist jedoch auszuschließen (Tab. 12, Haffner, 1996).

Obwohl hohe Dosierungen exogen zugeführter Sexualhormone das Risiko kardiovaskulärer Krankheiten erhöhen, scheinen die physiologischen Spiegel der endogenen Sexualhormone die Entwicklung arterieller Verschlüsse nicht zu beeinflussen (Price et al., 1997).

Jockenhövel et al. (1999) zufolge führt die Behandlung hypogonadaler Männer mit Testosteron in verschiedenen Applikationsformen zwar zu einem Anstieg des Gesamt- und des LDL-Cholesterins, das HDL-Cholesterin hingegen nimmt ab. Weitere Veränderungen der Serumlipide durch erhöhte Testosteronangaben sind nicht nachweisbar. Auch scheint die gefürchtete Folge der Hyperlipidämie – das erhöhte KHK-Risiko – nicht mit physiologischen Testosteronspiegeln assoziiert, so die Ergebnisse der meisten Querschnittsstudien (Haffner, 1996). Die Vorhersage ischämischer Herzkrankheiten anhand aktueller Testosteronspiegel ist nicht möglich. Studien zufolge kann Testosteron jedoch ein direkter koronarrelaxierender Effekt zugesprochen werden. Rosano et al. (1999) konnten zeigen, dass nach einer i.v.-Injektion von Testosteron die belastungsinduzierten Ischämiezeichen im EKG abgeschwächt erschienen.

Ebenso unterschiedlich stellt sich die Frage nach dem Auftreten psychischer Störungen wie Depressionen im Alter bei Testosteronmangel dar. Ob hier die Substitution von Testosteron die im Alter gehäuften Depressionen verhindern oder beseitigen kann, bleibt vorerst noch unklar.

Die allgemeine und sexuelle Aggressivität korreliert mit den Testosteronspiegeln – ein Zusammenhang, der bei Straftätern und bei Heranwachsenden gefunden wurde, wenn Mütter und Erzieher zur Beurteilung des Verhaltens aufgefordert wurden (Christiansen, 1998). Entsprechende Untersuchungen für ältere Männer liegen aber bisher nicht vor.

Depressionen sind bei Frauen häufiger als bei Männern. Depressive Männer haben signifikant niedrigere Testosteronspiegel (Schweiger et al., 1999). In einer Studie an 856 Männern im Alter zwischen 50 und 89 Jahren hatten diejenigen Männer mit depressiven Symptomen signifikant niedrigere Werte des freien Testosterons (Barrett-Connor et al., 1999). Bei Kastraten und hypogonadalen Männern war jedoch eine inverse Korrelation von Testosteronspiegeln und depressiven Symptomen nicht gegeben. Zahlreiche Befunde bei jüngeren Männern weisen sogar darauf hin, dass sich mit höheren endogenen Testosteronspiegeln depressive Symptome verstärken (Christiansen, 1998).

Die sexuelle Funktionsfähigkeit des Mannes kann bis ins hohe Alter erhalten bleiben. Allerdings ändert sich die Intensität der sexuellen Reaktionsfähigkeit. Sexuelle Störungen, insbesondere der Erektionsfähigkeit, können jedoch schon frühzeitig auftreten.

Ergebnisse der Massachusetts Male Aging Study (Feldman et al., 1994) zeigten, dass Männer über 40 Jahre in 52 % der Fälle altersabhängig über mehr oder weniger ausgeprägte Erektionsstörungen klagten. Libido- und Potenzschwäche sind aber die Symptome, die die betroffenen Männer in die urologische Sprechstunde führen. Lässt sich der Libidoverlust noch durch Androgenmangel erklären, trifft das nicht in gleichem Maße auf das Nachlassen der erektilen Funktion zu. Aus zahlreichen Untersuchungen der letzten zehn Jahre ist bekannt, dass auch ein normaler Testosteronspiegel kein Garant für eine kräftige Erektion ist. Andererseits haben postpuberal beidseits Orchiektomierte noch längerer Zeit eine normale Erektion. In tierexperimentellen Untersuchungen wurde jedoch nachgewiesen, dass Androgenmangel zu Schwellkörperfibrosen führt.

Ab dem 40. Lebensjahr kommt es zur palpatorisch nachweisbaren und mit dem Alter zunehmend symptomatischen BPH. Welche Rolle hierbei der Androgenmangel spielt, ist unbekannt, sicher ist nur, dass im BPH-Gewebe eine gegenüber normalem Prostatagewebe deutlich erhöhte DHT-Konzentration als möglicher Auslöser der Zellwucherung vorliegt und andererseits durch Gabe von 5a-Reduktasehemmern langfristig eine deutliche Reduktion großer adenomatöser Wucherungen in der Prostata erzielt wird.

4.3 Diagnostik des Hypogonadismus beim alternden Mann

(S. Lenk, D. Fahlenkamp)

dismus. Zur Unterscheidung zwischen hypothalamischer Insuffizienz oder hypophysärer Funktionsstörung wird der GnRH-Test angewandt. Er ist dann indiziert, wenn die Gonadotropinspiegel, insbesondere LH, erniedrigt sind. Die praktische Durchführung ist wie folgt:

Nach basaler Bestimmung der Gonadotropine werden 100 µg GnRH i. v. gegeben, nach 45 Minuten erfolgt eine erneute Bestimmung der Gonadotropine. Normalerweise muss der 45-Minutenwert einen Anstieg um das 2–3fache (LH) bzw. das 1,5-fache (FSH) betragen.

Zum Screening eines Androgendefizits wird im Allgemeinen primär das Gesamttestosteron im Serum,

Serumhormonwerte von Gonadotropinen und SHBG	
FSH	4,5 (1,0–14) /U/l
LH	3,8 (1,5–10) /U/l
PRL	1–15 ng/ml
Dehydroepiandrosteron (DHEA)*	6–27 nmol/l
- Dehydroepiandrosteronsulfat (DHEAS)	1,8–1 3,7 nmol/l
Androstendion (AS)	1–11 pmol/l
Testosteron (T)	10–40 nmol/l
Dihydrotestosteron (DHT)	2–10 nmol/l
Sexualhormon bindendes Globulin (SHBG)	15–43 nmol/l
	*altersabhängig

Tab. 13 Serumhormonwerte (Referenzwerte) von Gonadotropinen und SHBG (laborabhängig)

Weisen Anamnese (evtl. mit Hilfe von Anamnesebogen, siehe Tab. 16) und körperliche Untersuchung auf die Entwicklung eines PADAM hin, erfolgen neben der klinischen Untersuchung die Bestimmung von Testosteron, LH und FSH. Die Serumhormonspiegel geben Hinweise auf die endokrine Aktivität von Hoden und Hypophyse und sind geeignet zur Differenzierung zwischen hypergonadotropen oder hypogonadotropen Hypogona-

d. h. freies und an SHBG gebundenes Hormon bestimmt. Die Tagesrhythmik, die bei jungen Männern eine Blutabnahme am frühen Vormittag verlangt, kann bei älteren Männern vernachlässigt werden.

Da erhöhte Serum-Lipidspiegel die Messmethoden beeinflussen können, soll die Blutabnahme beim nüchternen Patienten erfolgen. Der Serum-Testosteronspiegel muss immer mit dem Referenzbereich des bestimmenden Labors verglichen werden, da die Normalwerte von der Messmethode abhängig sind (Tab. 13).

Erst bei nachgewiesenem Testosteronmangel macht es für verschiedene Fragestellungen Sinn, weitergehende Hormonanalysen (freies Testosteron, DHT, SHBG, Nebennierenandrogene, Östrogene) durchzuführen.

4.4 Indikation und Kontraindikation einer Testosteronsubstitution
(S. Lenk)

Therapieziel ist das Erreichen altersentsprechender Testosteronserumspiegel, um bereits vorhandene klinische Symptome des Hypogonadismus zu lindern bzw. der Entwicklung schwerer Störungen an Skelett, Herz-Kreislauf- oder blutbildendem System vorzubeugen.

Testosteronspiegel und damit auch der Testosteronbedarf weisen in verschiedenen Lebensphasen große individuelle und interindividuelle Unterschiede auf. Dementsprechend muss sich die An-

Indikation zur Testosteronsubstitution	
Gesicherte Indikation	Primärer und sekundärer Hypogonadismus Pubertätsinduktion Exzessiver konstitutioneller Hochwuchs Transsexualität (Frau zu Mann)
Wahrscheinliche Indikation	Andropenie des älteren Mannes (PADAM) Primäre und sekundäre Osteoporose Gewichtsverlust bei konsumierenden Erkrankungen Hereditäres Angioödem Kontrazeption beim Mann (zukünftig)
Unsichere Indikation	Aplastische und renale Anämie Mikropenis beim Neugeborenen
Sicher keine Indikation	Leistungssteigerung im Sport Erektile Dysfunktion ohne Androgenmangel Idiopathische Infertilität

Tab. 14 Indikation zur Testosteronsubstitution (nach Jockenhövel, 1999)

drogentherapie am jeweiligen Serumtestosteronspiegel und an den speziellen Bedürfnissen (Symptome, Ausfallerscheinungen) der Patients orientieren. Bei der Anwendung von Androgenen muss zwischen dem Ausgleich eines Androgendefizits bei primärem oder sekundärem Hypogonadismus (Substitution) und der Androgenapplikation aus anderen Gründen, z. B. verschiedenen Erkrankungen (Androgentherapie), unterschieden werden. Der Ausgleich des Defizits (Hypogonadismus) stellt eine Indikation zur Testosteronsubstitution dar, sofern nicht Kontraindikationen vorliegen (Tab. 14).

Da ca. ein Drittel aller Männer im Alter von der nachlassenden Testosteronproduktion betroffen ist, stellt sich hier eine breite Indikationspalette dar. Die bisherige Erfahrung mit intensiven Beobachtungen von Wirkungen und Nebenwirkungen der Androgensubstitution im Alter umfassen etwa nur 3–4 Jahresperioden. Unter diesem Aspekt ist die Hormontherapie des PADAM derzeit noch experimentell und kann für die langfristige Dauertherapie noch nicht als abgesichert gelten. Um so mehr muss die Indikation zur Androgensubstitution bei dieser Altersgruppe besonders sorgfältig gestellt, Kontraindikationen ausgeschlossen und der Behandlungsverlauf explizit dokumentiert werden.

Die Indikation zur Testosteronsubstitution ist dann gegeben, wenn bei wiederholten Untersuchungen des Blutserums ein Androgendefizit (Testosteron)

Veränderungen bei Androgenmangel	
Osteoporose	Rückenschmerzen, Frakturen Abnahme der Körpermaße
Muskelkraft	Atrophie, nachlassende Kraft Leistungsschwäche
Sexualfunktion	Libidoverlust, erektile Dysfunktion
Körperzusammensetzung	Zunahme des Fettgewebes Abnahme des fettfreien Gewebes
Haut	Trockenheit, fehlende Talgproduktion reduzierte Sekundärbehaarung
Anämie	Chronische Müdigkeit, Leistungsschwäche
Gehirn	Depression, Konzentrationsschwäche Verhaltensänderung (Angst, Verstimmung)

Tab. 15 Veränderungen bei Androgenmangel des alternden Mannes

nachgewiesen wird, klinische Zeichen eines Androgendefizits vorliegen und Kontraindikationen ausgeschlossen sind (Tab. 13, 15).

Für die klinische Routine reicht dafür primär die Bestimmung des Gesamttestosterons und evtl. zum Ausschluss von Störungen (z. B. Tumoren) im Bereich von Hypophyse und Hypothalamus die Bestimmung von LH und FSH.

Bleibt trotz normalen Gesamttestosteron eine ungeklärte klinische Symptomatik, die auf ein PAD-AM hinweist, so ist auf jeden Fall das biologisch verfügbare Testosteron zu ermitteln, das sich aus den Serumkonzentrationen von Gesamttestosteron und SHBG abschätzen lässt.

Für die klinische Routine ungeeignet ist die Bestimmung des freien Testosterons, da hierfür ein erheblicher analytischer Aufwand (Dialyse) erforderlich ist. Die teilweise verwendeten industriellen Testkits sind für die spezielle Frage des altersinduzierten Hypogonadismus zu ungenau.

Liegen eine nachweisbar deutliche Verringerung des bioverfügbaren Testosterons und klinische Symptome des Androgenmangels vor, ist ebenfalls die Indikation zur Testosteronsubstitution gegeben.

Anamnese-Fragebogen zur Diagnostik			
Abnahme der Leistungsfähigkeit (Müdigkeit, Schwäche, Lustlosigkeit)	ja	zum Teil	nein
Abnahme der Ausdauerfähigkeit	ja	zum Teil	nein
Rückgang der Aktivität	ja	zum Teil	nein
Verringerung von Muskelkraft/Muskelmasse	ja	zum Teil	nein
Zunahme des Körperfettes/Gewichtszunahme	ja	zum Teil	nein
Zunahme von Schlafstörungen/Müdigkeit	ja	zum Teil	nein
Auftreten von Stimmungsschwankungen	ja	zum Teil	nein
Zunahme von Unruhe, Reizbarkeit, Nervosität	ja	zum Teil	nein
Nachlassen der Konzentration	ja	zum Teil	nein
Verminderung der sexuellen Lust	ja	zum Teil	nein
Erektionsschwäche	ja	zum Teil	nein
Verminderung des Bartwuchses	ja	zum Teil	nein
Zunahme von Knochenschmerzen (Gelenke, Wirbelsäule)	ja	zum Teil	nein
Abnahme der Körpergröße	ja		nein
Auftreten von Hitzewallungen/Schwitzen	ja	zum Teil	nein

Tab. 16 Anamnese-Fragebogen zur Diagnostik eines Testosterondefizits und zur Verlaufskontrolle der Substitutionstherapie

Keine Indikation liegt bei nachgewiesenem Testosterondefizit ohne klinische Symptomatik vor. Hier hat der Behandelte keinen Nutzen von der Substitution, sondern ist nur unnötigen Risiken von Nebenwirkungen der Therapie ausgesetzt.

Vor der Therapie müssen eine ausführliche Anamnese erhoben, Risikofaktoren und Kontraindikationen ausgeschlossen werden.

In der Praxis haben sich Fragebögen (Symptomenscore) bewährt, die die wichtigsten Symptome des Patienten graduell erfassen und in der Verlaufskontrolle die Therapiewirkung gut dokumentieren. Absolute Kontraindikation der Testosteronsubstitution ist das Prostatakarzinom. Es ist vor geplanter Testosteronsubstitution auszuschließen. Grundsätzlich kann Testosteron ein schon bestehendes, noch nicht bekanntes (okkultes) Prostatakarzinom aktivieren.

Rektale digitale Palpation sowie regelmäßige Serum-PSA-Bestimmungen müssen deshalb vor und während der Therapie (halbjährlich) erfolgen.

Unbegründet ist dagegen die Befürchtung, dass durch Testosteronsubstitution die Entstehung eines Prostatakarzinoms beeinflusst wird.

Weitere Kontraindikationen sind das bei Männern seltene Mammakarzinom, das durch Palpation der Brust auszuschließen ist, sowie Polyglobulie und Hyperkalzämie bei Karzinomen sowie Lebererkrankungen, Therapie mit Antiepileptika, oralen Antikoagulantien sowie schwere Cholesterinstoffwechselstörungen. Insbesondere bei hochgradiger chronisch ischämischer Herzerkrankung kann der durch die Testosterongabe resultierende Anstieg des Low-density-Lipoprotein (LDL)-Cholesterins und Abfall des High-density-Lipoprotein (HDL)-Cholesterins das Atherosklerose-Risiko erhöhen. Patienten mit entsprechendem Risiko bedürfen einer internistischen Mitbetreuung.

Literatur

1. Feldman HA, Goldstein I, Hatzichristou DG, Krane RJ, McKinlay JB: Impotence and its Medical and Psychosocial Correlates: Results of the Massachusetts Male Aging Study. J Urol (1994) 54–61

2. Luo L, Chen H, Zirkin BR: Are Leydig cell steroidogenic enzymes differentially regulated with aging? J Androl (1996) 17:509–515

3. Tenover J: Androgen Deficiency in Aging Men. In: Waites GMH, Frick J, Baker GWH (Eds.): Current Advances in Andrology, Monduzzi Editore S.p.A., Bologna (1997) 276–288

4. Vermeulen A: Androgens in the aging male – Clinical review. J Clin Endocrinol Metab. (1991) 73 :221–224

5. Morales A, Heaton JP, Carson CC III: Andropause: a misnomer for a true clinical entity. J Urol (2000) 163:705–712

6. Vermeulen A, Kaufman JM: Role of the hypothalamo-pituitary function in the hypoandrogenism of healthy aging. J Clin Endocrinol Metab. (1992) 74 :1226A–1226C

7. Hoffner SM: Androgens in relation to cardiovascular disease and insulin resistance in aging men, In: B. Oddens, A. Vermeulen (Eds.): Androgens and the Aging Male. Parthenon Publishing Group, New York (1996) 65–93

8. Kaufman JM: Androgens, bone metabolism and osteoporosis, In: B. Oddens, A. Vermeulen (Eds.): Androgens and the Aging Male. Parthenon Publishing Group, New York (1996) 39–60

9. Rommerts FFG: Testosterone: An overview of biosythesis, transport, metabolism and non-genomic action. In: E. Nieschlag, H.M. Behre (Eds.):Testosterone. Action-Deficiency-Substitution, Springer Verlag Berlin-Heidelberg (1998)

10. Christiansen K: Behavioural correlates of testosterone. In: E. Nieschlag, H.M. Behre (Eds.): Testosterone. Action-Deficiency-Substitution, Springer Verlag Berlin-Heidelberg (1998)

11. Gray A, Berlin JA, McKinlay JB, Longcope: An examination of research design effects on the association of testosterone and male aging. Results of a meta-analysis. J Clin Epidemiol (1991) 44 :671–684

12. Gooren LJ: Endocrine aspects of aging in the male. Mol Cell Endocrinol (1998) 25:153–159

13. Ebeling PR: Osteoporosis in men. New insights into aetiology, pathogenesis, prevention and management. Drugs-Aging (1998) 13:421–434

14. Sternbach H: Age-associated testosterone decline in men: clinical issues for psychiatry. Am J Psychiatry (1998) 155:1310–1318

15. Maas D, Jochen A, Lalande B: Age-releated chances in male gonadal function. Implication for therapy. Drugs Aging (1997) 11:45–60

16. Vermeulen A, Kaufman JM, Giagulli VA: Influence of some biological indices on sex hormone binding globulin and androgen levels in aging and obese males. J Clin Endocrinol Metab (1996) 81:1821–1827

17. Barrett-Connor E. et al.: Bioavailable testosterone and depressed mood in older men: The Rancho Bernardo Study. J Clin Endocrinol Metab (1999) 84:573–577

18. Baumgartner RN et al.: Predictors of skeletal muscle mass in elderly men and woman., Mech. Ageing Dev (1999) 107:123–136

19. Clague JE et al.: Difficulties in measuring the effect of testosterone replacement therapy on muscle function in older men. Int J Androl (1999) 22:261–265

20. Ferrini RL, Barrett-Connor E: Sex hormones and age: a cross-sectional study of testosterone and estradiol and their bioavailable fractions in community-dwellingmen. Am J Epidemiol 15, (1999) 147: 750–754

21. Howell SJ et al.: Testicular function after cytotoxic chemotherapy: evidence of Leydig ell insufficiency. J Clin Oncol (1999) 17 :1493–1498

22. Khosla S et al.: Relationship of serum sex steroid levels and bone turnover markers with bone mineral density in men and woman: a key role for bioavailable estrogen. J Clin Endocrinol Metab (1998) 83:2266–2274

23. Krithivas K et al.: Evidence that the CAG repeat in the androgen receptor gene is associated with the age-related decline in serum androgen levels in men. J Endocrinol (1999) 162:137–142

24. McKinlay JB et al.: The questionable physiologic and epidemiologic basis for a male climacteric syndrome: preliminary results from the Massachusetts Male Aging Study. Maturitas (1989) 11:103–115

25. Morley JE et al.: Longitudinal changes in testosterone, luteinizing hormone, and follicle-stimulating hormone in healthy older men. Metabolism (1997) 46:410–413

26. Nyquist F et al.: Assessment of sex hormones and bone mineral density in relation to occurrence of fracture in men: a prospective population-based study. Bone (1998) 22:147–151

27. Price JF et al.: Steroid sex hormones and peripheral arterial disease in the Edinburgh Artery Study. Steroids (1997) 62:789–794

28. Rosano GM et al.: Acute anti-ischemic effect of testosterone in men with coronary artery disease. Circulation (1999) 6:1666–1670

29. Schweiger U et al.: Testosterone, gonadotropin, and cortisol secretion in male patients with major depression. Psychosom. Med (1999) 61:292 – 296

30. Veldhuis JD et al.: Differential sex steroid negative feedback regulation of pulsatile follicle-stimulating hormone secretion in healthy older men: deconvolution analysis and steady-state sex-steroid hormone infusions in frequently sampled healthy older individuals. J Clin Endocrinol Metab (1997) 82:1248–1254

31. Vermeulen A et al.: Testosterone, body composition and aging. J Endocrinol Invest (1999) 5 (Suppl.) 22 : 110–116

5 Testosteronsubstitution in der Praxis

(S. Lenk, D. Fahlenkamp)

5.1 Applikationsmodi des Testosterons

(S. Lenk, D. Fahlenkamp)

Ziel der Testosteronbehandlung ist es, möglich physiologische Serumkonzentrationen zu erreichen. Das setzt voraus, dass Androgene eingesetzt werden, die stabil sind und nicht in der Leber metabolisiert werden, da sonst nicht ausreichend biologisch aktives, freies Testosteron zur Verfügung steht. Weiterhin ist der Wirkungsmechanismus von Testosteron und seiner Metaboliten zu beachten (Abb. 54).

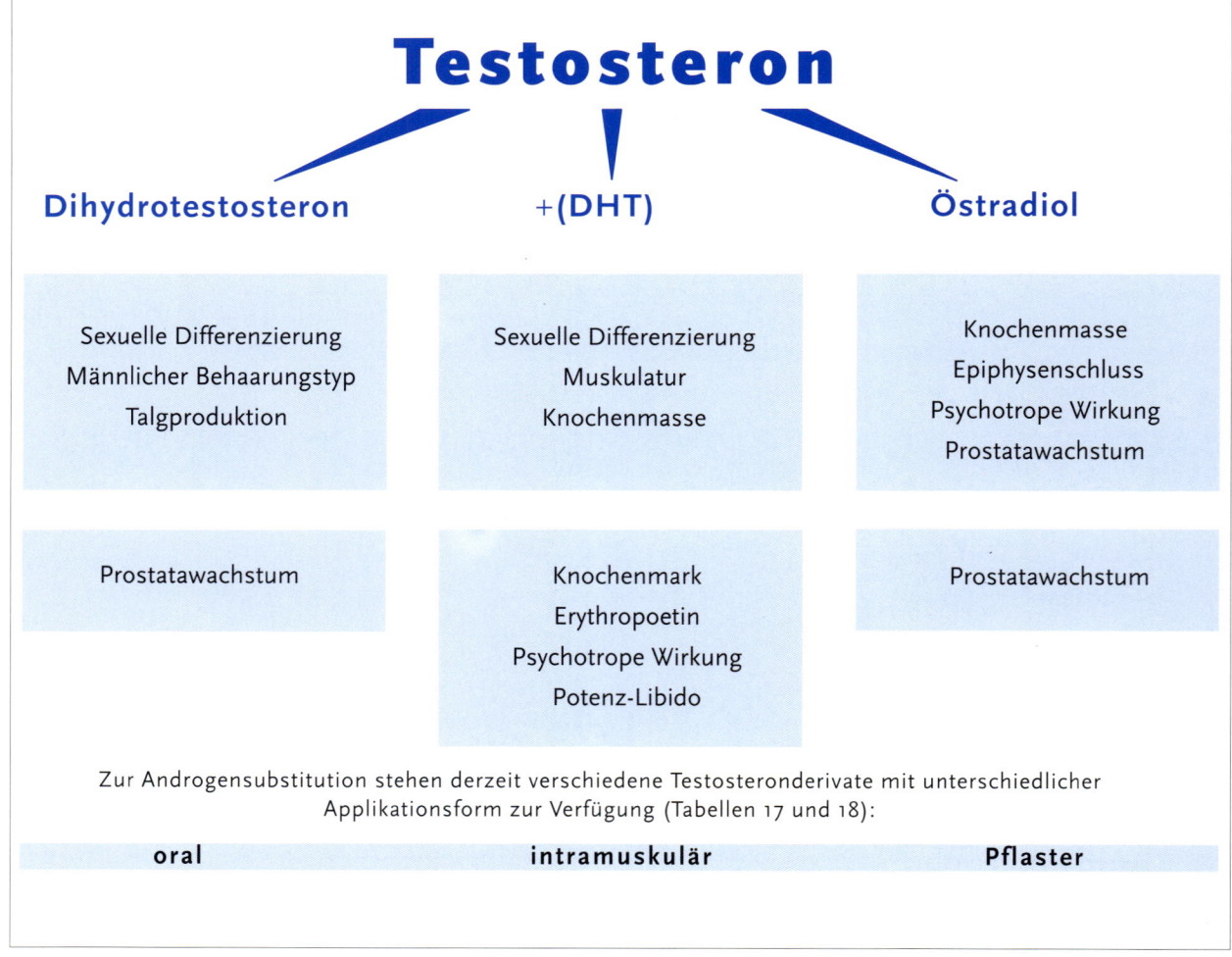

Abb. 54 Biologische Wirkungen von Testosteron und seiner Metaboliten

Testosteron-Ester

T-Undecanoat

(Andriol®)

Orale Applikation

Unzureichende Wirkspiegel

Variable Resorption

Compliance?

Tages-Therapiekosten von 9,22 DM (!)

bei 3 x 2 Kps/die

T-Enanthat

(Testoviron®-Depot = SCHERING),

(Testosteron®-Depot = JENAPHARM)

Bewährtes Standardpräparat

Intramuskuläre Injektionen

Schwankende Wirkspiegel

Tages-Therapiekosten von 1,- DM/die

Mesterolon

(Vistimon®)

Orale Applikation

Keine direkte Testosteronwirkung

Nicht aromatisierbar, daher keine

Östrogenwirkung

Steigerung des freien Testosterons durch

Verdrängung aus der SHBG-Bindung

Tages-Therapiekosten von 3,42 DM bei 4 Tbl./die

Tab. 17 Testosteron-Ester

Testosteron-Pflaster

Skrotales Pflaster

(Testoderm®)

Skrotale Applikation nicht immer möglich

Skrotale Applikation nicht beliebt

Ungünstiger DHT-Anstieg

Gleichmäßige Wirkspiegel

Tages-Therapiekosten von 7,43 DM (!)

Ubiquitäres Pflaster

(Androderm®)

Gleichmäßige Wirkspiegel

> 10 % Hautreizungen

Tages-Therapiekosten von 2,67 oder 5,34 DM (!)

Tab. 18 Testosteron-Pflaster

5.1.1 Oral applizierbare Androgene

Testosteron-Undecanoat und Mesterolon sind die in Deutschland am häufigsten verwendeten oral applizierbaren Androgene.

Testosteronundecanoat umgeht durch lymphogene enterale Resorption die primäre Verstoffwechselung durch die Leber. Hierdurch wird der „first-pass-Effekt" der Leber teilweise umgangen und kurzfristig ein Anstieg der Testosteron-Serumkonzentration erzielt. Da jedoch relativ große interindividuelle Resorptionsunterschiede bestehen, kann die biologische Verfügbarkeit eingeschränkt sein.

Um eine sichere Wirkung zu erreichen, müssen über drei Tagesdosen verteilt tägliche Mengen von 180–240 mg eingenommen werden. Für die dauerhafte Substitutionstherapie eignet sich das Medikament nicht, bei Patienten mit Kontraindikationen einer i.m.-Applikation (z. B. unter Therapie mit Gerinnungshemmern) ist es jedoch eine Alternative.

Durch die Methylgruppe ist Mesterolon bei oraler Applikation vor der schnellen Verstoffwechselung durch die Leber geschützt und mit einer Halbwertszeit von 7 Stunden auch relativ lange wirksam.

Um gleichmäßige Testosteronspiegel zu erreichen, muss die Tagesdosis von 150 mg auf 3–4 Dosen/d verteilt werden.

Mesterolon kann weder zu Östradiol noch zu Testosteron umgewandelt werden und hat daher nicht das volle Wirkungsspektrum eines Testosterons. Möglicherweise wird durch Bindung von Mesterolon an SHBG endogenes Testosteron aus seiner Bindung befreit und ist damit bioverfügbar.

Für die Substitution bei männlichem Hypogonadismus ist Mesterolon ungeeignet. Jedoch konnte in einer plazebokontrollierten doppelblinden Studie bei der Behandlung von Befindlichkeitsstörungen wie verminderte Libido und Leistungsinsuffizienz ein positiver Effekt gegenüber dem Plazebo erzielt werden.

5.1.2 Parenterale Testosteronapplikation

Testosteronpropionat führt sehr schnell nach i.m.-Applikation zu hohen Serumspiegeln, wird bei einer Halbwertszeit von 19 Stunden aber auch schnell abgebaut. Nach 2–3 Tagen fallen die Testosteronwerte wieder unter die Normgrenze und müssen aufgefrischt werden. Das bedeutet für die Therapie, dass zwei Injektionen/Woche nötig sind. Es ist daher für eine Dauertherapie nicht geeignet.

Testosteronenanthat (TE) ist durch seine längere Halbwertszeit das derzeit gebräuchlichste i. m. zu applizierende Androgen. Es gewährleistet damit Applikationsintervalle von 3–4 Wochen. Nachteil ist der nach Injektion initial unphysiologisch hohe Testosteronspiegel innerhalb der ersten 2 Tage. Der danach durch die Verstoffwechselung einsetzende exponentiell abfallende Wirkspiegel sinkt deutlich unter dem physiologischen Normalbereich und wird von vielen Patienten als sehr unangenehm empfunden.

Noch in klinischer Erprobung befindet sich ein in Öl emulgierter Testosteron-Ester, das Testosteronundecanoat (TU), der durch seine spezielle chemische Verpackung Applikationsintervalle bis zu zwölf Wochen zulassen soll. Dieses Präparat hat eine deutliche längere Halbwertszeit und wird nach i.m.-Applikation deutlich langsamer freigesetzt als Testosteronenanthat. Die Testosteronserumwerte bleiben innerhalb des physiologischen Bereiches von 10–35 nmol/l und haben nicht die unphysiologisch hohen Spitzenwerte des TE. Erste klinische Langzeituntersuchungen sprechen für eine effektive Testosteronsubstitution mit Injektionsintervallen bis zu zwölf Wochen.

Die früher zur s.c.-Applikation gebräuchlichen Testosteron-Pellets wurden zunächst durch die i. m. injizierbaren Testosteronderivate verdrängt, erfahren aber derzeit eine Renaissance. Sie bestehen aus chemisch reinen Testosteronkristallen. Ihr Vorteil, über einen relativ langen Zeitraum sehr gleichmäßige Testosteronspiegel zu gewährleisten, ist derzeit nur noch durch transdermal zu applizierende Hormonderivate zu erreichen.

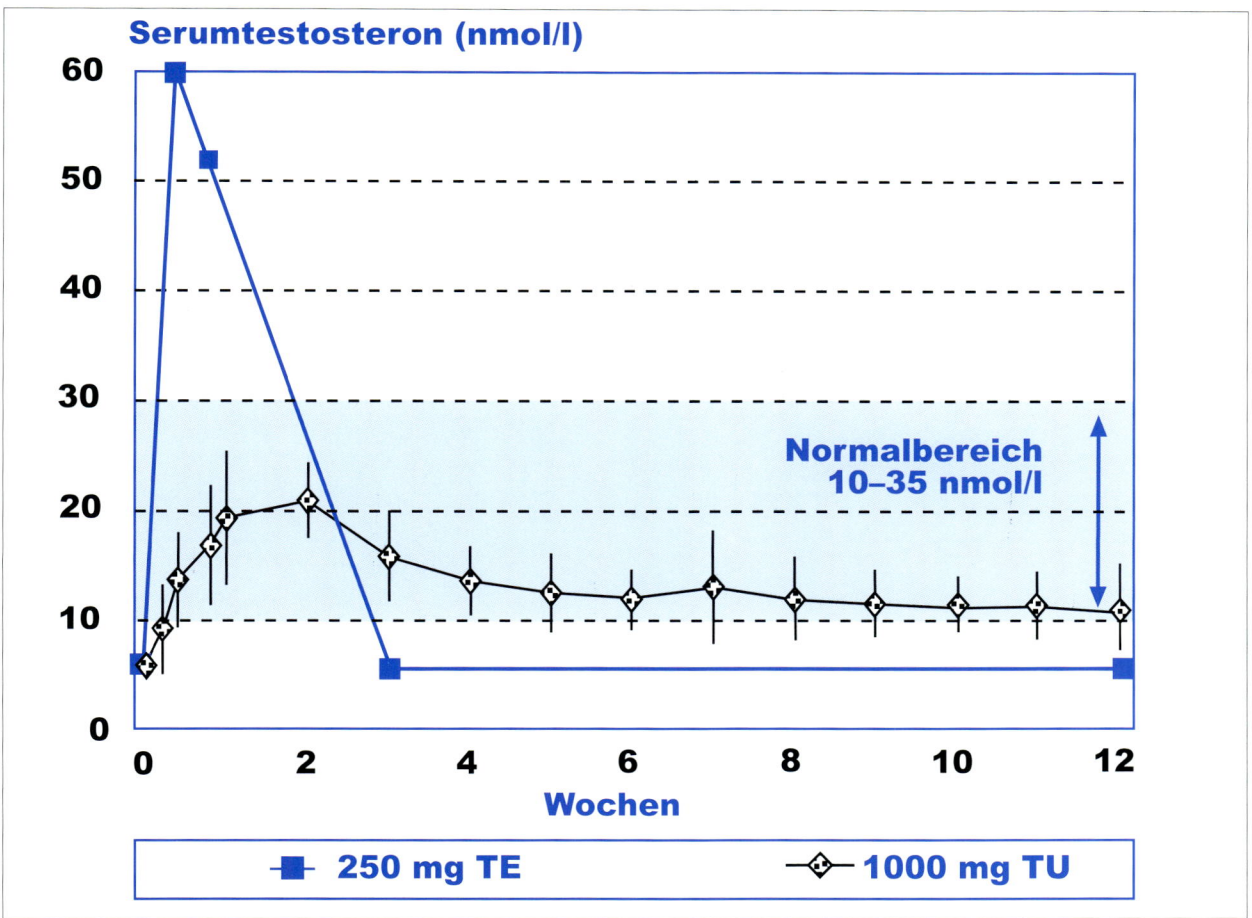

Abb. 55 Serumspiegel von Testosteronenanthat (TE) und Testosteronundecanoat (TU), nach F. Saad, Jenapharm

Die Wirkdauer der Therapie kann durch entsprechende Variation der Anzahl der unter die Haut gegebenen Pellets gut gesteuert werden.

Seit knapp zwei Jahren stehen in Deutschland Testosteronpflaster zur Verfügung, die das Wirkpräparat transdermal abgeben. Sie werden entweder direkt auf das Skrotum gebracht oder können, wenn sie ein gelhaltiges Reservoir enthalten, auch auf andere Stellen des Körpers geklebt werden. Bei skrotaler Applikation ist täglich ein Pflaster ausreichend. Auf nichtskrotaler Haut ist die Resorption schlechter und es sind 2 Pflaster pro Tag erforderlich. Nachteile sind Juckreiz und Hautirritationen sowie die im Vergleich zur intramuskulären Anwendung deutlich höheren Tagesbehandlungskosten.

Die durch Verminderung der Testosteronproduktion im Alter bedingten klinischen Symptome können mit entsprechender Hormonsubstitution gebessert werden. Bei Serumtestosteronspiegeln unter 10 nmol/l und entsprechender Symptomatik ist die Substitutionstherapie mit Testosteron unter Beachtung der bekannten Kontraindikationen indiziert, wobei bei Langzeitbehandlung eine regelmäßige Überwachung von Nebenwirkungen und möglichen Komplikationen unabdingbar ist.

Die Auswahl der Präparate sollte nach klinischen und ökonomischen Gesichtspunkten erfolgen (Abb. 56).

Testosteronpräparate für die Zukunft sollten selektive Androgene sein, die eine Selektion der gewünschten biologischen Wirkungen gewährleisten. Im Vordergrund stehen dabei die anabolen Wirkungen auf den Muskel- und Knochenstoffwechsel,

als unerwünscht gelten vor allem die Wirkungen auf Prostata und mit Einschränkungen auf den Lipidstoffwechsel. Der Idealfall wäre die orale Applikationsform.

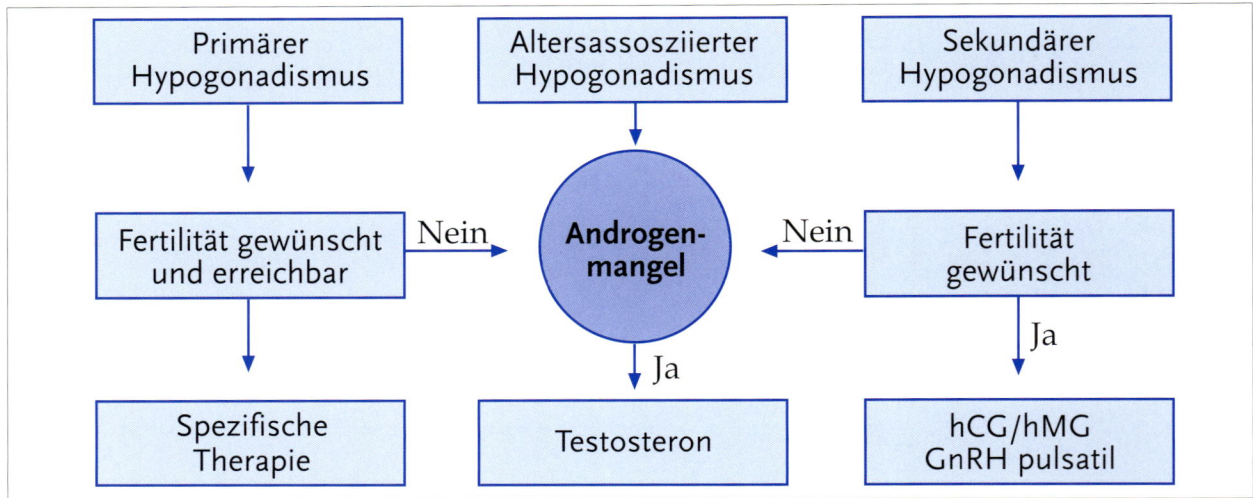

Abb. 56 Hypogonadismus: Strategie bei der Therapie

Differentialtherapie

Klassischer Hypogonadismus	**Testosteronenanthat** Standardpräperat, akzeptable Spiegel, kostengünstig
	Testosteronpflaster für Patienten, die die Schwankungen nicht vertragen, sehr teuer
	Testosteronundecanoat für Patienten, die die Schwankungen nicht vertragen, sehr teuer
Altersassoziierter Hypogonadismus	**Testosteronpflaster** kurze Wirkdauer, bei Problemem sofort zu beenden, gute T-Spiegel, allerdings sehr teuer
	Testosteronenanthat bei sicherer Indikation, lange Wirkdauer, kostengünstig

Tab. 19 Differentialtherapie bei Androgenmangel

Literatur

1. Lunglmayr G: Trial on Androgen Supplementation in Aging Male. In: Waites, GMH, Frick J, Baker, GWH (Eds.): Current Advances in Andrology, Monduzzi Editore S.p.A., Bologna (1997) 289–292

2. Krause W: Testosteronsubstitution in der männlichen Seneszenz. Beilage für Hautärzte, Springer Verlag Berlin, Heidelberg (2000)

3. Morales A, Heaton JP, Carson CC III: Andropause: a misnomer for a true clinical entity. J Urol (2000) 163:705–712

4. Morales A, Bain RJ, Ruijs A, Chapdelaine A, Tremblay RR: Clinical practice guidelines for screening and monitory mal patients receiving testosterone supplementation therapy. Int. J. Impot. Res. (1996) 8:95–99

5. Christiansen K: Behavioural correlates of testosterone. In: Nieschlag E, Behre HM(Eds.): Testosterone. Action-Deficiency-Substitution, Springer Verlag Berlin, Heidelberg (1998)

6. Sih R, Morley JE, Kaiser FE, Perry HM III, Patrick P, Ross C: Testosterone replacement in older hypogonadal men: a 12 month randomized controlled trial. J. Clin. Endocrinol. Metab. (1997) 82:1661–1667

7. Nieschlag E, Behre HM (Eds.): Testosterone. Action-Deficiency-Substitution. 2nd Edition, Springer Verlag Berlin-Heidelberg (1998)

8. Jockenhövel F: Männlicher Hypogonadismus – Aktuelle Aspekte der Androgensubstitution. Uni-Med. Verlag Bremen (1999)

9. Vermeulen A, Kaufman JM, Giagulli VA: Influence of some biological indices on sex hormone binding globulin and androgen levels in aging and obese males. J Clin Endocrinol Metab (1996) 81:1821–1827

10. Tenover JL: Male hormone replacement therapy including „andropause". Endocrinol Metab Clin North Am (1998) 27:969–987

11. Hermann M, Berger P: Hormone replacement in the aging male? Exp Geontol (1999) 34:923–933

12. Seidman SN, Walsh BT: Testosterone and depression in aging men. Am J Geriatr Psychiatry (1999) 7:18–33

13. Nieschlag E, Behre HM: Therapie mit Testosteron. In: Nieschlag E, Behre HM (Hrsg.): Andrologie: Grundlagen und Klinik der reproduktiven Gesundheit des Mannes. Springer Verlag Berlin, Heidelberg (1996) 315–329

14. Behre HM, von Eckardstein S, Kliesch S, Nieschlag E: Long-term substitution therapy of hypogonadal men with transscrotal testosterone over 7–10 years. Clin. Endocrinol. (1999) 50:629–635

15. Jockenhövel et al: Influence of various modes of androgen substitution on serum lipids and lipoproteins in hypogonadal men. Metabolism (1999) 48:590–596

16. Snyder PJ et al: Effect of testosterone treatment on body composition and muscle strength in men over 65 years of age. J Clin Endocrinol Metab (1999) 84 :2647–2653

5.2 Primär- und Verlaufsdiagnostik der Testosterontherapie

(D. Fahlenkamp, S. Lebentrau)

Zur Untersuchung und Kontrolle einer Prostata-Erkrankung, insbesondere eines Karzinoms, haben sich in der urologischen Praxis vier Methoden etabliert, die in der Summation ihrer Befunde eine relativ große diagnostische Sicherheit bieten.

1. die digitale rektale Untersuchung
2. das Prostata-Spezifische-Antigen (PSA)
3. die transrektale Ultraschalluntersuchung
4. transrektale Prostata-Stanzbiopsie

Alle vier Methoden sind in urologischen Praxen weit verbreitet verfügbar und haben spezifische Vor- und Nachteile.

Die digitale rektale Untersuchung ist eine einfache, von jedem Urologen in täglicher Praxis mehrfach geübte Untersuchung. Sie ist aber an die individuelle Erfahrung des Untersuchers gebunden und somit schlecht reproduzierbar. Sie kann von rektal die dem palpierenden Finger zugänglichen Bereiche der Prostata erfassen. Schwierig oder gar nicht können alle Frühstadien der Karzinome, vor allem, wenn sie in der anterioren und der Transitionalzone wachsen, erreicht werden. Keine Schwierigkeit bereitet es dagegen auch dem Ungeübten, ausgewachsene Spätstadien des Prostatakarzinoms mit dem Finger zu palpieren.

Das prostataspezifische Antigen (PSA) hat sich inzwischen zweifelsohne den größten Stellenwert in der Diagnostik des Prostatakarzinoms erobert. Die Diagnostik des gerade in der Frühphase oft nicht einfach zu fassenden Prostatakarzinoms wurde durch die schnelle Verbreitung dieser Untersuchungsmethode seit Anfang der 80er Jahre des vergangenen Jahrhunderts geradezu revolutioniert. Trotzdem kann die Interpretation eines PSA–Wertes im Individualfall Probleme bereiten. Der PSA-Wert ist zwar prostata- aber nicht krankheitsspezi-

fisch. Zwischen den gutartigen Erkrankungen der Prostata, insbesondere der BPH und der akuten oder chronischen Prostatitis und einem Prostatakarzinom kann der PSA-Wert allein oft nicht als Entscheidungshilfe dienen. Die entsprechenden PSA-Werte für alle drei Erkrankungen sind gerade in frühen Stadien des Prostatakarzinoms oft nicht von den Werten bei gutartigen Prostataprozessen unterscheidbar. Jede Manipulation an der Prostata, ob einfache digitale Palpation, Urethrozystoskopie oder Prostatabiopsie, aber auch eine begleitende Prostatitis, kann in kürzester Zeit zu einer Expression von PSA aus dem Drüsengewebe führen, den Serum-Wert hoch treiben und somit Patient und Arzt in die Irre führen.

Die transrektale Ultraschalluntersuchung der Prostata ist vom Erfahrenen leicht anzuwenden. Aber auch sie ist nicht in der Lage, sicher zwischen Karzinomen und anderen Prozessen in der Prostata zu unterscheiden. Verkalkungen, Prostatasteine, Abszesse und kleine Karzinome sind zwar mit einer hohen Sensitivität zu erkennen, bieten aber aufgrund ihrer geringen Spezifität nur eine geringe diagnostische Sicherheit. In Abhängigkeit von der Auflösung des eingesetzten Untersuchungsgerätes sind die Grenzen der bildgebenden Markierung des Befundes ein weiterer Punkt, der dieser Methode Grenzen setzt. Tumoren unter 5 mm sind auch heute noch selbst vom Erfahrenen nicht immer als Verdacht „ansprechbar". Die größte Bedeutung hat die TRUS in der bildgebenden Diagnostik nichtpalpabler Tumoren der Prostata.

Die histologische Diagnosesicherung des Verdachtes erfolgt schließlich mit der Stanzbiopsie der Prostata. Die zumeist transrektal durchgeführte Stanzbiopsie der Prostata ist immer dann indiziert, wenn es gilt, ein mit den o. g. drei Untersuchungen verdächtigtes Karzinom der Prostata zu sichern oder auszuschließen. Andere Indikationen, wie die Kontrolle eines Karzinoms nach Strahlentherapie, Verdacht auf lokales Rezidiv nach radikaler Prostatektomie u. a. sollen hier nicht näher erörtert werden.

Alle diese vier Untersuchungen bieten in der Summation zumeist eine relativ große Sicherheit, den Verdacht auf ein Prostatakarzinom zu bestätigen bzw. auszuschließen.

5.2.1 PSA
(D. Fahlenkamp)

Das prostataspezifische Antigen (PSA) hat sich seit mehr als zehn Jahren zum wichtigsten Parameter in der Diagnostik und Therapieüberwachung des Prostatakarzinoms entwickelt. Mehrere umfangreiche Studien in den USA, Kanada, Europa (ERSPC) und Deutschland der 90er Jahre konnten nachweisen, dass die Bestimmung des PSA der bis dahin verbreiteten alleinigen rektalen digitalen Palpation der Prostata bei der Früherkennung eines Prostatakarzinoms eindeutig überlegen ist. Die klinische Bedeutung ergibt sich allein aus der Tatsache, dass das Prostatakarzinom in Deutschland mit einer Inzidenz von 50/100 000 inzwischen das zweithäufigste Karzinom der Männer ist. Bei weiterem Anstieg der Lebenserwartung ist einer Erhöhung der Inzidenz zu rechnen.

Erst in den sechziger Jahren des 20. Jahrhunderts wurden von den Amerikanern Flocks und Ablin in Gewebsextrakten bis dahin unbekannte Antigene gefunden, die der Prostata zugeordnet wurden. Die in Seminalplasma und Prostatagewebe nachgewiesene antigene Substanz wurde seit 1979 als PSA bezeichnet. Intensive Forschungen in den Folgejahren führte dann schon 1986 zur ersten Zulassung eines kommerziellen PSA-Assay (Fa. Hybritech) für die Verlaufsbeobachtung von Prostatakarzinompatienten nach Therapie.

So sicher das PSA jedoch in der Verlaufsbeobachtung nach Karzinomtherapie als ein echter Tumormarker ist, so relativ ist dagegen seine Vorhersagekraft, bei der Früherkennung eines Prostatakarzinoms, insbesondere bei gering erhöhten Serumwerten. PSA hat eine große Organspezifität und wird fast aussschließlich in der Prostata gebildet. Das Problem der Krankheitsidentifikation ist allein mit dem PSA derzeit nicht sicher möglich. Der PSA-

Wert allein gestattet es nicht, zwischen BPH, Prostatitis und Karzinom zu unterscheiden. Hier hat der PSA-Wert bislang seine Leistungsgrenze erreicht.

In den vergangenen 10 Jahren befassten sich viele Arbeitsgruppen mit der Entwicklung von Konzepten, die vor allem eine Verbesserung der Früherkennung des Prostatakarzinoms unter Einbeziehung verschiedener Variablen möglicher PSA-Wert-Erhöhungen zum Gegenstand hatten.

So wurden insbesondere PSA-Prostatavolumenquotient, PSA-Anstiegsgeschwindigkeit, altersabhängige PSA-Referenzgrenzen sowie die Serumspiegel verschiedener molekularer PSA-Formen zur Verbesserung der Karzinomdetektion untersucht.

PSA wird als einkettiges Glykoprotein aus 240 Aminosäuren von den Epithelzellen der Prostata synthetisiert und sezerniert und ist im Serum in verschiedenen molekularen Formen nachweisbar: Es ist in etwa 10–30 % als freies PSA (f-PSA) und in größerem Maße zu 70–90 % an verschiedene Proteaseninhibitoren gebunden. Mit den zur Zeit mehrheitlich verwandten PSA-Testsystemen werden beide PSA-Fraktionen als Gesamt-PSA bestimmt.

Schwierig ist die Festlegung eines verbindlichen PSA-Schwellenwertes, der mit wünschenswert großer Sicherheit entweder Anlass zur Prostatabiopsie gibt oder ein sicheres „Watchful waiting" gestattet.

Ein einvernehmlicher unterer PSA-Schwellenwert wird zwischen 2 und 4 ng/ml (mg/l) angegeben. Gibt man eine Spannbreite zwischen 2 und 10 ng/ml an, muss man innerhalb dieser Werte in etwa 30 % mit einem Prostatakarzinom rechnen.

Die Sicherheit ist aus o. g. Gründen aber auch bei einem oberen Grenzwert von 4 ng/ml nur relativ. In einer Untersuchung am Johns-Hopkins Hospital wiesen 35 % von 1000 Patienten mit histologisch nachgewiesenem Prostatakarzinom PSA-Werte unter 4 ng/ml auf. Selbst im Bereich zwischen 2 und 4 ng/ml ist in einem Beobachtungszeitraum von drei Jahren in etwa 4 % mit einem Prostatakarzinom zu rechnen.

Ein weiteres Absenken der unteren Grenzwertes, der mit ausreichender Sicherheit kein Prostatakarzinom erwarten lässt, erhöht nur relativ den prädiktiven Aussagewert und würde bei der hohen statistischen Häufigkeit dieser Werte in der Durchschnittsbevölkerung erhebliche gesundheitspolitische und ökonomische Konsequenzen nach sich ziehen.

Klinisch am gebräuchlichsten und in Handhabung einfach ist der Vorschlag von Oesterling (1993), den PSA-Wert in Korrelation mit dem Alter zu setzen (Tab. 20). Die in Relation zum Alter gesetzten PSA-Werte korrelierten darüber auch noch mit der Prostatagröße.

→ Oberhalb der in Tabelle 20 angegebenen PSA–Werte sollte durch Sextantenbiopsie der Prostata, idealerweise ultraschallgesteuert, ein Karzinom ausgeschlossen oder bestätigt werden.

→ Ergeben die Biopsien Normalbefunde, ist bei gleichbleibendem PSA-Wert eine wiederholte Untersuchung nicht vor 2 Jahren notwendig.

→ Steigt der PSA-Wert mehr als im Referenzbereich angegeben, sollte die Biopsie in Abhängigkeit von der Anstiegsgeschwindigkeit des PSA-Spiegels eher wiederholt werden.

→ Steigt der PSA-Wert unter Testosteronsubstitution schneller als altersüblich (Tab. 21), ist ein Prostatakarzinom zügig auszuschließen und die Testosteronapplikation sofort zu beenden. Erst nach sicherem Ausschluss eines Prostatakarzinoms darf die Testosterontherapie fortgesetzt werden.

Alter	PSA-Referenzbereich (ng/ml)
40–49 Jahre	< 2,5
50–59 Jahre	< 3,5
60–69 Jahre	< 4,5
70–79 Jahre	< 6,5

(nach Oesterling JE, Suman VJ, Zincke H, Boswick DG: PSA-detected [clinical stage T1c or BO) prostate cancer; pathologically significant tumors. Urol Clin North Am (1993) 20:687:693]

Tab. 20 Alterspezifische Referenzwerte für das PSA

Literatur

1. Alblin RJ: A retrospective and prospective overview of prostate-specific antigen. J Cancer Res Clin (1997) 24: 811–816

2. Bangma CH: Reihenuntersuchungen zur Entdeckung von Prostatakarzinomen. Urologe A (2000) 39:334–340

3. Catalona WJ, Richie JP, Ahmann FR, Hudson A, Scardino PT, Flanigan RC, deKernion JB, Ratcliff TL, Kavoussi LR, Dalkin BL, Bedfors Waters W, McFarlane MT, Southwick P: Comparison of digital rectal examination and serum specific antigen in the early detection of a prostate cancer: Results of a multicenter clinical trial of 6630 men. J Urol (1994) 151:1283–1290

4. Catalona WJ, Smith DS, Ratcliff TL, Dodds KM, Coplen DE, Yuan JJ, Petros JA, Andriole GL: Measurement of prostate specific antigen in serum as a screening test for prostate cancer. N Engl J Med (1991) 324:1156–1159

5. De Angelis G, Brandt B, Schmidt HP, Sejonow A: Vom Antigen zum Tumormarker. Urologe A (2000) 39:309–312

6. Hinkelbein W, Miller K, Wiegel T (Hrsg.): Prostatakarzinom – urologische und strahlentherapeutische Aspekte. Springer, Berlin (1999)

7. Hoedemaeker RF, Boeken Kruger AE, Van den Kwast TH: How many biopsies should be taken for proper diagnosis and grading; in Kurth KH, Mickisch GH, Schröder FH (Eds.): Renal, bladder and prostate cancer; an update, Parthenon Publishing Group, London (1999)

8. Lein M, Stephan C, Jung K, Schnorr D, Loening SA: Molekulare Formen des prostataspezifischen Antigens und des humanen Kallikreins 2 als mögliche Indikatoren in der Prostatakarzinomdiagnostik. Urologe A (2000) 39:313–323

9. Luboldt HJ, Altwein JE, Bichler KH, Czaja D, Hüsing J, Fornara P, Jöckel KH, Lübben G, Schalkhäuser K, Weißbach L, Wirth M, Rübben H: Früherkennung des Prostatakarzinoms – Erste Ergebnisse einer prospektiven multizentrischen Studie in Deutschland. Urologe A (1999) 38:114–123

10. Luboldt HJ, Hüsing J, Altwein JE, Bichler KH, Czaja D, Fornara P, Jöckel KH, Schalkhäuser K, Weißbach L, Wirth M, Rübben H: Früherkennung des Prostatakarzinoms in der urologischen Praxis mit digitaler rektaler Untersuchung und prostataspezifischem Antigen. Urologe A (2000) 39:330–333

11. Moul JW: Prostata spezific antigen only preogression of prostate cancer. J Urol (2000) 163:1632–1642

12. Nakamura RM: Current status and future directions in standardization of prostate-specific-antigen immunoassay. Urology (1998) (Suppl. 5A) 51:83–87

13. Oesterling JE, Suman VJ, Zincke H, Boswick DG: PSA-detected (clinical stage T1c or B0) prostate cancer; pathologically significant tumors. Urol Clin North Am (1993) 20:687:693

14. Pannek J, Brands FH: Zusätzliche Hilfen bei der Erkennung von Prostatakarzinomen. Urologe A (2000) 39:324–329

15. Rübben H (Hrsg). Uroonkologie. Springer, Berlin (1999)

16. Schroeder FH, Kranse R, Rietbergen J, Hoedemaeker R, Kirkels W: The European Randomized Study of Screening for Prostate Cancer (ERSPC). Members of the ERSPC, Section Rotterdam. Eur Urol (1999) 35:539–543

17. Sokoll LJ, Chan DW: Prostate-specific antigen. Its discivery and biochemical characteristics. Urol Clin North Am (1997) 24:253–259

5.2.2 Transrektale Ultraschalluntersuchung der Prostata (TRUS)
[S. Lebentrau, D. Fahlenkamp]

Die transrektale Ultraschalluntersuchung (TRUS) ist derzeit das beste bildgebende Verfahren zur Darstellung der Prostata, der Samenblasen und ihrer Beziehungen zu den Nachbarorganen Rektum und Harnblase.

Kein anderes Verfahren besticht in vergleichbarer Weise durch hohe Auflösung (bei Verwendung einer hochfrequenten Ultraschallsonde im 7,5 MHz-Bereich) und geringe Patientenbelastung.

Durch die Möglichkeit der realtime-bildkontrollierten Feinnadelbiopsie hat die TRUS die Diagnostik des Prostatakarzinoms revolutioniert. Angemerkt sei hier jedoch, dass die Spezifität des Verfahrens 50 % nicht überschreitet. Neben der Diagnostik des Prostatakarzinoms kommt die TRUS auch in der Diagnostik benigner Erkrankungen des inneren männlichen Genitales wachsende Bedeutung zu. Im Folgenden soll ein kurzer Überblick über die Möglichkeiten der transrektalen Sonografie anhand klinisch nachvollziehbarer Fallbeispiele gegeben werden. Die Auswahl dieser Beispiele ist naturgegeben willkürlich. Sie soll einige typische Befundkonstellationen aus der täglichen urologischen Praxis illustrieren.

Technik der Untersuchung
Die besten Ergebnisse erzielt man mit einer biplanaren Ultraschallsonde, die eine Untersuchung im Längs- und Querschnitt erlaubt. Von Vorteil ist die Möglichkeit der Frequenzumschaltung, da die Untersuchung im 7,5 MHz-Bereich zwar eine exzellente Auflösung im Nahbereich ermöglicht, die Untersuchung schallkopfferner Strukturen jedoch wegen der höheren Eindringtiefe oft nur mit niederfrequenten Ultraschallwellen (um 5 MHz) gelingt. Eine spezielle Patientenvorbereitung ist nicht erforderlich.

An dieser Stelle sei noch einmal wiederholt, dass auf keinen Fall unmittelbar nach einer TRUS der PSA-Wert bestimmt werden soll. Der nicht zu vermeidende Anstieg des Serum-PSA-Wertes durch eine Manipulation der Prostata stiftet nur Verwirrung und ist weder dem Patienten noch dem Arzt von Nutzen.

Zweckmäßig ist die Aneignung eines festen Untersuchungsablaufs:

1. rektale Palpation der Prostata
2. orientierende suprapubische Ultraschalluntersuchung
3. transrektale Volumetrie
4. Durchmusterung der gesamten Prostata von apikal nach basal im Querschnitt und Verifizierung erhobener Befunde im Längsschnitt
5. Untersuchung der Samenblasen im Längs- und Querschnitt.

Topografische und zonale Anatomie der Prostata
Die Prostata liegt direkt unter der Harnblase und bildet den am weitesten kranial gelegenen Teil der Harnröhre, die Pars prostatica urethrae. Dorsal laterokranial der Prostata liegen unter dem Blasenboden bis dorsal der Blasenhinterwand die Samenblasen. Direkt hinter Prostata liegt, nur durch die Denonvilliers'sche Faszie getrennt, das Rektum. Dies ist die für die hervorragende transrektale Darstellbarkeit der Prostata entscheidende topografische Lagebeziehung (Abb. 57).

Die Prostata weist eine auch sonomorphologisch nachvollziehbare zonale Gliederung auf (Abb. 58, 59).

Die zonale Gliederung der Prostata ist von großer Bedeutung für die Beurteilung sonografischer Befunde. So geht die benigne Prostatahyperplasie von der Transitional- oder Übergangszone aus. Das Adenokarzinom der Prostata entsteht hingegen in 75 % aller Fälle in der peripheren Zone. Der benigne Adenomknoten und das Prostatakarzinom können gleichermaßen als echoamer Herdbefund imponieren. Die zonale Zuordnung des Befundes kann hier entscheidende Hinweise zur Dignitätsbeurteilung geben. An dieser Stelle sei nochmals darauf verwiesen, dass die TRUS den histologischen Nachweis oder Ausschluss eines Prostatakarzinoms nicht ersetzen kann!

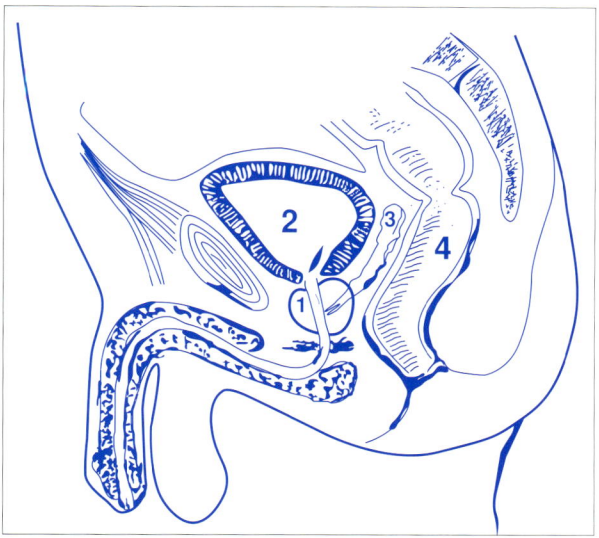

Abb. 57 Anatomie – Becken längs
1 = Prostata, 2 = Harnblase, 3 = Samenblase, 4 = Rektum

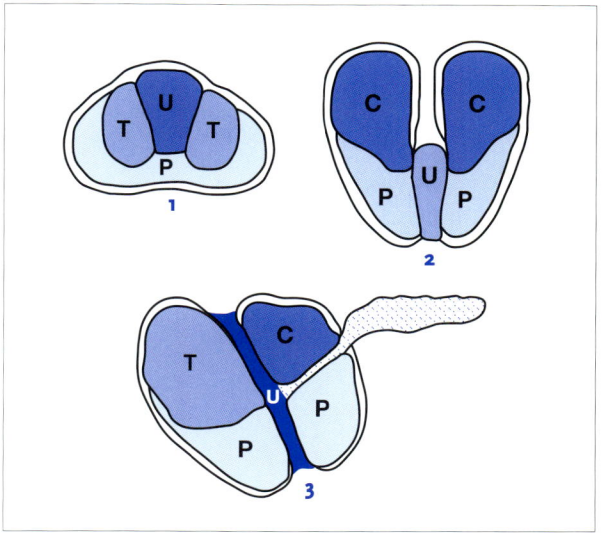

Abb. 58 Anatomie – Zonen
1 Querschnitt, 2 Koronarschnitt, 3 Sagittalschnitt, U = Urethra,
T = Transitionalzone, P = Periphere Zone, C = Centrale Zone

Kasuistik	Zonale Anatomie der Prostata

Anlass	45-jähriger Patient zur Vorsorgeuntersuchung
Palpation	Mittelgroße Prostata ohne suspekte Indurationen, allseits gut abgrenzbar
PSA [ng/ml]	2,3
TRUS-Befund	Gut darstellbare zonale Anatomie der Prostata, kein Hinweis auf ein Prostatakarzinom
Histologie	Entfällt

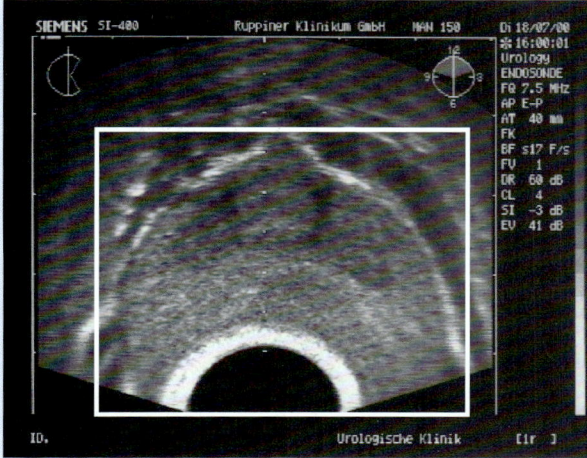

Abb. 59a TRUS/Querschnitt

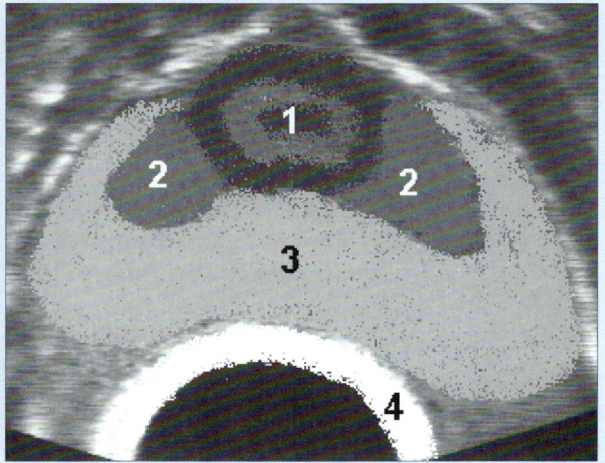

Abb. 59b 1 = Urethra, 2 = Transitionalzone, 3 = Periphere Zone,
4 = intakte rektale Fettlamelle

Gutartige Prostataerkrankungen

Benigne Prostatahyperplasie

Die Bestimmung des Prostatavolumens vor operativer Therapie ist relevant für die Wahl des OP-Verfahrens und die Abschätzung des Operationsrisikos. TRUS erlaubt eine exakte Prostatavolumetrie unabhängig von der Blasenfüllung und der Dicke der Bauchdecken. Durch die Schallauslöschung der Symphyse ergibt die Volumetrie mit suprapubischem Ultraschall oft zu geringe Werte (Abb. 60).

Kasuistik	Benigne Prostatahyperplasie
Anlass	62-jähriger Patient mit Restharn über 200 ml
Palpation	Mittelgroße Prostata ohne suspekte Indurationen, allseits gut abgrenzbar
PSA [ng/ml]	3,8
TRUS-Befund	Prostatavolumen 40 cm³, gut darstellbare zonale Anatomie der Prostata, keine suspekten echoarmen Areale, Samenblasen gering aufgetrieben, jedoch allseits gut abgrenzbar.
Histologie	Benigne Prostatahyperplasie (TUR-P-Präparat)

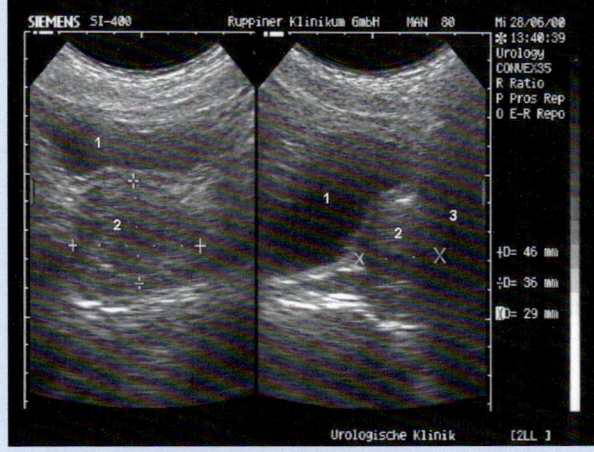 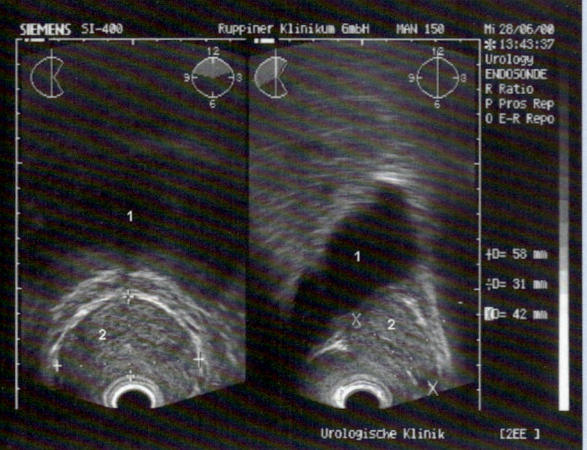

Abb. 60a Suprapubischer Ultraschall, Links Querschnitt, Rechts Längsschnitt, 1 = Harnblase, 2 = Prostata, 3 = Schallauslöschung durch die Symphyse; Die Volumetrie ergibt ein Prostatavolumen von 25 cm³.

Abb. 60a TRUS, Links Querschnitt, Rechts Längsschnitt 1 = Harnblase, 2 = Prostata; Die Volumetrie ergibt ein Prostatavolumen von 40 cm³.

Akute Prostatitis, Prostataabszess

Bei klinisch sicherem Verdacht auf eine akute Prostatitis sollte auf die TRUS verzichtet werden, da die Untersuchung für die Therapie nicht relevant und davon abgesehen für den Patienten ausgesprochen schmerzhaft ist.

Ausnahmefall ist der Prostataabszess, bei dem eine TRUS-gestützte Abszessdrainage möglich ist. Dabei wird nach TRUS-gestützter Punktion des Abszesses von perineal in Seldingertechnik eine Pigtaildrainage in die Abszesshöhle eingelegt.

Sonomorphologisch stellt sich der Prostataabszess als echoarmes bis liquides unscharf begrenztes Substrat dar.

Standardverfahren für die Therapie des Prostataabszesses ist weiter die suprapubische Harnableitung und antibiotische Therapie mit nachfolgender transurethraler Resektion der Prostata (Abb. 61).

Kasuistik	Akute Prostatitis, Prostataabszess
Anlass	50-jähriger Patient mit Fieber über 39° C, dysurischen Beschwerden und perinealen Schmerzen
Palpation	Mittelgroße Prostata, dolent, Fluktuation im rechten Seitenlappen, keine suspekten Indurationen
PSA [ng/ml]	5,6
TRUS-Befund	Drei echoarme Areale im rechten Seitenlappen der Prostata im Sinne einer Abszedierung, ein echoarmes Areal im linken Seitenlappen – hier dringender Verdacht auf eine periprostatische Abszessausbreitung
Histologie	Starke chronisch-unspezifische Prostatitis mit Abszedierungen, benigne Prostatahyperplasie (TUR-P-Präparat)

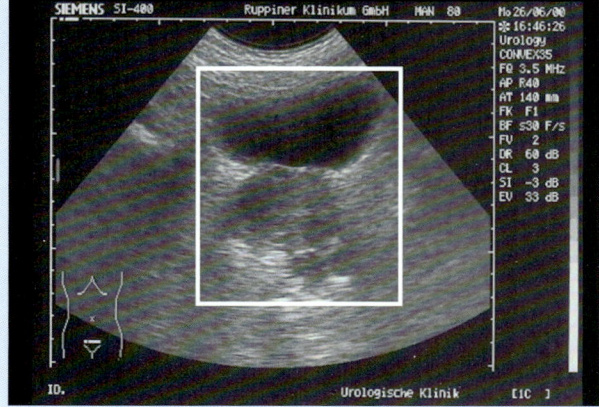

Abb. 61a Suprapubischer Ultraschall, Querschnitt

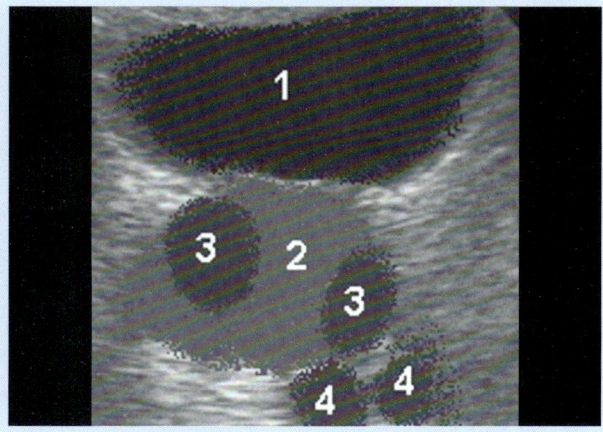

Abb. 61a 1 = Harnblase, 2 = norm. Prostatagewebe, 3 = echoarme Areale, hier Abszedierung, 4 = periprostatische Abszessausbreitung

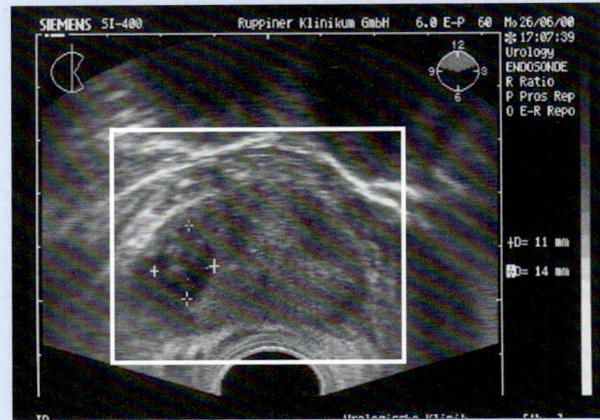

Abb. 61c   TRUS/Querschnitt

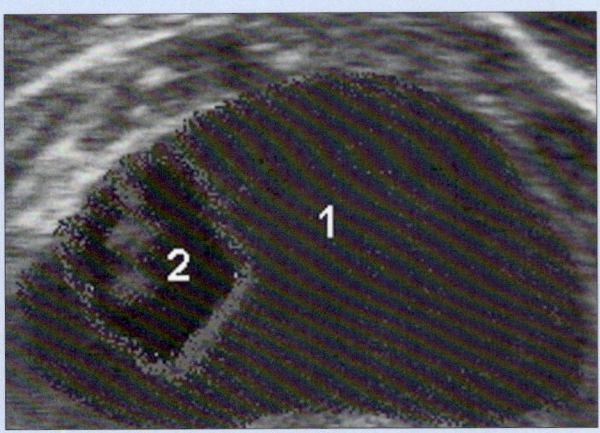

Abb. 61d   1 = normales Prostatagewebe, 2 = Abszess mit echoreicher Grenzschicht

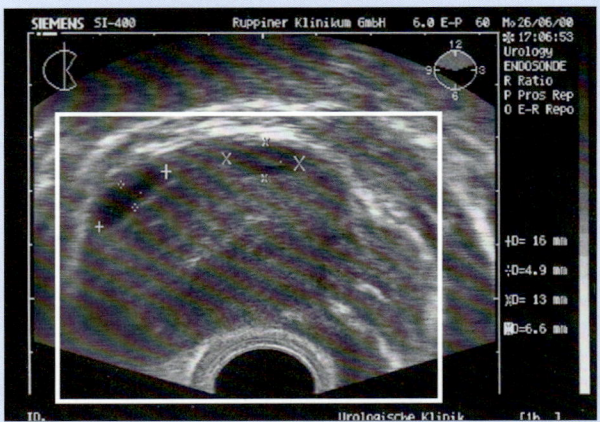

Abb. 61e   TRUS/Querschnitt

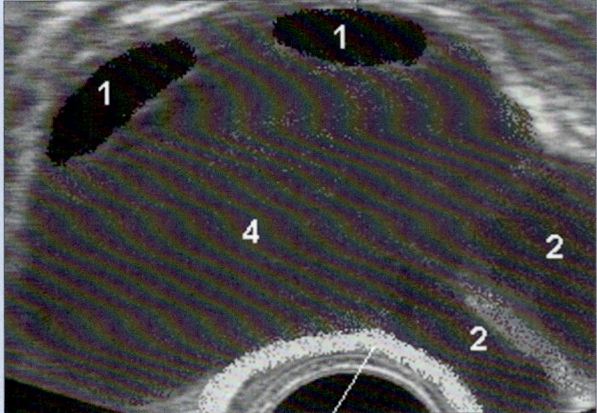

Abb. 61f   1 = fast liquide Abszedierungen, 2 = links periprostatische Infiltration, 3 = intakte rektale Fettlamelle, 4 = normales Prostatagewebe

Chronische Prostatitis

Die Diagnose der chronischen Prostatitis wird zunächst klinisch sowie durch bakteriologische Untersuchung von Urin und Prostataexprimat gestellt. TRUS kann die Diagnose untermauern. Typischerweise finden sich unterschiedlich große Verkalkungsfiguren in der gesamten Prostata, die gehäuft vor allem periurethral auftreten. Problematisch werden diese Verkalkungen durch dorsale Schallauslöschungen, welche die Darstellung weiter peripher gelegener Prostataabschnitte mitunter unmöglich machen. Dadurch kann dem Untersucher leicht ein Prostatakarzinom entgehen! (Abb. 62)

Kasuistik	Chronische Prostatitis

Anlass	46-jähriger Patient mit rezidivierenden perinealen Schmerzen und zunehmenden dysurischen Beschwerden
Palpation	Gut mittelgroße Prostata gering dolent ohne Fluktuation und ohne suspekte Indurationen, allseits gut abgrenzbar
PSA [ng/ml]	3,7
TRUS-Befund	Prostatavolumen 25 cm³, keine suspekten echoarmen Areale, ausgeprägte periurethrale Verkalkungen, sonst unauffälliger Befund
Histologie	Mäßige chronisch-unspezifische Prostatitis, benigne Prostatahyperplasie (TUR-P-Präparat)

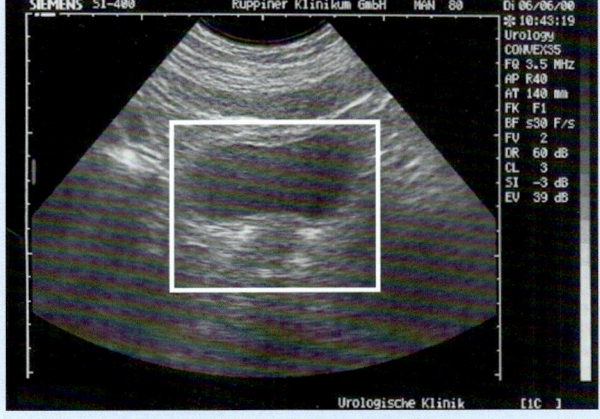

Abb. 62a Suprapubischer Ultraschall/Querschnitt

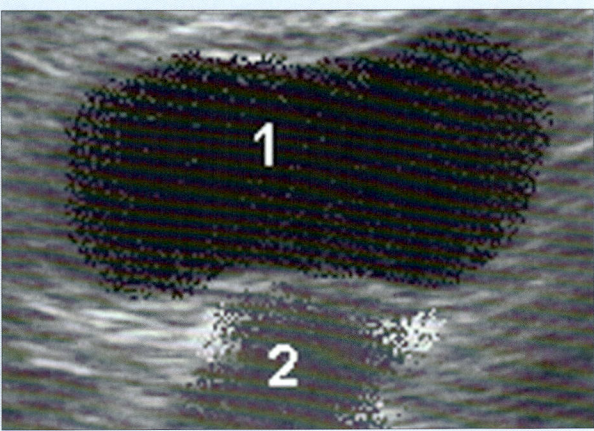

Abb. 62b 1 = Harnblase, 2 = schlecht abgrenzbare Prostata

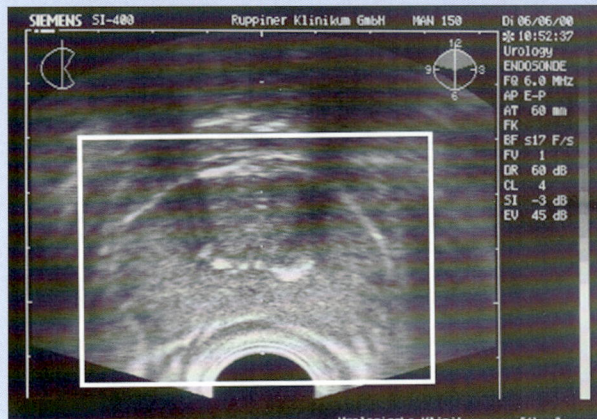

Abb. 62c   TRUS/Querschnitt

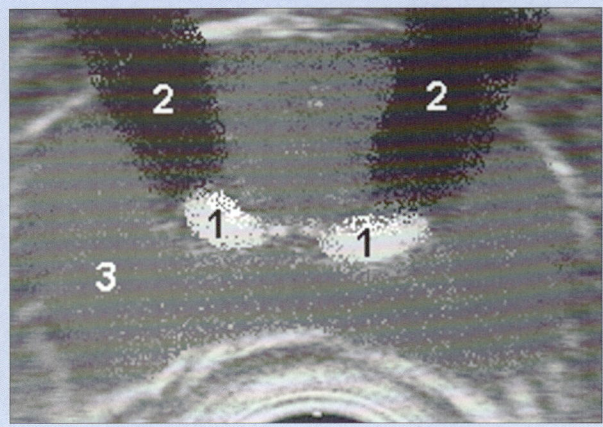

Abb. 62d   1 = periurethrale Verkalkungen, 2 = dorsale Schallaus-löschung, 3 = normales Prostatagewebe

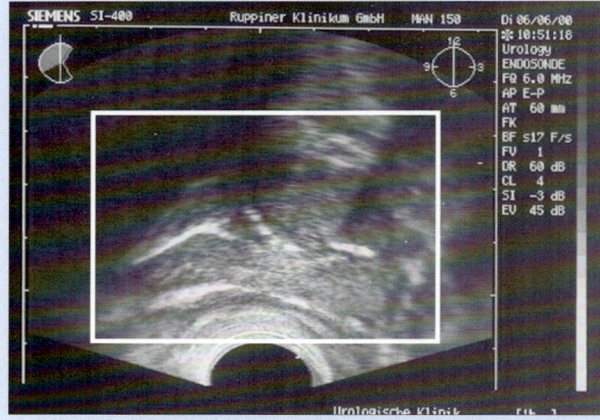

Abb. 62e   TRUS/Längsschnitt

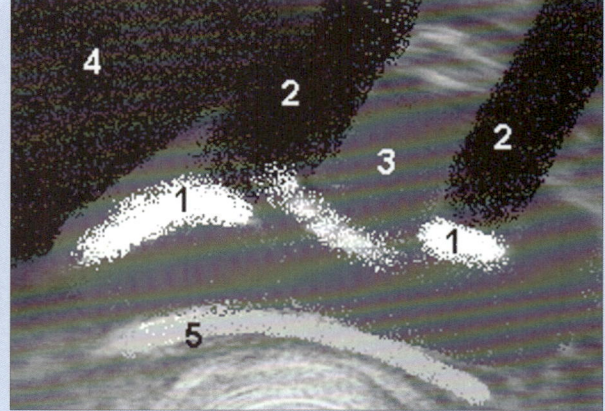

Abb. 62f   1 = periurethrale Verkalkungen, 2 = dorsale Schallaus-löschung, 3 = normales Prostatagewebe, 4 = Harnblase, 5 = intakte rektale Fettlamelle

Prostatakarzinom

Die Darstellung der T-Stadien des Prostatakarzinoms erfolgte nach UICC 1997.

T1-Prostatakarzinom

Prostatakarzinom palpatorisch und bildgebend nicht fassbar als histologischer Zufallsbefund im Rahmen einer TUR-P oder durch Stanzbiopsie bei erhöhtem PSA diagnostiziert (Abb. 63).

Eine bildliche Erfassung des T1–Karzinoms ist nicht möglich.

T2-Prostatakarzinom

Das T2-Karzinom ist ein organbegrenztes Prostatakarzinom.

T2a-Prostatakarzinom

Prostatakarzinom begrenzt auf einen Seitenlappen ohne Kapselüberschreitung (Abb. 64, 66).

T2b-Prostatakarzinom

Prostatakarzinom begrenzt auf beide Seitenlappen ohne Kapselüberschreitung (Abb. 65, 67).

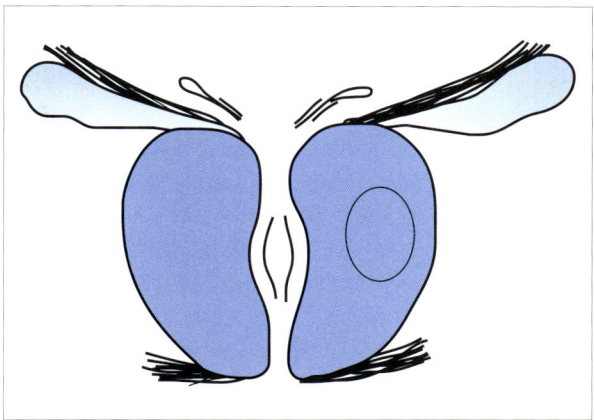

Abb. 63 T1-Prostatakarzinom

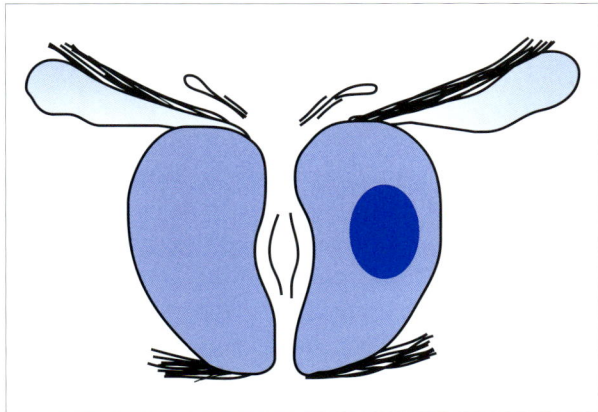

Abb. 64 T2a-Prostatakarzinom

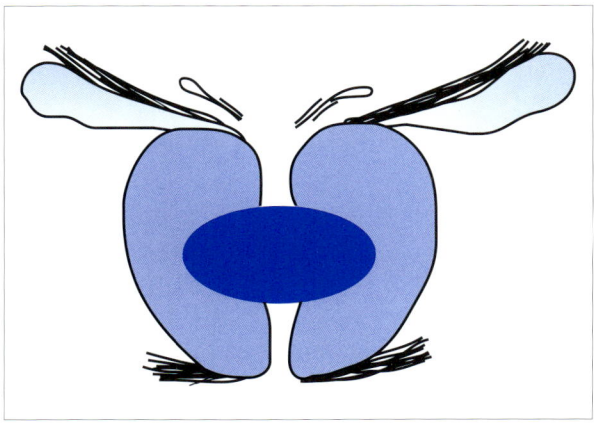

Abb. 65 T2b-Prostatakarzinom

Kasuistik   T2a-Prostatakarzinom

Anlass	65-jähriger Patient mit PSA-Anstieg
Palpation	Mittelgroße Prostata ohne (!) suspekte Indurationen, allseits gut abgrenzbar
PSA [ng/ml]	12,5
TRUS-Befund	Prostatavolumen 20 cm³, gut darstellbare zonale Anatomie der Prostata, links peripher echoarmes Areal von etwa 1 cm Durchmesser ohne Hinweis auf eine Kapselüberschreitung, Samenblasen allseits gut abgrenzbar, rektale Fettlamelle durchgängig darstellbar
Histologie	Adenokarzinom der Prostata G2 (TRUS-gestützte Stanzbiopsie) Adenokarzinom der Prostata im linken Seitenlappen pT2a G2 pN0 (Prostatektomiepräparat)

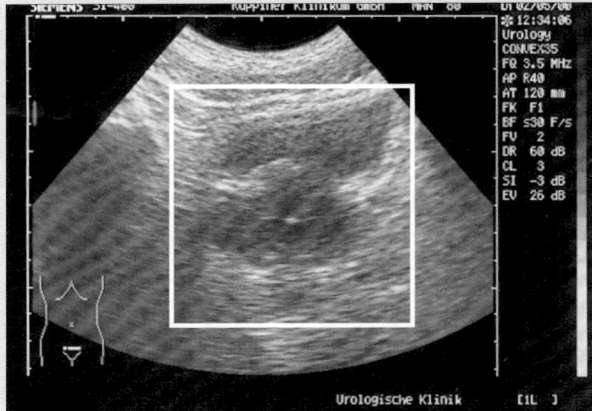

Abb. 66a Suprapubischer Ultraschall/Querschnitt

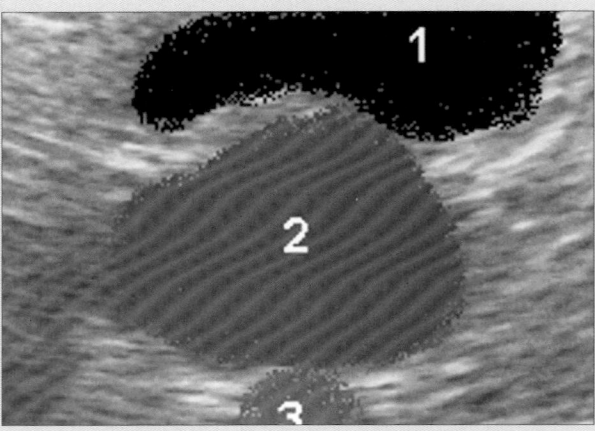

Abb. 66b 1 = Harnblase, 2 = Prostata, schlecht beurteilbar, 3 = Rektum

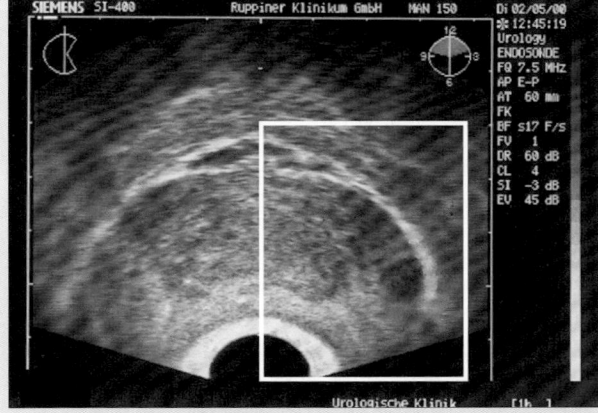

Abb. 66c TRUS/Querschnitt

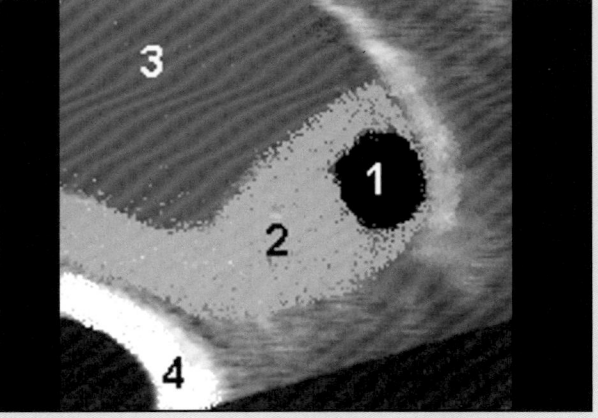

Abb. 66d 1 = echoarmer Herd in der peripheren Zone links, 2 = periphere Zone, 3 = Transitionalzone, 4 = intakte rektale Fettlamelle

Kasuistik — T2b -Prostatakarzinom

Anlass	59-jähriger Patient mit suspektem Palpationsbefund im Rahmen der Vorsorgeuntersuchung
Palpation	Mittelgroße Prostata mit Induration des linken und rechten Seitenlappens, Sulcus verstrichen, Rektumschleimhaut verschieblich, Prostata lateral gut abgrenzbar
PSA [ng/ml]	11,5
TRUS-Befund	Prostatavolumen 25 cm, dorsal im linken Seitenlappen bis in den rechten Seitenlappen herüberreichendes echoarmes Areal ohne Hinweis auf eine Kapselüberschreitung, Samenblasen und Rektum gut abgrenzbar
Histologie	Adenokarzinom der Prostata G2 (transrektale Stanzbiopsie unter digitaler Kontrolle); Adenokarzinom der Prostata im linken und rechten Seitenlappen pT2b G2 pN0 (Prostatektomiepräparat)

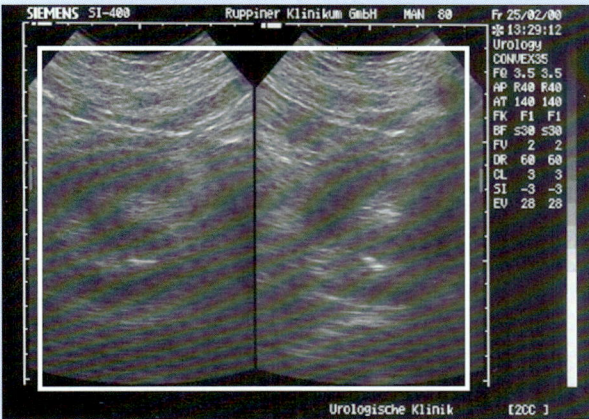

Abb. 67a Suprapubischer Ultraschall, Links Querschnitt/Rechts Längsschnitt

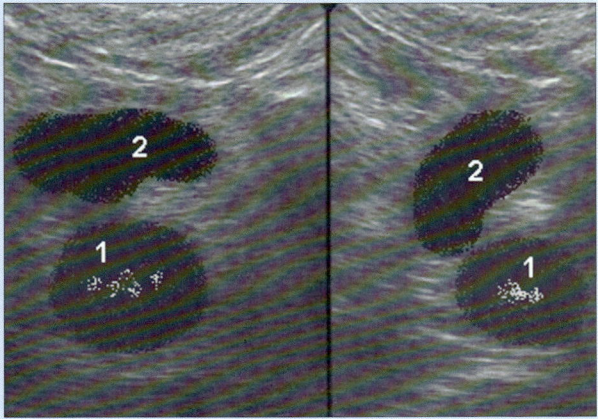

Abb. 67b 1 = Prostata mit Verkalkungen, 2 = kaum gefüllte Harnblase; eine Beurteilung der Prostata ist kaum möglich

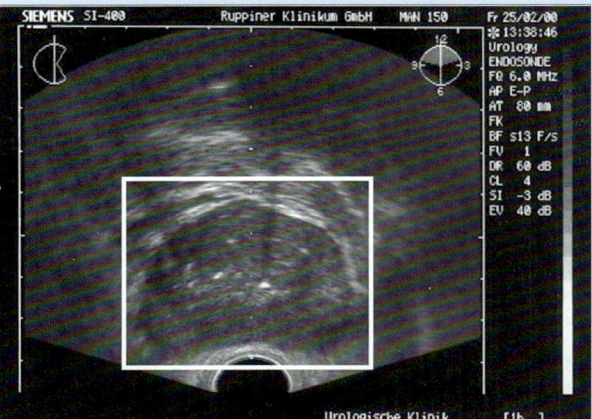

Abb. 67c TRUS/Querschnitt

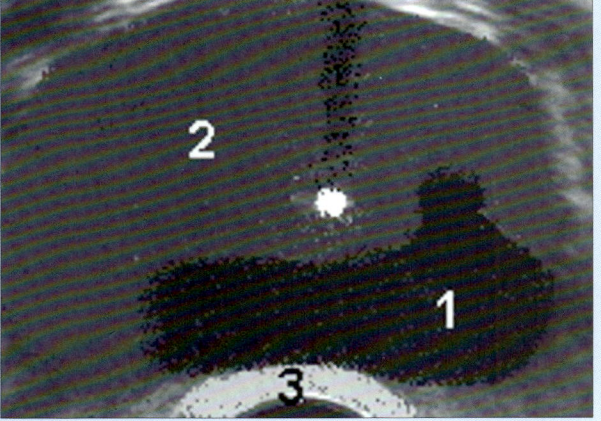

Abb. 67d 1 = echoarmer Herdbefund dorsal links und rechts, 2 = normales Prostatagewebe (mit Verkalkung), 3 = intakte rektale Fettlamelle

T3 -Prostatakarzinom

Ab dem Stadium T3 sprechen wir von einem lokal fortgeschrittenen Prostatakarzinom (Abb. 68, 69).

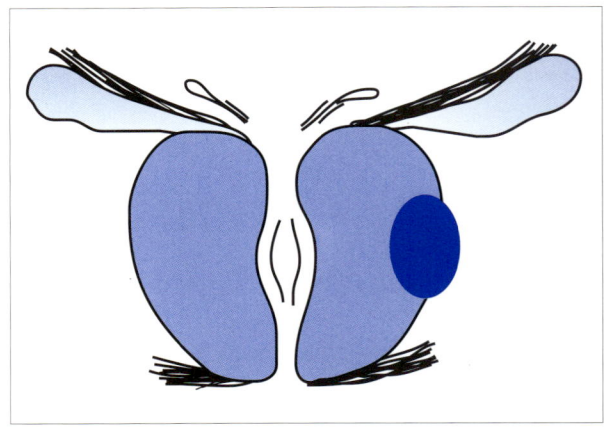

Abb. 68 T3a-Prostatakarzinom, extrakapsuläre Tumorausbreitung (uni- oder bilateral)

Kasuistik	T3a-Prostatakarzinom

Anlass	67-jähriger Patient mit hohem PSA in der Vorsorgeuntersuchung
Palpation	Eher kleine Prostata ohne (!) suspekte Induration, Rektumschleimhaut verschieblich, Prostata lateral gut abgrenzbar
PSA [ng/ml]	37
TRUS-Befund	Prostatavolumen 20 cm³, im linken Seitenlappen zwei echoarme Areale, lateral wird die Prostatakontur vorgewölbt, Samenblasen beidseits zart, Rektum gut abgrenzbar
Histologie	Adenokarzinom der Prostata G3 (TRUS-gestüze Stanzbiopsie) für den lateral gelegenen Befund, zentral benigne Prostatahyperplasie

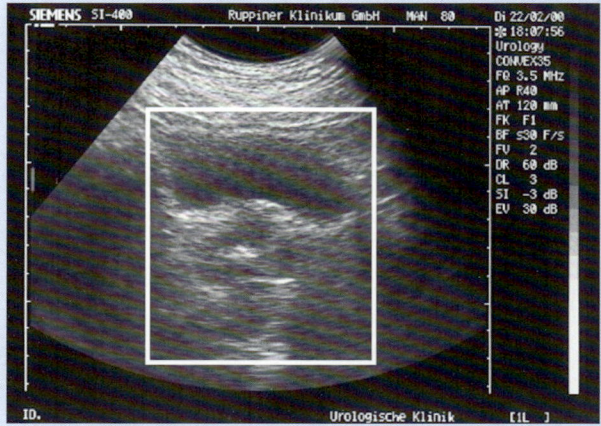

Abb. 69a Suprapubischer Ultraschall/Querschnitt

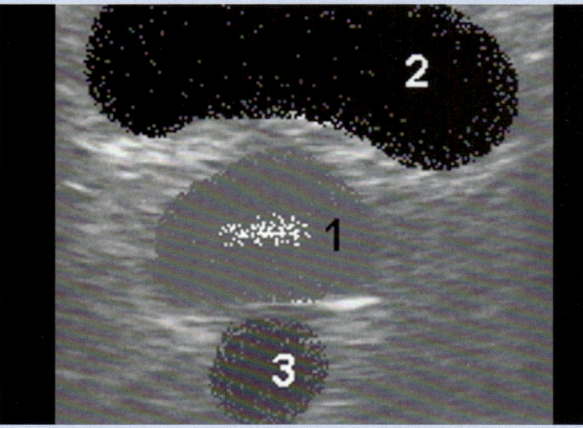

Abb. 69b 1 = Prostata mit Verkalkungen, 2 = Harnblase, 3 = Rektum

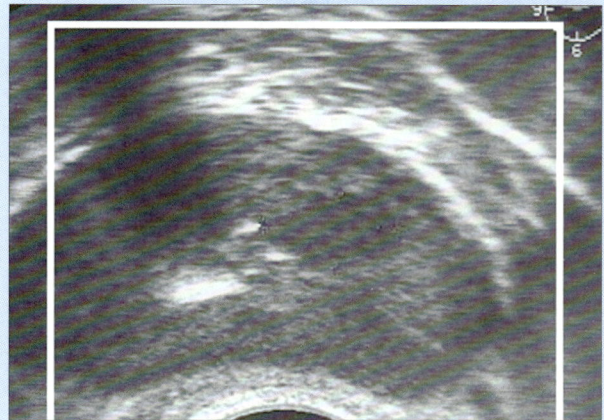

Abb. 69c TRUS/Querschnitt

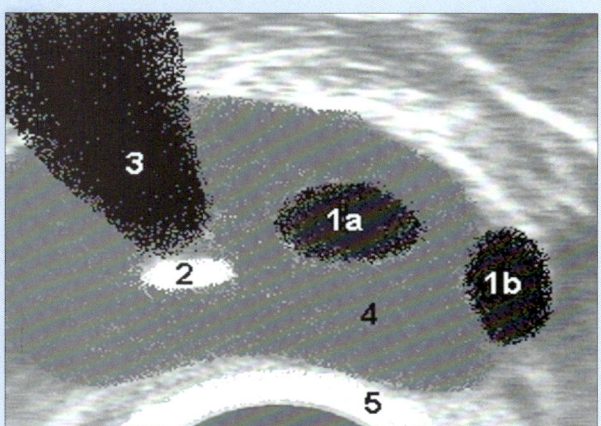

Abb. 69d 1 = echoarme Areale, 1a = zentral im linken Seitenlappen 1b = peripher links mit Kapselüberschreitung, 2 = Verkalkung, 3 = dorsale Schallauslöschung, 4 = normales Prostatagewebe, 5 = intakte rektale Fettlamelle

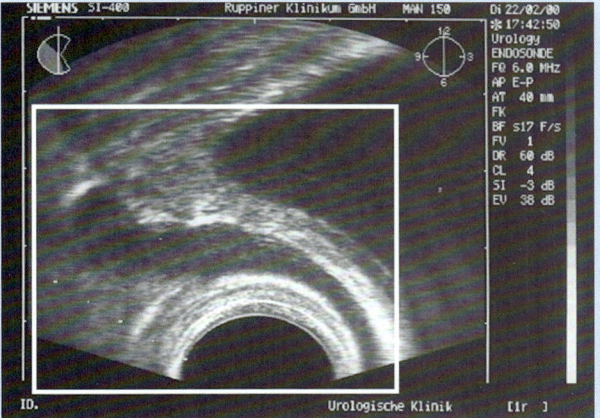

Abb. 69e TRUS/Querschnitt

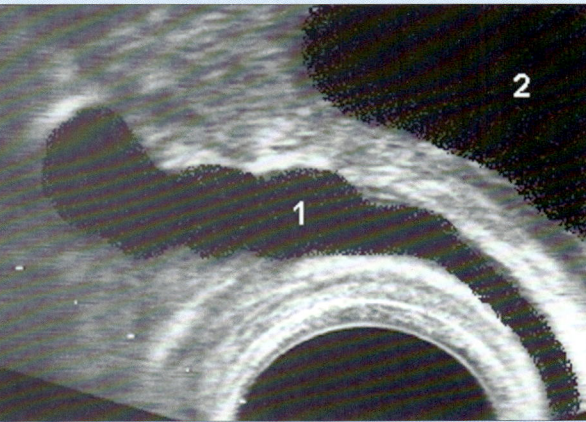

Abb. 69f 1 = allseits gut abgrenzbare zarte Samenblase, 2 = Harnblase

T3b-Prostatakarzinom

(Abb. 70, 71)

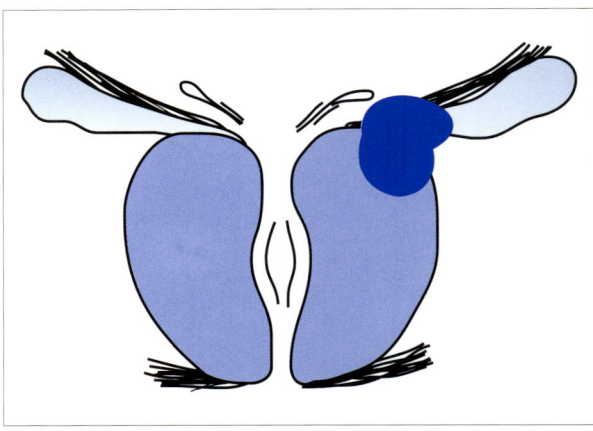

Abb. 70 T3b – Prostatakarzinom, Tumorinfiltration der Samenblasen

Kasuistik	T3b-Prostatakarzinom
Anlass	70-jähriger Patient mit suspektem Palpationsbefund im Rahmen der Vorsorgeuntersuchung
Palpation	Knapp mittelgroße Prostata mit Induration des linken Seitenlappens basal, Rektumschleimhaut scheint verschieblich, Prostata rechts lateral gut, links lateral nicht sicher abgrenzbar
PSA [ng/ml]	25
TRUS-Befund	Prostatavolumen 20 cm³, dorsal im linken Seitenlappen echoarmes Areal mit kontinuierlichem Übergang in die linke Samenblase, rechte Samenblase unauffällig, Rektum gut abgrenzbar
Histologie	Adenokarzinom der Prostata G3 im linken Seitenlappen (transrektale Stanzbiopsie unter digitaler Kontrolle)

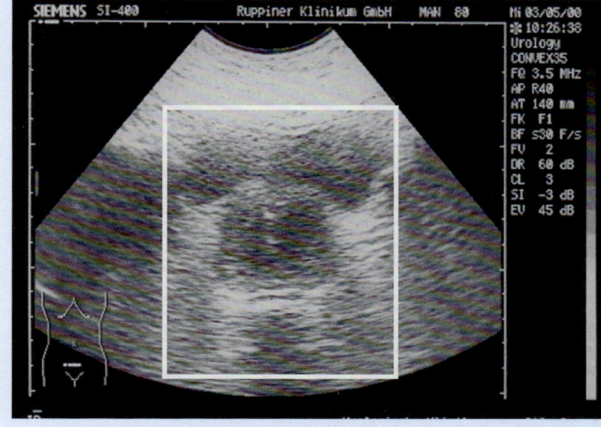

Abb. 71a Suprapubischer Ultraschall/Querschnitt

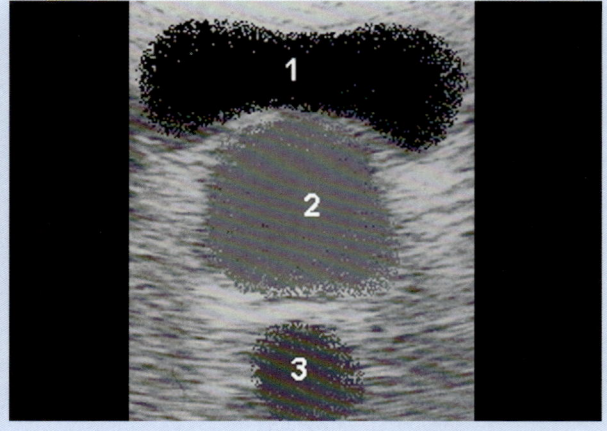

Abb. 71b 1 = Harnblase, 2 = Prostata, 3 = Rektum

Kasuistik   T3b-Prostatakarzinom

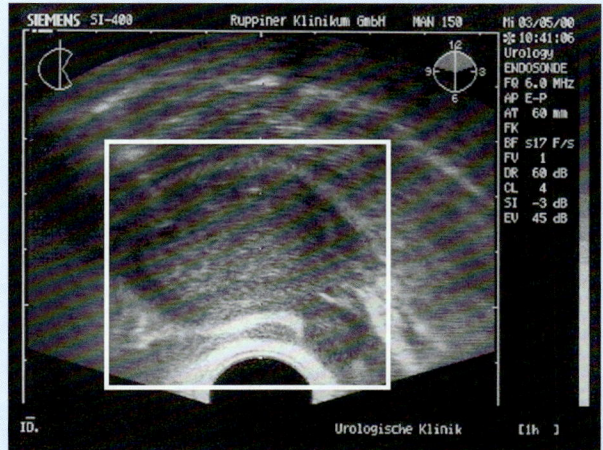

Abb. 71c TRUS/Querschnitt

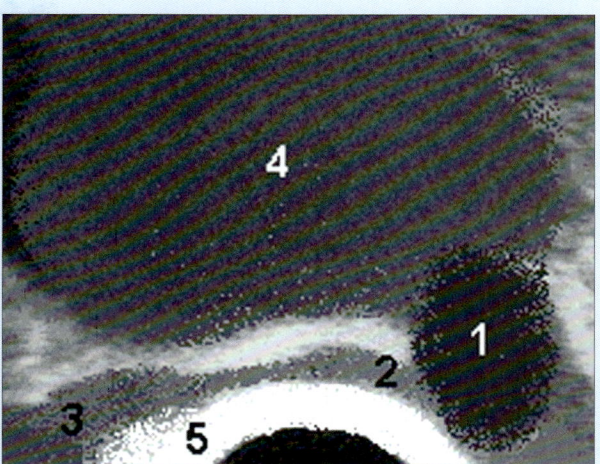

Abb. 71d 1 = echoarmer Herd mit Einbruch in die Samenblase, 2 = linke Samenblase, 3 = rechte Samenblase (unauffällig), 4 = Prostata, 5 = intakte rektale Fettlamelle

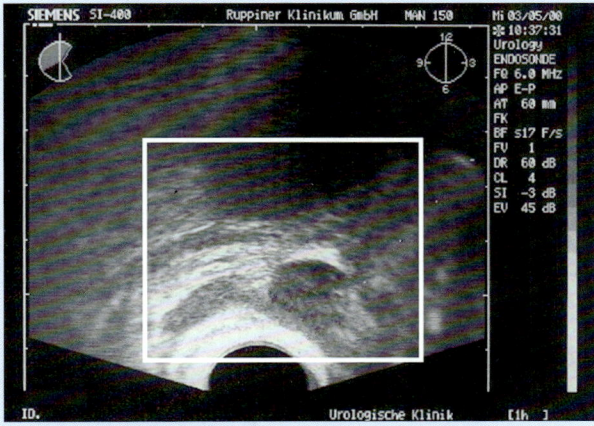

Abb. 71e TRUS/Längsschnitt

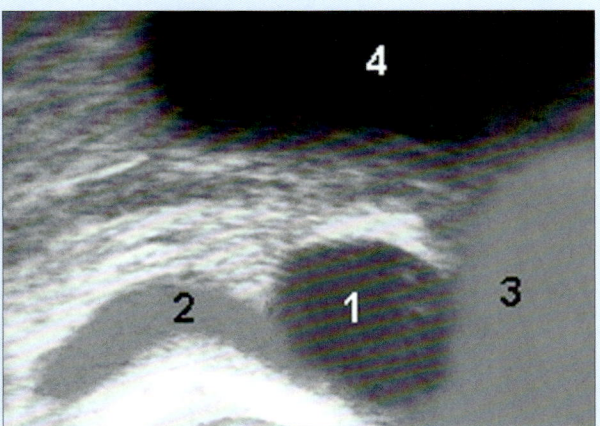

Abb. 71f 1 = echoarmer Herd mit Einbruch in die Samenblase 2 = linke Samenblase, 3 = Prostata, 4 = Harnblase

T4-Prostatakarzinom

(Abb. 72, 73)

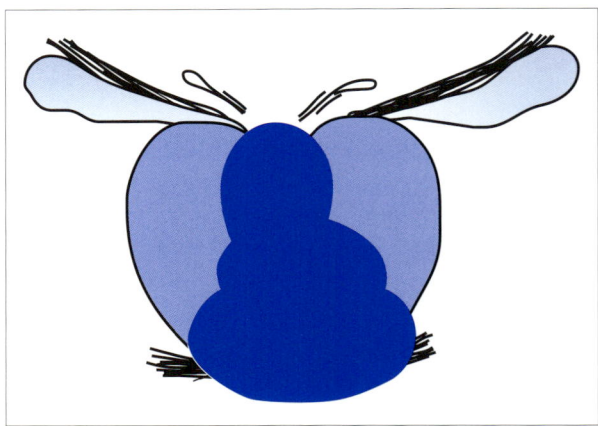

Abb. 72 T4-Prostatakarzinom, Tumorinfiltration der Harnblase, des Rektums, des Sphinkter externus oder Tumorfixation an der Beckenwand

Kasuistik	T4-Prostatakarzinom

Anlass	59-jähriger Patient mit bekanntem Prostatakarzinom T4 G3 N2 M0 unter antiandrogener Therapie, Verlaufskontrolle
Palpation	Große Prostata, holzhart, höckrig, lateral nicht abgrenzbar, Rektumschleimhaut nicht verschieblich
PSA [ng/ml]	0,4 (Ausgangs-PSA vor Therapie 31 ng/ml)
TRUS-Befund	Prostatavolumen 65 cm³, Prostata inhomogen, allseits unregelmäßig begrenzt, insbesondere links ist die Abgrenzbarkeit zum Rektum aufgehoben, eher keine Infiltration des Blasenbodens, sichere Tumorinfiltration beider Samenblasen
Histologie	Adenokarzinom der Prostata G3 in beiden Seitenlappen (transrektale Stanzbiopsie unter digitaler Kontrolle)

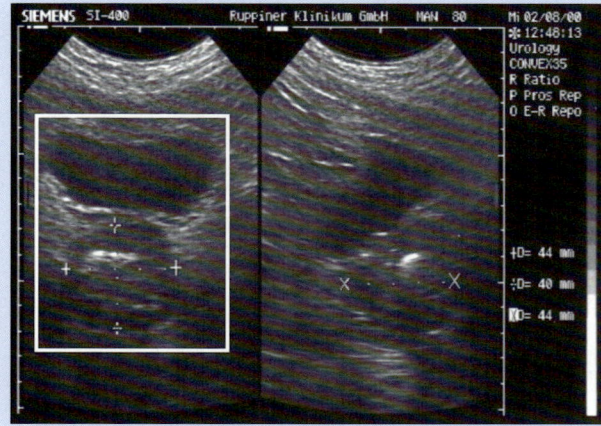

Abb. 73a Suprapubischer Ultraschall, Links Querschnitt/Rechts Längsschnitt

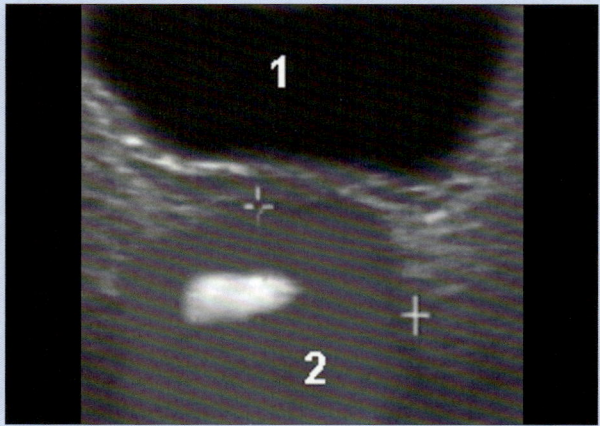

Abb. 73b 1 = Harnblase, 2 = Prostata mit Verkalkungen

Kasuistik   T4-Prostatakarzinom

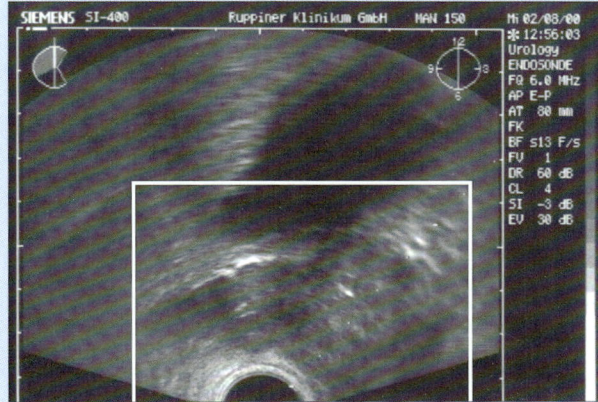

Abb. 73c TRUS/Längsschnitt

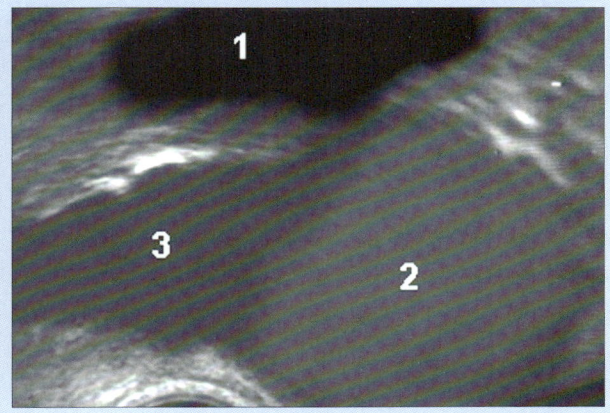

Abb. 73d 1 = Harnblase, 2 = inhomogene unscharf begrenzte Prostata, 3 = tumorinfiltrierte rechte Samenblase

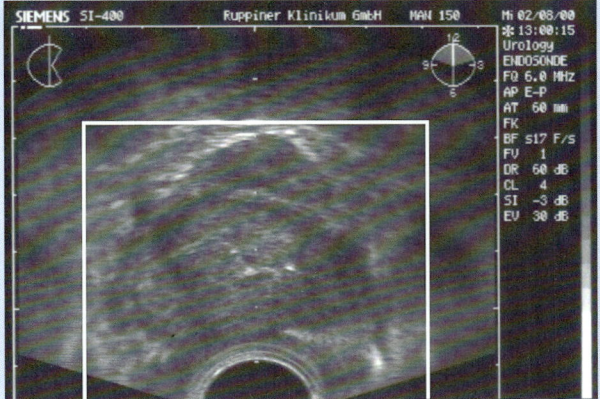

Abb. 73e TRUS/Querschnitt

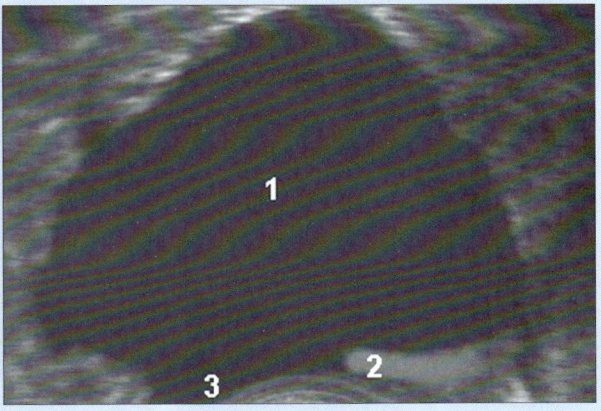

Abb. 73f 1 = unregelmäßig berandete Prostata, 2 = noch erhaltene Fettlamelle zum Rektum links, 3 = aufgehobene Abgrenzbarkeit des Rektums rechts

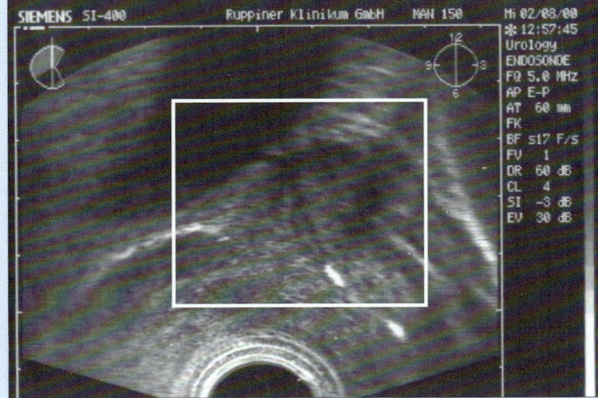

Abb. 73g TRUS/Längsschnitt

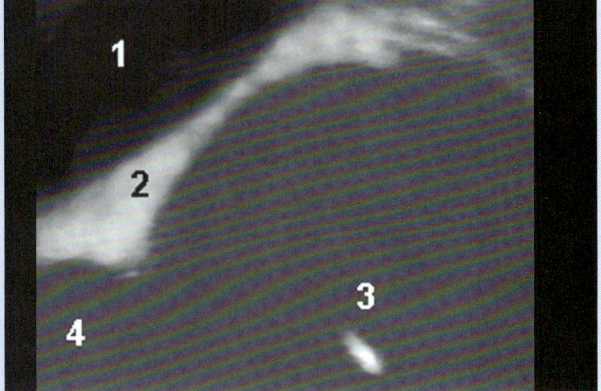

Abb. 73h 1 = Harnblase, 2 = Harnblasenwand, 3 = Prostata 4 = Samenblasenanschnitt

Literatur

1. Bartels H: Transrektale Prostatasonographie. Springer, Berlin (1996)

2. Bertermann H: Ob BPH oder Krebs – im Ultraschall verrät die Prostata fast alles. ÄP Urologie Nephrologie (1999) 3,4:24.26,

3. Bertermann H: Transrektale Sonografie von Prostata und Samenblasen, Ecomed, Lansberg/Lech (1997)

4. Hinkelbein W, Miller K, Weigel T: Prostatakarzinom; Springer, Berlin (1999)

5. Jocham D, Miller K: Praxis der Urologie, Thieme, Stuttgart (1994)

6. Wieland W: Transrektaler Ultraschall, pmi Verlag, Frankfurt/Main (1997)

7. Loch T: Weiterentwicklung des transrektalen Ultraschalls. Urologe A (2000) 39: 341–347

8. Lorenz A, Ermert H, Sommerfeld HJ, Garcia-Schürmann M, Senge T, Philippou S: Ultraschallelastographie der Prostata. Ultraschall in Med (2000) 21:8–15

5.3 Nebenwirkungen der Testosterontherapie

(S. Lenk)

Langzeittestosteron-Substitution bedarf einer engmaschigen Überwachung, da durch zu hohe Testosterongaben auch Nebenwirkungen auftreten können. Durch Gabe von Androgenen kommt es zur relativen Zunahme der Muskelmasse zu Lasten des Fettes. Dieser an für sich positive Effekt geht durch die anabole Wirkung mit einer Zunahme des Körpergewichts um 5 % einher.

Darüber, aber auch über die Ausbildung von „Geheimratsecken" bis hin zur Glatzenbildung ist der Patient zu informieren, denn gerade letzteren Effekt empfinden viele Männer als unangenehm.

An der Haut kommt es unter Testosteronsubstitution zur vermehrten Sebumproduktion, was besonders in der Frühphase der Therapie zu zunehmender Fettigkeit der Haut führt.

Als weitere Nebenwirkung kann eine Akne auftreten, die am Rumpf und im Gegensatz zur Pubertätsakne seltener im Gesicht manifestiert ist. Hier kann eine Dosisreduktion und möglicherweise auch ein Präparatewechsel erforderlich werden.

Hohe Testosterondosen initiieren über die Aromatisierung zu Östradiol eine Gynäkomastie. Durch die vermehrte Kochsalz- und Wasserresorption im Gewebe kann es bei Patienten mit Herzinsuffizienz, Hypertonus oder Niereninsuffizienz zur Verschlechterung der Problematik führen.

Auswirkungen auf Arterioskleroseneigung durch veränderte Lipidkonzentrationen unter erhöhten Dosen Testosteron wurden insbesondere bei Frau zu Mann Transsexuellen unter Testosteronbehandlung nachgewiesen. Dabei kam es zur Häufung kardiovaskulärer Sensationen bis zum Herzinfarkt. Andererseits wurden gleiche Beobachtungen aber auch unter Androgenmangel gemacht, so dass derzeit davon auszugehen ist, dass physiologische Spiegel an bioverfügbarem Testosteron eher einer kardioprotektiven Effekt haben und möglicherweise die altersspezifische Zunahme der Arterioskerose aufhalten können.

Zu schwerwiegenden Komplikationen kann es bei Testosteronüberdosierung durch die auftretenden Komplikationen infolge Polyzytämie kommen. Hier bestehen durch Thrombose und Embolieneigung ernsthafte Gefahren für den Patienten. Diese bedürfen in derartigen Fällen einer intensiven Überwachung und gegebenenfalls einer Thromboseprophylaxe.

Das einzige ernsthafte und im Vordergrund stehende Risiko der Testosteronsubstitution beim alternden Mann ist die Aktivierung eines klinisch bisher stummen Prostatakarzinoms. Hier ist eine intensive prätherapeutische Untersuchung der Männer mit nachgewiesenem Androgendefizit durch rektal-digitale Palpation, Bestimmung des prostataspezifischen Antigens (PSA) und transrektalen Ultraschall (TRUS) und eine engmaschige Verlaufskontrolle mit dem gleichen Untersuchungsspektrum erforderlich.

Besteht der Verdacht auf die Entwicklung eines Prostatakarzinoms, ist die Therapie mit Testosteron sofort abzubrechen.

Durch transrektale Stanzbiopsien (6–8 Bioptate!) der Prostata muss kurzfristig die Ursache der Veränderungen abgeklärt werden.

Bestehendes Prostatakarzinom, klinischer Verdacht und ungeklärte Serum-PSA-Wert-Erhöhung sind immer eine absolute Kontraindikation zur Androgensubstitution.

Literatur

1. Krause W: Testosteronsubstitution in der männlichen Seneszenz. Beilage für Hautärzte, Springer Verlag, Berlin, Heidelberg 2000

2. Morales A, Heaton J, Carson CC III: Andropause: a misnomer for a true clinical entity. J Urol (2000) 163:705–712

3. Morales AR, Bain J, Ruijs A, Chapdelaine A, Tremblay RR: Clinical practice guidelines for screening and monitory mal patients receiving testosterone supplementation therapy. Int. J. Impot. Res. (1996) 8:96–99

4. Nieschlag E, Behre HM (Eds.): Testosterone. Action-Deficiency-Substitution. 2nd Edition, Springer Verlag, Berlin, Heidelberg 1998

5. Jockenhövel F: Männlicher Hypogonadismus – Aktuelle Aspekte der Androgensubstitution. Uni-Med. Verlag Bremen 1999

6. Tenover JL: Male hormone replacement therapy including „andropause". Endocrinol Metab Clin North Am (1998) 27:969–987

7. Hermann M, Berger P: Hormone replacement in the aging male? Exp Geontol (1999) 34:923–933

8. Nieschlag E, Behre HM: Therapie mit Testosteron. In: Nieschlag E, Behre HM (Hrsg.): Andrologie: Grundlagen und Klinik der reproduktiven Gesundheit des Mannes. Springer Verlag, Berlin, Heidelberg (1996) 315–329

9. Behre HM, von Eckardstein S, Kliesch S, Nieschlag E: Long-term substitution therapy of hypogonadal men with transscrotal testosterone over 7–10 years. Clin. Endocrinol. 50 (1999) 629–635

10. Jockenhövel et al: Influence of various modes of androgen substitution on serum lipids and lipoproteins in hypogonadal men. Metabolism. May (1999), (5) 48:590–596

5.4 Testosteronmissbrauch
(D. Fahlenkamp)

Es gibt weit mehr Berichte und Untersuchungen über den Missbrauch als über medizinisch indizierten Einsatz von Testosteron.

Androgene und vor allem Testosteron werden seit mehr als 50 Jahren in allen Bereichen des Sports und des Bodybuildings als wirksame Mittel zur Steigerung der Muskelmasse benutzt. Selbst im Leistungssport wurde in großem Umfang unter z. T. akribischer Buchführung verabreichter Dosen und erreichtem Muskel- und Leistungszuwachs die Wirkung von androgenen Anabolika im weitesten Sinne „erprobt". Diese überwiegend illegalen Praktiken der Testosteronanwendung führten nachfolgend bei vielen Sportlern zu schweren Gesundheitsstörungen, lebensgefährlichen Erkrankungen und wahrscheinlich bei einigen sogar zum Tod. Nicht zuletzt deshalb ist die legale und kontrollierte maßvolle Testosteronsubstitution in Verruf geraten.

Die missbräuchliche Anwendung in verschiedenen Bereichen des Leistungssports hatte vor allem ein Ziel: in kurzer Zeit maximalen Muskelzuwachs zu erreichen. Die bekannten psychotropen Wirkungen der Androgene wie Steigerung der Zielstrebigkeit, Entschlusskraft, allgemeine Leistungsfähigkeit und der Ausdauerfähigkeit waren dabei erwünschte Nebenwirkungen.

Unerwünschte Begleiterscheinungen, die zunehmend bekannter wurden oder Spätwirkungen der supraphysiologischen Androgendosen wurden oft verharmlost oder missachtet. Durch chemische Veränderungen der Grundsubstanz Testosteron wurde versucht, synthetische Steroide maßzuschneidern, die weniger androgen und mehr anabol, also eiweißaufbauend, wirken. Es entstand seitdem eine Vielzahl anaboler Steroide, die weltweit zum klinischen Einsatz kamen.

Anfang der 50er Jahre wurden erste Berichte publik, die sich auf die muskelaufbauende Wirkung androgener Steroide bei Gewichthebern bezogen. Schon 10

Jahre später konnten androgene Steroide dann in großem Umfang in vielen Ländern und oft auch für jedermann erhältlich als synthetische Anabolika über den Ladentisch erhalten werden. Nebenbei existierte ein gut entwickelter Schwarzmarkt für diese Präparate. Es resultierte ein in bestimmten Sportarten flächendeckender Missbrauch mit zum Teil exzessiv hohen Dosen, die das 10–100fache der zur medizinischen Substitutionstherapie verwandten Mengen betrugen. An der Spitze des Missbrauchs standen vor allem Sportarten wie Kraftsport, Bodybuilding und Gewichtheben.

Trotz der chemisch geänderten Steroide konnten aber androgene unerwünschte Nebenwirkungen nicht ausbleiben. Bei Männern wurden Veränderungen der Spermatogenese bis zu Azoospermie, schwerer Akne, Gynäkomastie und Leberfunktionsstörungen beobachtet. Bei regelmäßiger Anwendung resultierte eine ausgeprägte Atrophie der Hoden, die auch nach Absetzen der Präparate noch viele Monate fortdauerte.

Bei weiblichen Sportlern wurden Amenorrhö, irreversible Stimm- und Klitorisveränderungen beschrieben. Durch die in hohen Dosen verwandten Steroide, vor allem bei Gebrauch von 17α-alkylierten Steroiden, kam es zu lebertoxischen Veränderungen wie Ikterus oder Peliosis hepatis, die bei einigen Sportlern zu lebenslangen Krankheiten und sogar zu Lebertumoren führten.

Cholestase und Gallensteinbildungen wurden bei jugendlichen Sportlern unter Anabolika-Einsatz gehäuft beobachtet. Selbst über maligne Tumoren der Verdauungsorgane, vor allem der Leber, wurde berichtet.

Die Wirkungen auf den Fettstoffwechsel äußerten sich in signifikanter Senkung der HDL-Cholesterine und Erhöhung des LDL-Cholesterins, was eine größere Gefahr des Auftretens von Atherosklerose erwarten lässt. Die verwandten anabolen Steroide führen mindestens zur Unterstützung der Herzhypertrophie, die schon ohne Anabolika bei Leistungssportlern nicht unproblematisch ist.

Ob die Anwendung dieser Mittel mit der höheren Rate an schweren Myokarderkrankungen unter Leistungssportlern zusammenhängt, kann bis heute nicht mit letzter Sicherheit gesagt werden. Viele bekannte Leistungssportler litten und leiden an Herzerkrankungen, wahrscheinlich als Folge eines jahrelangen Anabolikamissbrauchs. Abrupter Abbruch der in supraphysiologischen Dosen verabreichten Anabolika führte daneben nicht selten zu schweren Depressionen und Psychosen.

Erst 1974 wurden synthetische Anabolika vom Internationalen Olympischen Komitee (IOC) auf die Liste der Doping-Mittel gesetzt und sind seitdem im Leistungssport offiziell unter Strafandrohung verboten. Der Missbrauch wurde somit schwerer, vor allem im Bereich der vorderen Plätze internationaler Meisterschaften, weil die Gefahr der Entdeckung durch strengere Kontrollen dort am größten ist. Zunächst nicht gebannt wurden jedoch endogene anabole Streoide (z. B. Testosteron). Es gab einen über viele Jahre währenden Streit, ob kontrollierte Dosen von Testosteron als Doping betrachtet und somit verboten werden müssen oder nicht.

Die Kontrollen des Missbrauches waren und sind ein großes Problem. Inzwischen gibt es zwar sichere Analysemethoden, um die mit dem Urin ausgeschiedenen Abbauprodukte nachzuweisen. Trotzdem konnten Spitzensportler vieler Länder auch nach 1974 nicht der Versuchung regelmäßigen Anabolikakonsums widerstehen. Zahlreiche Beichten von Leistungssportlern selbst belegen dies. In einem aktuellen Buch eines australischen Diskuswerfers wird z. B. sehr detailliert beschrieben, wie verfahren werden muss, um bei Kontrolluntersuchungen als „clean" durchzukommen. Andernfalls gibt es immer noch die letzte Möglichkeit quasi als Notbremse, einen Wettkampf durch Krankmeldung abzusagen, um einer sicheren Enttarnung bei Kontrolluntersuchungen zu entgehen.

Der erhoffte Leistungszuwachs, der vor allem bei Gewinn wichtiger Wettkämpfe in einigen Sportarten regelrecht vermarktet und zunehmend besser finanziell entlohnt wurde, ist offenbar Ansporn genug, Anabolika weiter zu nehmen. Spektakuläre Presseberichte über ertappte Dopingsünder aus vielen Ländern sind seitdem keine Seltenheit. Sie werden regelmäßig durch plötzliche „Krankmeldungen" im Vorfeld von Weltmeisterschaften und olympischen Wettkämpfen begleitet.

Die Suche potentieller Anwender im Leistungssport konzentrierte sich seitdem auf die optimale Dosis und die sichersten Applikationsarten und -intervalle, um bei den häufiger und effizienter gewordenen Kontrollen nicht mit positiven Werten aufzufallen und dann für lange Zeit von Wettkämpfen gesperrt zu werden.

Ein flächendeckender Einsatz von Anabolika wurde wahrscheinlich am gründlichsten in einigen Bereichen des Leistungssports der DDR betrieben. Nach aktuellen Berechnungen waren von diesem systematischen Doping allein unter den Leistungssportlern in der DDR etwa 10 000 Personen betroffen. In jüngster Zeit erfuhr dieser staatlich gelenkte und mit preußischer Akribie betriebene Missbrauch anaboler Steroide auch die konsequenteste Aufarbeitung, Veröffentlichung und schließlich strafrechtliche Verfolgung. Eine besonders schwerwiegende Verfehlung war in diesem Zusammenhang, dass die Anwendung auch bei vielen Kindern und Jugendlichen oft ohne Kenntnis der Sportler und/oder deren Eltern betrieben wurde. In den Bereich der Kriminalität gereicht schließlich die Tatsache, dass die Anwendung supraphysiologischer Dosen anaboler androgener Steroide auch nach Kenntnis schwerer Gesundheitsstörungen behandelter Sportler systematisch fortgesetzt wurde.

Die Verbreitung von anabolen androgenen Steroiden im „kontrollierten Sport", d. h. in Sportarten, wo Dopingtests überhaupt nur durchgeführt wurden, machen einige Zahlen deutlich. Bei Bodybuildern ließen sich in fast 30 % der kontrollierten Urinproben androgene Anabolika nachweisen. Bei den Gewichthebern waren gut 2 %, bei Leichtathleten 0,36 %, bei Schwimmern und Radrennfahren knapp 0,3 % der untersuchten Urinproben positiv. Man muss davon ausgehen, dass im sogenannten nicht kontrollierten Freizeitsport der Missbrauch mit Sicherheit noch weiter verbreitet ist. So wird geschätzt, dass 1993 in den USA etwa 1 Mio. Freizeitsportler anabole androgene Steroide zur Leistungssteigerung benutzt haben. Wer einmal ein zeitgenössisches Kraftsportstudio besucht hat, wird sehr schnell die entsprechende Literatur, empfohlene „Aufbaumittel", die gebräuchlichsten Dosen und die Beschaffungsmodalitäten in Erfahrung bringen können.

Zu den meist verwandten und in den vom IOC registrierten und zugelassenen Laboratorien identifizierten anabolen androgenen Steroidhormonen gehören Nandrolone, Metandion, Stanzolol, Methenolone, Mesterolone und Methyltestosterone, Norandrosteron und Dehydrotestosteron. Der Nachweis der Substanzen gelingt mittels Gaschromatographie/Massenspektrometrie. Mit diesen Methoden können die mit dem Urin ausgeschiedenen Metaboliten der Steroide sicher quantitativ und qualitativ bestimmt werden.

Oft werden diese Medikamente auch in Kombination mit Anti-Östrogenen, Schilddrüsenhormonen und Diuretika genommen, um Nebenwirkungen der androgenen Anabolika zu unterdrücken oder die Ausscheidung der Abbauprodukte zu beschleunigen.

Literatur

1. Franke WW, Berendonk B: Hormonal doping and androgenization of athletes: a secret program of the German Democratic Republic government. Clin Chem 1997; 43:1262-1279

2. Richter A: Doping in der DDR – Nur die Medaillen zählten. Deutsches Ärzteblatt 2000; 97:C1519-1520

3. Schänzer W: Review – Metabolism of anabolic androgensteroids. Clin Chem (1996) 42:1001-1020

4. Yesalis CE, Kennedy NJ, Kopstein AN, Bahrke MS: Anabolic-androgenic steroid use in the United States. Jama (1993) 270:1217-1221

5.5 Update: Östrogenersatz auch für den Mann ?

(D. Fahlenkamp)

Die Verringerung des verfügbaren Testosterons scheinen die verschiedenen Stoffwechselveränderungen des alternen Mannes zu dominieren, sie sind aber nicht die einzigen endokrinen Änderungen des Alters. Neben Testosteron ist auch ein deutliches Absinken von DHEA, Wachstumshormon, Insulin-like-Growth-Factor 1 (IGF-1) und Melatonin nachweisbar. Cortisol und Progesteron werden dagegen bis ins hohe Alter in unveränderter Menge bereitgestellt und haben nicht zuletzt ein relatives Übergewicht gegenüber dem mit den Jahren immer niedrigeren Testosteron. Dieses relative Übergewicht kann einige der bedeutenden Gesundheitsprobleme des alternden Mannes zumindest beeinflussen: Das im Alter häufigere Vorkommen von Tumoren kann Ausdruck einer inadäquaten Immunantwort sein. Hypertonus, verminderte Knochendichte, gestörter Glukosestoffwechsel, Stammfettsucht und eine Verschiebung des Stoffwechsels in Richtung Katabolismus gehören ebenfalls zu bekannten Erscheinungen des Hyperkortisolismus, den man auch bei alternden Männern beobachten kann.

Das in den Nebennieren gebildete Androgens Dehydroepiandrosteron (DHEA) ist wichtiger Gegenspieler des Kortisols. Es beeinflusst das Immunsystem und greift modulierend in Hirnfunktionen und die Regulation des Fett-und Muskelstoffwechsels ein. Ab dem 50. Lebensjahr nimmt DHEA beim Mann stetig ab, mit 60 Jahren verfügt ein Mann nur noch über etwa ein Viertel der Menge, die ein Zwanzigjähriger aufweist. Der therapeutische Einsatz von DHEA ist derzeit nicht gesichert.

Einen wichtigen Einfluss auf den Gestaltwandel des alternden Mannes hat wahrscheinlich das Wachstumshormon, dessen Sekretion mit dem Alter ebenfalls abnimmt. Der klinische Einsatz synthetischer Wachstumshormonanaloga zur Substitution alternder Männer wird gegenwärtig geprüft. Insbesondere einige anabole Effekte wie Zunahme der Knochendichte und Abbau von Fett sprechen dafür, eine verminderte Glukosetoleranz und vermehrte

Wasserretention sprechen gegen eine Substitution mit Wachstumshormon im Alter.

Melatonin, ein im Corpus pineale gebildetes Hormon, hat vor allem die Aufgabe, die zirkadiane Tagesrhythmik zu synchronisieren. Melatonin sinkt nach dem 60. Lebensjahr deutlich ab, was vor allem für Schlafstörungen alter Menschen verantwortlich gemacht wird. Daneben werden dem Melatonin noch antioxidative und immunmodulatorische Wirkungen wie auch Tumorwachstumshemmung zugeschrieben.

Was Testosteron für den Mann, ist Östrogen für die Frau! Diese eindeutige Bipolarität, die unser Dasein auf so aufregende Art würzt, ist jedoch nur die halbe Wahrheit. Schon die Verstoffwechselung des

Herz-Kreislauf-Erkrankungen aus. Zentralnervöse Wirkungen werden den Östrogenen ebenfalls zugeschrieben: Funktionen wie Energie, Belastbarkeit, Ausgeglichenheit und selbst die Libido erfahren beim Mann Östrogenunterstützung. Neben Östradiol wird noch ein weiteres Östrogen, Östron, synthetisiert (Tab. 21).

Nach der Menopause der Frau ist diese Menge beim Mann jedoch genau so hoch wie beim weiblichen Geschlecht. Ein junger Mann mit 20 Jahren hat sogar deutlich höhere Östrogenspiegel als eine Frau mit 65 Jahren. Während bei Mann und Frau in der ersten Hälfte des Lebens für Östrogen und Testosteron diametral entgegengesetzte Hormonspiegel bestimmend sind, kommen sich beide Geschlechter nach der Menopause der Frau näher. Mit steigendem Al-

Produktion von Östrogenen beim Mann

	Tägliche Produktion (mg)	Serum Konzentration (pg/ml)
Östradiol	40–50	20–40
Östron	50–130	30–60

Tab. 21 Produktion von Östrogenen beim Mann

männlichsten aller Hormone, des Testosterons, macht klar, dass zwischen Testosteron und dem stammesgeschichtlich viel älteren Östrogen neben den Gegensätzen auch interessante Gemeinsamkeiten bestehen. Auch ein Mann braucht Östrogene. Östrogen ist im Stoffwechsel vor allem als 17-β- Östradiol für verschiedene Körperfunktionen verantwortlich.

Die Menge Östradiol, die der gesunde Mann täglich vor allem in den Hoden, im Gehirn, in den Nebennieren und im Fettgewebe synthetisiert, liegt zwischen 20 und 40 pg/ml. Das ist im Gegensatz zur Frau im Reproduktionsalter zwar verschwindend gering, reicht dem Mann jedoch für die Unterstützung der Beweglichkeit der Samenzellen, zum Knochenaufbau und als wirksames Präventivum vor

ter nimmt die endokrine Nähe beider Geschlechter immer mehr zu. Mit dem Alter werden Frauen männlicher und Männer weiblicher.

Es gibt Untersuchungen, die für eine Östrogensubstitution beim Mann im Alter sprechen. Insbesondere eine günstige Beeinflussung des Fett- und Knochenstoffwechsels wurde in einigen Studien nachgewiesen. Andererseits musste in einer prospektiv randomisiertem Studie, die den Einfluss von Östrogenen bei Männern nach einem Myokardinfarkt zum Gegenstand hatte, wegen inakzeptabler Nebenwirkungen der Östrogengruppe abgebrochen werden. Die Anzahl der thromboembolischen Nebenwirkungen war um den Faktor drei in der mit Östrogen behandelten Gruppe höher.

Es bleibt also zunächst, dass es zum gegenwärtigen Zeitpunkt nicht genügend gesicherte Daten gibt, die eine sinnvolle Östrogentherapie des alternden Mannes stützen.

5.6 Update: Doping, Fitness-studio und Climacterium virile

(K. J. G. Schmailzl)

Über die möglichen Segnungen einer modernen Hormonersatztherapie des alternden Mannes kann man nicht sprechen, ohne über den Missbrauch jener bunten Pillen zu reden: über Doping, Fitness-studio und Climacterium virile.

Anders als der gegen die Frau gewendete Fruchtbarkeitswahn von Großfamilie, Dorf- und Kulturgemeinschaft, der in Europa noch bevorzugt im mediterranen Raum anzutreffen ist, ist der Virilitätskult in seinen ridikulösen Facetten ubiquitär.

Doping und das Fitnessstuddio beschreiben die zwei Schauerszenarios, in denen heute der herculische Mythos bedient wird, ein Mythos, der noch einmal zum Thema wird, wenn das große Anathema, das Alter, allmählich immer häufiger zum *party talk* wird.

Der altersbedingte Hormonabfall des Mannes ist weniger markant als die Menopause der Frau; zwischen dem 40. und 70. Lebensjahr fällt z. B. der Testosteronspiegel jährlich um etwa ein Prozent, und es gibt keine untere Grenze, nach deren Unterschreiten sich klare pathologische Manifestationen erkennen ließen.

Die unausgesprochen wichtigste Folge ist die altersbedingte Impotenz und damit eine Legende. Impotenz oder die Furcht vor ihr sind zwar das häufigste Motiv für einen Arztbesuch und letztlich eine Testosteronsubstitution. Aber der Zusammenhang zwischen Testosteronmangel und Impotenz ist lose und nur auf der Talkshow-Ebene plausibel. Sexualität – wie viele Bekräftigungen sind für diese Trivialität eigentlich nötig? – ist ein *basic instinct,* der (u. a.) testosterongesteuert ist, sie ist aber auch tief in der Persönlichkeit verankert.

Der Verlust des Sex ist nicht unausweichlich direkte Folge des Alterungsprozesses, sondern spiegelt – wie gebrochen auch immer – die persönliche Haltung zum Alter wie zum Sex: Weit mehr als für die Muskeln einer stolzen *body shape* des jungen Mannes gilt für die Sexualität des alten: use it or loose it.

Die Wurzel des Mythos reicht weit zurück.

Es ist nicht immer erst die Midlifecrisis, die den Mann ins Fitnessstudio treibt, knappere Unterwäsche, Goldkettchen und anderen Körperschmuck bevorzugen lässt. Die „halbstarken" Muskelmodelle an den Bushaltestellen der kleinen Straßendörfer und an den wechselnden Treffpunkten der Trabantenstädte sind die bedeutendsten Abnehmer von Dopingpillen. Zahlen- wie mengenmäßig fallen demgegenüber weder Tour de France noch Olympische Spiele ins Gewicht: Die risikoreichste Testosteronsubstitution findet statt in der Mitgliedschaft der mal nobleren, mal schmuddligeren Institute (und des – nicht zu vergessen – ambitionierten Breitensports, dem häufig die ebenso gerührten wie ehrgeizigen Eltern applaudieren und sekundieren), zwischen etwa 20 und 30. Impotenz, Leberfunktionseinschränkungen und ggf. auch Körperverletzungsdelikte haben hier neben dem Alkohol einen weiteren weniger auffälligeren Promoter.

Die Drohung, welche jenes Climacterium virile darzustellen scheint, soll mit der Anrufung der neuen bunten Götter entkräftet werden: Die Albernheit der vielen Nahrungsergänzungspräparate in den Regalen der Supermärkte, der illegalen „Aufbaupräparate", Mineralien, Spurenelemente und Vitamine und isotonischen Zaubertränke blickt auf eine lange Tradition zurück, in der die Filmwelt und das Versprechen des nicht unbedingt schönen, viel eher starken und symbolmächtigen Leibes von Anerkennung, Macht und sexuellem Erfolg sich wiederfinden. Die Maske des gesundheitsbewussten Mannes in den besten Jahren verbirgt nur mangelhaft den Anhänger des Kults.

5.7 Update: Polyvalente Hormonersatztherapie

(D. Fahlenkamp, K. J. G. Schmailzl)

Polyvalente Hormonersatztherapie geht ihrem Anspruch nach weit über eine Testosteronsubstitution hinaus und richtet sich auf nichts weniger als das partielle Androgendefizit des alternden Mannes (PADAM). Sie baut auf den noch vereinzelten neuen Erkenntnissen zur Pathologie des Alterns und des Alters auf und ist zugleich inspiriert von der alten Utopie des „immer jung". Der einfachen, aber pragmatischen Substitutionsideologie folgend, wurde bisher konsequent das Dogma vertreten, wo ein Hormon ausfällt oder gefährlich absinkt, muss mit Substitution eingegriffen werden. So logisch diese Ideologie beim Diabetes mellitus oder der Schilddrüseninsuffizienz, ja selbst bei der Östrogensubstitution der postmenopausalen Frau zu greifen scheint, so fragwürdig kann das sture Verfolgen dieser Strategie bei den Altersvorgängen insgesamt und nicht nur des Mannes sein. Es spricht einiges dafür, dass auch die hormonellen Veränderungen des Alters Teil einer genetisch gesteuerten Rückzugsstrategie des Organismus sind. Unsere Reparaturaktivitäten stören diesen vielleicht sinnvollen Rhythmus, was, folgt man der biologischen Logik, eigentlich nicht folgenlos bleiben dürfte.

Die jeweilige Pille in dem Cocktail, der die jeweils modernste polyvalente Hormonersatztherapie verspricht, hat ihre Konjunktur in den TV-Talkshows und den Regalen der Internet-Apotheken; es ist fast, als ob sie selbst altere. Was einmal das aus dem Ostblock eingeschmuggelte Testosteron gewesen ist, ist vor wenigen Jahren Melatonin gewesen und vor wenigen Monaten DHEA (Dehydroepiandrosteron). Eisbäder, Goldelixiere und das Schläfchen mit einer Jungfrau; das Hätscheln von Läusen, das Einspritzen pürierter Hundehoden sowie das Anhalten des Atems.

Mittel gegen das Altern wurden immer wieder empfohlen und immer wieder erwiesen sie sich als nutzlos. Burkhard Bilger, einer der Herausgeber von *The Sciences*, schrieb dazu: „Antiaging may help people stay healthy or live longer. But no one will know for sure until most people alive today are dead."

DHEA ist ein biologischer Marker des Alterns: Von der Jugend bis zum frühen Erwachsenenalter produziert die Nebenniere immer wachsende Mengen dieses Hormons, bis sie, parallel zum allmählichen Verlust vieler Körperfunktionen, plötzlich abzunehmen beginnt. Mit 80 hat der Mensch 80–90% weniger DHEA im Blut als mit 25. Die Spiegel von Östrogen, Testosteron, Melatonin und humanem Wachstumshormon (hGH) steigen und fallen auch mit dem Alter und rücken eine simple Frage ins Zentrum des Diskurses: Falls der Körper altert, wenn die Hormone absinken, was passiert, wenn diese Hormone ersetzt werden? Das Konzept lautet: Alter ist nicht eine zufällige Menge degenerativer Erkrankungen, sondern selber ein Syndrom. Der Körper hat eine Uhr, und sie kann verstellt, manipuliert werden.

1986 veröffentlichte Elizabeth Barrett-Connor eine Untersuchung, in der 143 ältere Männer 12 Jahre nachverfolgt worden waren; diejenigen mit hohem Dehydroepiandrosteronsulfat-Blutspiegel (DHEA-S) wiesen gerade halb so viele Fälle von Herzerkrankungen auf wie diejenigen mit niedrigen. Erneute Blutproben ergaben dasselbe Resultat. Frauen, die ein hohes DHEA-S aufwiesen, hatten ein geringfügig erhöhtes Risiko von Herzerkrankungen. Der von dieser Untersuchung ausgelöste Enthusiasmus führte zu einer Vielzahl an kleineren tierexperimentellen Untersuchungen, deren Präsentationen geprägt waren sowohl von Vorher-nachher-Dias (Mäusen mit Hautkrebs neben Mäusen mit perfekter Haut, alte Mäuse mit schütterem, ausgefallenem Fell neben gleichalten Mäusern mit glänzendem Pelz) als auch von der großen Diskussionsfrage: Was kann DHEA-S beim Menschen bewirken? DHEA mag bei Mäusen Wunder vollbringen, aber Mäuse haben nur Spuren des Hormons, und sie mögen daher unterschiedlich auf seine vermehrte Zufuhr reagieren („viele Wirkstoffe heilen Krebs bei Mäusen, aber wenige heilen ihn bei Menschen"). 1995 kommentierte Barrett-Connor eine größere follow-up Studie, wonach hohe DHEA-Konzentrationen das Risiko von Herzerkrankungen bei Männern um nur noch 20 % senkten. Obwohl die *benefits* von DHEA erst noch bewiesen werden wollen, sind einige seiner Risiken klar. Die Leber der DHEA-supplementierten Maus vergrößert sich und ändert ihre Farbe von pink in mahagoni; von 16 Ratten, an die DHEA 48 Wochen lang verfüttert worden war, entwickelten 14 Leberkrebs.

Die Geschichte lässt sich auf alle Wundermittel ausdehnen, die in unregelmäßigen Zyklen auftauchen: Kein pharmakologisches Unternehmen hat die Zeit und das Geld für eine 50-Jahresstudie, um zu testen, ob ein Wirkstoff das Leben verlängert, so dass die Forscher und Jäger jener Mittel ebenso wenig wie ihre Patienten eine andere Wahl haben, als sich auf Untersuchungen an Mäusen und nicht aussagekräftige Studien zu verlassen, auf Gerüchte und Anekdoten.

5.8 Editorial Comment

(K. J. G. Schmailzl, D. Fahlenkamp)

Wir haben Vitamine genommen und waren regelmäßig körperlich aktiv, joggten, liefen und aßen bewusst in dem verbissenen Experiment, länger zu leben und gesund zu bleiben. Als es von Experten empfohlen wurde, Rotwein zu trinken, taten wir dies sehr gern, immer in dem Glauben: Es ist gut für uns. Wir knabberten Körner mit und ohne Schalen und stopften eifrig Grünzeug (aus ökologischem Anbau) in unsere Münder. Ungeachtet unserer Anstrengungen, bemerken wir immer neue Falten und Flecken, das Haar wird spärlicher und dünner und Besenreiser breiten sich auf den Beinen aus, die Zähne fallen aus und beim morgendlichen Wasserlassen bepinkeln wir immer öfter unsere Hausschuhe. Auch drückt es jetzt öfter um den Brustkorb herum. Hatten wir doch das Beste getan, das wir als gut informierte Bürger mit den uns erreichbaren Informationen tun konnten? Es drängt sich der Vergleich mit dem nimmermüden tapferen Sisyphos auf, der in rastloser Emsigkeit einen schweren Felsblock auf den Berg rollt und doch nur bewirkt, dass dieser kurz vor Erreichen des Gipfels wieder herunterkullert. Aber er gibt nicht auf, weil er ein Ziel hat. Als wüsste er, dass ernstzunehmende Experten uns mit Überzeugung einreden wollen, dass ein Menschenleben für 200 bis 300 Jahre unter Umständen möglich wäre (F. von Bohlen und Halbach, Biotechnologe). Wir müssen nur noch herausbekommen, welche Umstände gemeint sind. Auf keinen Fall solche, die uns mit Alzheimer, Parkinson oder als sonstigen Pflegefall im Altersheim dahinvegetieren lassen.

Allerdings, nichts von all den vielen mehr oder weniger ernsthaft geübten Lebensverlängerungstaktiken wird wirklich das Leben verlängern, solange die Hormone unserem Körper einflüstern, dass er bereits den Berg hinabsteigt.

Zunächst gilt es, die beinharte Erkenntnis anzunehmen: Hormonverarmung ist synonym mit dem Altern und bis heute weitgehend auch synonym mit einem wie auch immer erbitterten Annehmen des Älterwerdens.

Die Chance mag darin liegen, durch die abgewogene und verantwortliche Supplementierung von besonderen Hormonen in quasi natürlichen Dosierungen einzelne Charakteristika des Alterungsprozesses zu konterkarieren, wie es eine gut angepasste Brille vermag, ein Hüft- oder Kniegelenk. Dass der Jungbrunnen die Phantasie beflügelt, ist menschlich, und dass aus der Furcht zu sterben Geld gemacht wird, ist leider auch nicht neu. Welches Risiko der Einzelne – Arzt oder Patient – dabei einzugehen bereit ist, ist abhängig von seiner Vorsicht, seinem Wagemut und auch dem unbekannten Croupier.

Literatur

1. Bohlen und Halbach F: Cornflakes, die das Altern verzögern (Interview mit Schellenberger R, Schwägerl C; Berliner Zeitung, (2000) Nr 199, 26./27.August

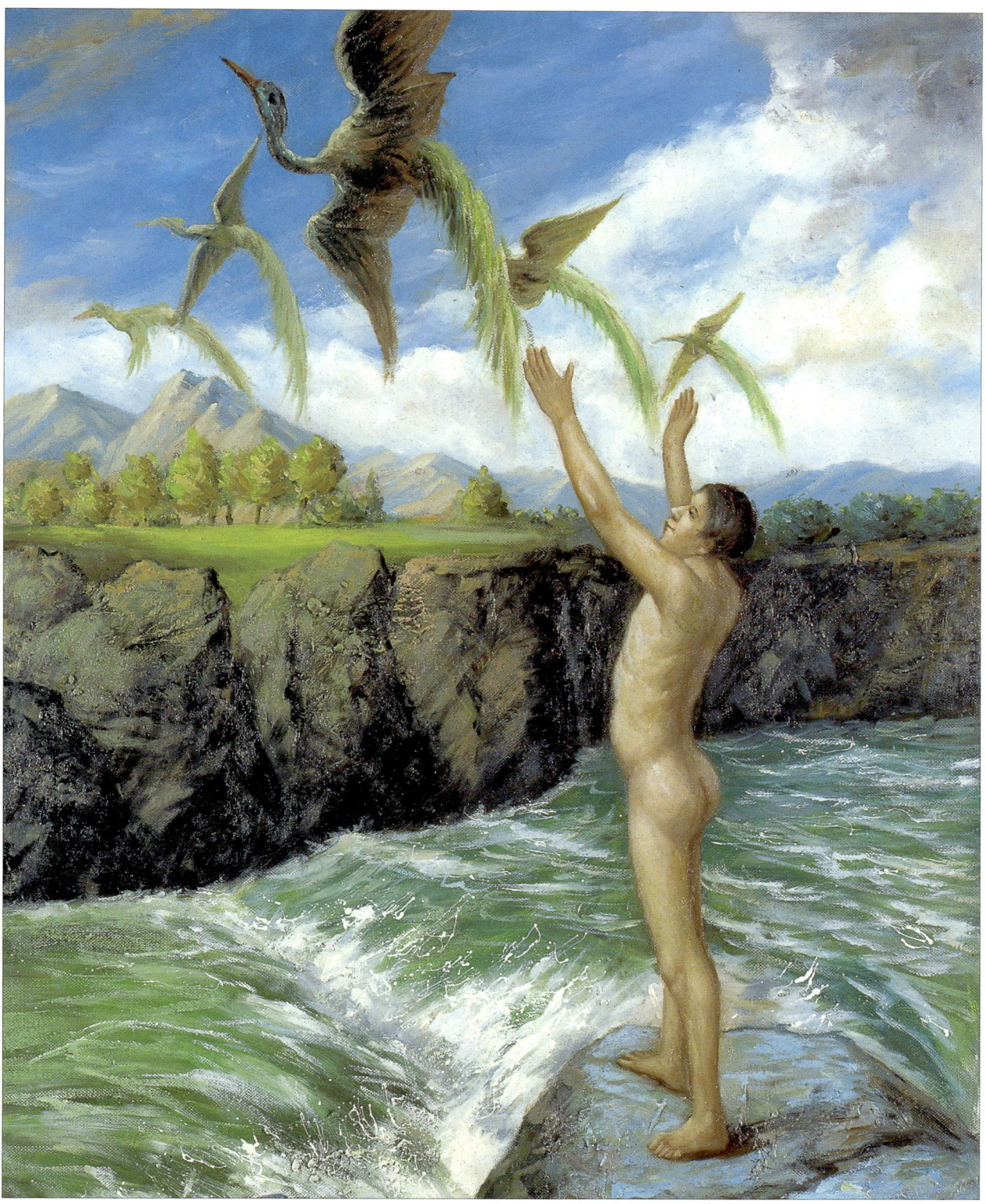

Abb. 74 nach Hans Thoma, Sehnsucht (1900)

2. Brzezinski A: Melatonin in humans. New Engl J Med (1997) 336:186–195

3. Davidson JM, Chen JJ, Crapo L, Gray GD, Greenleaf WJ, Catania JA: Hormonal changes and sexual function in aging men. J Clin Endocrinol Metab (1983) 57:71–77

5. Derouet H, Eckert R, Stamm B, Georg T, Ullrich V, Isenberg E, Wehberg C, Riepen T, Ziegler M: Pathogenetische und klinische Gesichtspunkte niedriger Östradiolspiegel beim Mann. Urologe A (2000) 39:228–234

5. Habenicht UF: Estrogens for men: good or bad news. The Aging Male (1998) 1:73–79

6. Hermann M, Berger P: Hormone supplementation for the aging male? Exp Gerontol (1999) 34:923–933

7. Longcope C: The metabolism of dehydro-epiandrosterone sulfate and dehydroepi-androsterone. The Aging Male (1998) 1:51–55

8. Maugeri D, Panebianco P, Barbagallo P, Malaguarnera M, Curasi MP, Russo MS, Santangelo A, Speciale S, Scarpinato RA: Estrogens and euostrogenesis in men. Eur Rev Med Pharmakol Sci (1998) 2:189–192

9. Maisey DS, Vale ELE, Cornelissen PL, Tovée MJ: Characteristics of male attriveness for women. Lancet (1999) 353:1500

10. Oettel M: Vortrag Symposium Hormonelle Substitution beim alternden Mann, Berlin 20.5.2000, Urologe B (Beilage Heft 4) (2000) 40

11. Olcese J: Cellular and molecular mechanisms mediating melatonin action: a review. The Aging Male (1998) 1:113-128

12. Pollak J: Östrogentherapie beim alternden Mann aus kardiologischer Sicht in: Plas E, Riedl CR, Pflüger H (Hrsg.) Andropause, Thieme, Stuttgart (2000) 74–78

Vermeulen A: Hormonal substitution in elderly males: sense or nonsense? The Aging Male (2000) 3 (Suppl.1):2

6 Anhang

6.1 Szenarios aus der Praxis

Fallbericht 1

	Alter: 58 Jahre	Größe: 170 cm	Gewicht: 84 kg
Anamnese:	- Vom Hausarzt seit zwei Jahren wegen Libidomangel und erektiler Dysfunktion auf Testosteron i. m. 2 wöchentlich eingestellt. Seitdem zufriedenstellende Erektion. Seit einigen Jahren wegen pectanginöser Beschwerden und Hypertonus in kardiologischer Ambulanz; Medikation: Corvaton retard, Sortis, Miniasal, Vesdil, Atacand, Plavix.		
Untersuchungsbefund:	- adipöser Patient, RR 150/80 - Sonographie (transabdominal): Obere Harnwege unauffällig, Prostata 20 ccm, homogen echoreich, rektale Palpation: Prall elastische, gering vergrößerte Prostata, nicht suspekt.		
Labor:	- Testosteron i. S. 41 nmol/l, SHBG 25 nmol/l, PSA 2,4 µg/l, - HDL-Cholesterin 1,3 mmol/l, LDL-Cholesterin 3,2 mmol/l.		
Arbeitsdiagnose:	- erektile Dysfunktion, kein PADAM		
Entscheidung/Therapie:	- Testosteronspiegel in Serum normal, nur relative Indikation wegen Libidomangels, Risiko aus kardiologischer Sicht. Keine Indikation für Testosteron, Therapie der erektilen Dysfunktion mit Prostaglandin (Autoinjektion oder MUSE®).		

Fallbericht 2

Alter: 61 Jahre	Größe: 172 cm	Gewicht: 73 kg

Anamnese:	- Leistungsschwäche, starker Nachtschweiß, Pat. sehr gesundheitsbesorgt, in kardiologischer Ambulanz wegen Hochdruck; Medikation: Sortis, Diblocin.
Untersuchungsbefund:	- Patient in gutem AZ, kräftiger Körperbau, RR 130/70. - Sonographie (transabdominal): Obere Harnwege unauffällig, Prostata 45 ccm, homogen echoreich. - rektale Palption: Prostata deutlich vergrößert, glatte Oberfläche, Rektumschleimhaut verschieblich, nicht suspekt.
Labor:	- Testosteron 10 nmol/l, PSA 1,6 µl/l, SHBG 48 nmol/l - HDL-Cholesterin 0,8 mmol/l, LDL-Cholesterin 4,5 mmol/l
Arbeitsdiagnose:	- PADAM
Entscheidung/Therapie:	- Testosteron unter Norm, Substitution per os gewünscht (Androderm®)
Verlauf:	- Nach zwei Monaten Therapie Nachtschweiß geringer, Patient fühlt sich subjektiv leistungsfähiger, PSA gleichbleibend zwischen 1,3–1,6 µg/l.

Fallbericht 3

Alter: 63 Jahre	Größe: 175 cm	Gewicht: 82 kg

Anamnese:	- Leistungsschwäche, nachlassende Konzentration, Libidomangel, nachlassende erektile Potenz, dysurische Beschwerden mit Nykturie 2-3/Nacht, morgendliche Miktion oft mit Restharngefühl. - vom Hausarzt mit Yohimbin behandelt – keine Besserung der erektilen Dysfunktion.
Untersuchungsbefund:	- Sehr kräftiger Patient (Landwirt). - RR 130/75, Sonographie (transabdominal): Solitäre Nierenzyste (Durchmesser 3 cm), sonst unauffällig , Prostata etwa 60 ccm, überwiegend echoreich, deutlich angehobener Blasenboden, kein Restharn. Rektale Palpation: Prostata groß, glatte Oberfläche, nicht suspekt.
Labor:	- PSA 0,2 µg/l, Testosteron 2,4 µg/l, SHBG 42 nmol/l, Urinbefund o. B.
Arbeitsdiagnose:	- PADAM, BPH
Entscheidung/Therapie:	- BPH und rel. Hypogonadismus (Testosteron an unterer Normgrenze). Zunächst Tamsulosin, nach Besserung der dysurischen Beschwerden Testoviron®, i. m. in 14-tägigem Abstand. Nach 3. Injektion Testosteronspiegel 4,7 µg/l, nach 2 Monaten subjektive Besserung des Beschwerdebildes (Patient fühlt sich kräftiger, Konzentrationsfähigkeit und Libido besser; Erektion unverändert, deshalb Therapie mit Viagra®. - Im Verlauf PSA konstant zwischen 0,2–0,4 µg/l.

Fallbericht 4

Alter: 70 Jahre	Größe: 176 cm	Gewicht: 77 kg

Anamnese:	- Patient noch teilberufstätig als Arzt, großes Schlafbedürfnis, Gelenk- und Gliederschmerzen, gelegentlich Schlafstörungen, nachlassende Konzentrationsfähigkeit, selten morgendliche Erektionen, Muskelkraft nachlassend.
Untersuchungsbefund:	- Pat. in gutem AZ - RR 125/80, Sonographie (transabdominal): Obere Harnwege unauffällig, Blase wenig gefüllt, Prostata 40 ccm, überwiegend echoreich, Blasenboden gering angehoben; rektale Palpation: Vergrößerte Prostata mit glatter Oberfläche, nicht suspekt. Rö-Becken/Wirbelsäule: Rechts konvexe Torsionsskoliose der LWS mit ausgeprägten degenerativen Veränderungen; Osteodensitometrie: Knochenmineralgehalt der Spongiosa von L1-L3 im Mittel 60,1 +/- 2,3 mg/ccm, entsprechend der Knochendichte von 86 Jahren. Ausgeprägte Osteoporose mit nahezu erreichter Frakturgrenze.
Labor:	- PSA 0,7 µg/l - f-Testosteron 11 nmol/l - SHBG 48 nmol/l - LH 7,07 U/l - FSH 8,11 U/l
Arbeitsdiagnose:	- PADAM, Osteoprose
Entscheidung/Therapie:	- Bei geringem Testosteronmangel und schwerer Osteoprose Testosteroninjektion (Testoviron® 250 mg) i. m. 2 wöchentlich, zusätzlich Erhöhung der körperlichen Aktivität (Radfahren/Laufen/Schwimmen) empfohlen.

Fallbericht 5

	Alter: 56 Jahre	Größe: 182 cm	Gewicht: 78 kg

Anamnese:
- Patient selbständiger Unternehmer, fühlt sich zunehmend antriebsloser und schwächer, schon ab mittags müde und abgeschlagen.
- Nachlassende Libido, erektile Dysfunktion seit zwei Jahren (seit Prostatektomie bei Karzinom der Prostata pT2bG2pN0R0).
- Patient fragt gezielt nach der „Pille für den Mann".

Untersuchungsbefund:
- Pat. in gutem AZ, sehr sportlich, RR 115/70.
- harnkontinent, Pat. trägt keine Vorlage. Sonographie: Obere Harnwege unauffällig, Harnblase bei guter Füllung glattwandig, ohne Hinweis auf Tumor. Prostataloge leer. Transrektaler Befund: Kein Hinweis auf Rezidiv eines Prostatakarzinoms.

Labor:
- PSA < 0,1 µg/l
- Hb 14,2 g/dl
- Testosteron 9,2 nmol/l
- SHBG 38 nmol/l
- LH 5,0 U/l, FSH 7,7 U/l

Arbeitsdiagnose:
- PADAM bei Prostatakarziom

Entscheidung:
- Patient hat einen Testosteronmangel mit Symptomen des PADAM. Zwei Jahre nach radikaler Prostatektomie wegen eines Prostatakarzinoms (pT2pN0) würde eine Therapie mit Testosteron ein großes Risiko darstellen (45 % der PSA-Rezidive treten innerhalb der ersten zwei Jahre, 32 % innerhalb der Jahre 3–5 auf). Dem Patienten wurde eindringlich wegen der individuellen Gefahren von einer Testosteronsubstitution abgeraten. Die Therapie der erektilen Dysfunktion erfolgte zunächst mit Viagra®, wurde nach nicht ausreichender Wirksamkeit auf Prostaglandin-Autoinjektion umgestellt.
- Fünf Jahre nach Prostatektomie könnte erneut die Frage der Substitution geprüft werden. Aber auch nach 5 Jahren bleibt ein nicht geringes Restrisiko (3–19 % PSA-Rezidive noch nach 6–9 Jahren, noch 4 % jenseits des 10. Jahres nach Prostataektomie!). Der Patient muss über dieses Risiko aufgeklärt werden.

Fallbericht 6

Alter: 59 Jahre	**Größe: —**	**Gewicht: 95 kg**

Anamnese:	- Seit Jahren Libidomangel - Abgeschlagenheit - Konzentrationsschwäche - GV noch einmal im Monat möglich
Status:	- RR 140/90, Puls: 76/min, normaler Habitus, leichter Bauchansatz - Genitalien unauffällig - rektale Palpation, leicht vergrößerte, prall elastische, indolente Prostata
Laborparameter:	- keine Auffälligkeiten - PSA 1,8 µ/l
Hormone:	- Testosteron: 9,3 nmol/l - SHBG: 32 nmol/l, LH 1,5 IU/l
Arbeitsdiagnose:	- PADAM
Therapie:	- 250 mg Testosteron®-Depot 3wöchentlich
Verlauf nach 3 Monaten:	- Testosteron: 11,5 nmol/l - SHBG: 25 nmol/l - Konzentration gebessert - Libido und GV-Frequenz unverändert
Kommentar:	- altersassoziierter Hypogonadismus - längerfristige Substitution indiziert

Fallbericht 7

Alter: **62 Jahre**	Größe: **190 cm**	Gewicht: **87 kg**

Anamnese:	- Seit ca. 1 Jahr zunehmende Lustlosigkeit, mangelhafte Erektion - lebte nach Tod der Ehefrau zurückgezogen, hat jetzt neue Partnerin, beklagt nun Versagen bei Geschlechtsverkehr
Status:	- großer, wohlproportionierter, eher sportlich wirkender Mann - Genitalien unauffällig; rektal normal große Prostata
Labor:	- Unauffällig/PSA: 0,8 µg/l
Hormone:	- Testosteron: 11,7 nmol/l, LH: 3,5 U/L, SHBG: 15 nmol/l - Blutdruck: 160/90, Puls: 64/min
Arbeitsdiagnose:	- PADAM
Therapie:	- 250 ml Testosteron®-Depot 3wöchentlich
Verlauf:	- Wiedervorstellen nach 4 Wochen - beklagt ausgeprägte Aggressivität, musste Psychiater aufsuchen, da er mit seiner Umgebung nicht mehr zurecht kam. - Genaue Befragung ergab, dass ihm trotz anderweitiger schriftlicher Anordnung der Hausarzt 2mal **wöchentlich!** 250 mg Testosteron®-Depot gespritzt hatte.
Kontrolle:	- Testosteron: **62,8 nmol/l** – Sofort Therapie abgesetzt.
Kommentar:	- Gefährliche Testosteron-Überdosierung durch Unwissen des behandelnden Arztes – schwerwiegende Folgen möglich: (Herzinfarkt, Apoplex, Haarausfall, psychische Störungen, Leberschaden)
Therapie geändert: (wie primär empfohlen)	- 250 mg Testosteron®-Depot 3wöchentlich
Verlauf nach 3 Monaten:	- Testosteron: 11,5 nmol/l, SHBG: 25 nmol/l - Konzentration gebessert – Libido und GV-Frequenz unverändert
Kommentar:	- Altersassoziierter Hypogondadismus - Längerfristige Substitution indiziert

Fallbericht 8

Alter: 47 Jahre	Größe: 165 cm	Gewicht: 96 kg

Anamnese:	- Wegen Libidomangel, Versagensängsten, schwacher Erektion mit vorzeitiger Detumeszenz des Penis seit ca. 3 Jahren in andrologischer Behandlung. - Seit 1 Jahr 2 Pflaster Androderm® bei deutlich gebessertem Befinden - seit 3 Monaten zahlreiche rote Flecken im Bereich der Haut nach Kleben von Pflastern, z. T. Juckreiz
Status:	- kleiner etwas adipöser Mann, RR: 110/80, Puls: 88/min - Haut an Schultern, Rücken und Oberschenkeln mit roten Flecken, bis Ø **10 cm!** - Äußere Genitale: Praepuberale Fettpolster, invertierter Penis - rektal kleines glattes unauffälliges Adenom der Prostata
Labor:	- normal - PSA 2,5 μ/l
Hormone:	- Testosteron 15,7 nmol/l (unter Androgentherapie) - SHBG: 35 nmol/l - LH: 1,8 (leicht erhöht!)
Arbeitsdiagnose:	- PADAM
Therapie:	- Konversion zu 3wöchentlich 250 mg Testosteron®-Depot i. m. - nach 3 Wochen Befinden unverändert - Hautrötungen rückläufig
Kommentar:	- Pflasterunverträglichkeit, - Konversion in intramuskuläre Applikation.

Literatur

1. Fichtner J, Miller K: Das Management von Patienten mit steigenden PSA-Werten nach kurativer Therapie. Urologe A (2000) 39:475–482.

2. Weidner W, Hertle L: Der alternde Mann. Urologe A (2000) 39:405–405.

6.2 Laborparameter

Laborparameter zur Ermittlung des Risikos sind nur ein Teil der globalen (atherogenen oder koronaren) Risikoermittlung.

Bei mehr als einem Risiko (also z. B. body mass index > 26 kg/m³ bei einem Mann und gleichzeiti ei-

nem 24-h-Mittelwert des Blutdrucks ≥ 130/80 mmHg bei einer ambulanten (24stündigen) Blutdruck-Langzeitmessung) sollte, bei mehr als zwei Risiken muss ein Kardiologe hinzugezogen werden. Dabei scheint nicht so sehr die schwere Ausprägung eines isolierten Risikofaktors als die Häufung mehrerer Risikofaktoren für den Eintritt schwerwiegender kardiovaskulärer Ereignisse verantwortlich zu sein:

8-Jahreswahrscheinlichkeit des Eintritts eines kardiovaskulären Ereignisses pro 1.000 Patientenjahre in Abhängigkeit vom systolischen Blutdruck und der Gesamtrisiken. Für die Voraussage eines kardiovaskulären Ereignisses ist entscheidender, wieviel Risiken zusammengenommen vorliegen, als die absolute Höhe des systolischen Blutdrucks alleine.

Laborparameter zur Ermittlung des Risikos		Risikobereich
Basisprogramm und Screening:		
Familiäre Belastung (Anzahl Blutsverwandter 1. Grades mit Myokardinfarkt vor dem 60. Lebensjahr)		ja (≥ 1)
Alter		> 50
body mass index	w > 27, m > 26 kg/m³	
Langzeit-Blutdruckmessung	24-h-Mittel	≥ 130/80 mmHg
	Tagesmittel	≥ 135/85 mmHg
Tabakinhalation		ja
Gesamtcholesterin		> 6,5 mmol/l
Blutbild (konsumierende Organ- oder Systemerkrankung?)		
Natrium, Calcium (Hydratationszustand, Tumorcalciämie?)		
g-GT, ASAT (Lebervorschädigung?)		
Erweitertes Programm:		
HDL-Chol		< 0,9 mmol/l
LDL-Chol		> 150 mg/dl
Nüchternblutzucker		≥ 5,55/> 120 mg/dl
Tri		≥ 2,2 mmol/l
Lp(a)		> 30 mg/dl
Homocystein		> 20 µmol/l

Serumwerte (Referenzwerte) von Gonadotropinen, Androgenen und SHBG

FSH	4,5 (1,0–14)IU/l
LH	3,8 (1,5–10) IU/l
PRL	1–15 ng/ml
Dihydroepiandrosteron (DHEA)*	6–27 nmol/l
Dihydroepiandrosteronsulfat (DHEAS)	1,8–13,7 nmol/l
Androstendion (AS)	1–11 pmol/l
Testosteron (T)	10–40 mmol/l
Dihydrotestosteron (DHT)	2–10 nmol/l
Sexualhormon bindendes Globulin (SHBG)	15–43 nmol/l

* altersabhängig

Personenverzeichnis

von Stuck, Franz, Maler (1863-1928) 27
Voronoff, Serge, französischer Physiologe
russischer Herkunft (1866–1951) 12

W
Willis, Thomas, britischer Arzt und Physiologe
(1621–1675) 8

Z
Zeus, griechischer Göttervater 4
Zwintscher, Oskar, Maler (1870–1961) 6

Sachwortverzeichnis